世界中医学专业
核心课程教材
（中文版）

World Textbook Series
for Chinese Medicine
Core Curriculum
（Chinese Version）

总主编 Chief Editor

张 伯 礼
Zhang Bo-li

世界中医药学会联合会教育指导委员会
The Educational Instruction Committee
of the WFCMS

U0736493

（供中医学、针灸学和推拿学专业用）

(For Majors of Chinese Medicine, Acupuncture & Moxibustion and *Tuina*)

金匮要略选读

Selected Readings from the *Jingui Yaolüe*
(Essentials from the Golden Cabinet)

主 编 范永升 姜德友
Chief Editors Fan Yong-sheng Jiang De-you

副主编 张 琦 马晓峰 张再良 冯 立（新西兰） 梁思东（美国）
Associate Chief Editors Zhang Qi Ma Xiao-feng Zhang Zai-liang
Jessica Li Feng(New Zealand) John Paul Liang(USA)

中国中医药出版社
·北 京·
China Press of Traditional Chinese Medicine
Beijing PRC

图书在版编目（CIP）数据

金匮要略选读 / 张伯礼，世界中医药学会联合会教
育指导委员会总主编；范永升，姜德友主编 . —北京：
中国中医药出版社，2019.10

世界中医学专业核心课程教材

ISBN 978 – 7 – 5132 – 5650 – 6

Ⅰ.①金…　Ⅱ.①张…②世…③范…④姜…　Ⅲ.
①《金匮要略方论》—中医学院—教材　Ⅳ.① R222.3

中国版本图书馆 CIP 数据核字（2019）第 158885 号

中国中医药出版社出版
北京经济技术开发区科创十三街 31 号院二区 8 号楼
邮政编码　100176
传真　010 64405750
山东临沂新华印刷物流集团有限责任公司印刷
各地新华书店经销

开本 787 × 1092　1/16　印张 15.5　字数 335 千字
2019 年 10 月第 1 版　2019 年 10 月第 1 次印刷
书号　ISBN 978 – 7 – 5132 – 5650 – 6

定价　118.00 元
网址　www.cptcm.com

社 长 热 线　010–64405720
购 书 热 线　010–89535836
维 权 打 假　010–64405753

微信服务号　zgzyycbs
微商城网址　https://kdt.im./LIdUGr
官 方 微 博　http://e.weibo.com./cptcm
天猫旗舰店网址　https://zgzyycbs.tmall.com

如有印装质量问题请与本社出版部联系（010-64405510）

世界中医学专业核心课程教材

编纂翻译委员会

编纂委员会

名誉主任

王国强　邓铁涛　王永炎　陈可冀　路志正　石学敏

主　　任

于文明

副主任

马建中　王志勇　李振吉　黄璐琦　王笑频　卢国慧　范吉平　王国辰　桑滨生
严世芸

委　　员（以首字笔画为序）

于福年（匈牙利）　马业宜（Eric Marie，法国）　马克・麦肯基（Mark Mckenzie，美国）

马伯英（英国）　王　华　王　键　王之虹　王守东（美国）　王省良

王葆方（Ong Poh Hong，新加坡）　王　晶　戈拉诺娃・左娅（Zoya Goranova，保加利亚）

尹畅烈（韩国）　本多娃・路德米勒（Bendova Ludmila，捷克）　左铮云　石　岩

石桥尚久（Naohisa Ishibashi，日本）　叶海丰（Yap High Hon，马来西亚）

白鸿仁（巴西）　冯学瑞　弗拉基米尔・那恰托侬（Vladimir G.Nachatoy，俄罗斯）

弗拉基米尔・科兹洛夫（Vladimir Alexandrovich Kozlov，俄罗斯）

弗雷德里克・卡瓦诺（Frederico Carvalho，葡萄牙）　匡海学　吕文亮　吕爱平（中国香港）

朱勉生（法国）　后藤修司（Shuji Goto，日本）　刘　力　刘　良（中国澳门）　刘红宁

刘跃光　齐　凯（瑞士）　齐梅利（Laura Ciminelli，意大利）　许二平　汤淑兰（英国）

孙庆涪（南非）　孙忠人　孙振霖　孙榕榕（阿根廷）　约翰・里德（John Reed，利比里亚）

李一明（瑞士）　李占永　李玛琳　李秀明　李灿东　李金田　李锦荣（泰国）　杨　柱

杨立前（马来西亚）　杨关林　吴勉华　吴滨江（加拿大）　何玉信（美国）　何树槐（意大利）

何嘉琅（意大利）　伯纳德・沃德（Bernadette Ward，爱尔兰）　余曙光　宋钦福（墨西哥）

张永贤（中国台湾）　张越平（越南）　阿・伊万诺夫（Ivanoff Arseny，澳大利亚）

陈　震（匈牙利）　陈业孟（美国）　陈立典　陈立新　陈明人　拉蒙（Ramon Maria Caldduch，西班牙）

范永升　林子强（Tzichiang Lin，澳大利亚）　林超岱　欧阳兵　迪特玛·顾·库莫尔（D.G. Kummer，德国）

周　然　周永学　郑心锦（新加坡）　郑玉玲　单宝枝　宝乐尔（Zagdsuren Bolortulga，蒙古）

孟凡毅（英国）　赵中振（中国香港）　赵英杰（新加坡）　郝吉顺（美国）　胡　刚

胡　军（美国）　胡鸿毅　柯松轩（英国）　段光辉（越南）　洪　净　秦裕辉

袁晓宁（加拿大）　袁景珊（波兰）　夏林军（匈牙利）　徐安龙　徐志峰（新西兰）

徐宏喜　徐建光　徐春波　高秀梅　高树中　高思华　郭　末（Ovono Nkomo，加蓬）

唐　农　陶丽玲（比利时）　黄立新（美国）　萨拉哈·伊萨（Salha Dan Gallou Issa，尼日尔）

梅万方（英国）　梁慎平（美国）　维尔弗莱德·里根（Wilfried Legein，比利时）

维塔金斯（Vitalijus Naumavicius，立陶宛）　彭代银　董志林（荷兰）　韩晶岩　窦春景（越南）

熊　磊　蔡光先　阚湘苓　颜春明（葡萄牙）　潘　平　薛长利（Charlie Xue，澳大利亚）

戴京璋（德国）

总主编

张伯礼

副总主编

石学敏　王　键　李灿东　范永升　吴勉华　林子强（澳大利亚）　梁繁荣　王庆国

郝吉顺（美国）　朱勉生（法国）　赵中振（中国香港）　李　冀　罗颂平　胡鸿毅

编委会（以首字笔画为序）

丁　樱　于天源　马　健　马　融　马伯英（英国）　马晓峰　王　卫　王之虹　王玉兴

王金贵　王学岭　王维祥（荷兰）　王瑞辉　毛静远　左铮云　石　岩　田金洲

白效龙（Eric Brand，美国）　冯　立（Jessica Li Feng，新西兰）　年　莉　朱小纾（澳大利亚）

刘明军　刘炽京（澳大利亚）　齐　聪　汤淑兰（英国）　许　华　孙外主（中国香港）

约翰·斯科特（John Scott，美国）　苏　颖　李征宇　李赛美　杨　宇　吴　山

吴滨江（Ben Wu，加拿大）　何玉信（美国）　何建成　何新慧　张　帆　张　林（Tony Zhang，澳大利亚）

张　琦　张　晔（美国）　张大伟　张再良　张庆祥　张国骏　张国霞　张炳立

陈业孟（美国）　陈家旭　陈蔚文　范东明（美国）　欧阳珊婷（Shelley Ochs，美国）　金　华

周春祥　周语平　周祯祥　郑玉玲　郑洪新　赵英杰（新加坡）　赵凯存（英国）　胡冬裴

钟赣生　姜德友　洪　两（新加坡）　秦济成（Ioannis Solos，希腊）　秦艳红　袁肇凯　顾一煌

高树中　郭永洁　唐德才　谈　勇　黄家诏　阎　颖　梁思东（John Paul Liang，美国）

梁慎平（美国）　韩新民　路　玫　翟双庆　熊　磊　薛博瑜

翻译委员会办公室

主　任

单宝枝

副主任

江　丰　李玲玲

出版人

范吉平

出版项目总协调

范吉平　李秀明　李占永　单宝枝　芮立新

总责任编辑

单宝枝

中文责编（以姓氏笔画为序）

马　洁　马晓峰　王　玮　王　琳　王利广　王淑珍　田少霞　华中健　邬宁茜

刘　喆　农　艳　李占永　李艳玲　肖培新　张　岳　张　晨　张　燕　张永泰

周艳杰　单宝枝　郝胜利　耿雪岩　钱　月　徐　珊　黄　巍　韩　燕

英文责编

单宝枝　欧阳珊婷（Shelley Ochs，美国）　克里斯·杜威（Chris Dewey，美国）　陈云慧

何叶博　摩耶·萨顿（Maya Sutton，美国）　汤姆·斯宾瑟（Tom Spencer，美国）

郝吉顺（美国）　何玉信（美国）　耿雪岩

封面设计

赵晓东　中国北京兰卡电脑彩色制版有限公司

装帧设计

中国北京嘉年华文图文制作有限责任公司

世界中医学专业核心课程教材

《金匮要略选读》编委会

主　编

范永升（浙江中医药大学）

姜德友（黑龙江中医药大学）

副主编

张　琦（成都中医药大学）

马晓峰（天津中医药大学）

张再良（上海中医药大学）

冯　立（新西兰中医学院）

梁思东（美国华美中医学院）

编　委（以姓氏笔画为序）

王　苹（福建中医药大学）

曲道炜（辽宁中医药大学）

吕翠霞（山东中医药大学）

伍建光（江西中医药大学）

李云海（湖北中医药大学）

李鹏英（北京中医药大学）

吴　洁（南京中医药大学）

吴晋英（山西中医学院）

张　静（广西中医药大学）

张茂云（长春中医药大学）

陈　飞（黑龙江中医药大学）

周尔忠（安徽中医药大学）

钱俊华（浙江中医药大学）

喻　嵘（湖南中医药大学）

温成平（浙江中医药大学）

王　彤（美国华美中医学院）

序

自古以来，中医药就是古丝绸之路沿线国家交流合作的重要内容。随着健康观念和生物医学模式的转变，中医药在促进健康保健及防治常见病、多发病、慢性病及重大疾病中的疗效和作用日益得到国际社会的认可和接受，中医药海外发展具有巨大潜力和广阔前景。但是中医药教育在海内外的发展并不平衡，水平也参差不齐。在此背景下，遵循世界中医药学会联合会教育指导委员会制定的《世界中医学本科（CMD 前）教育标准》，编写一套供海内外读者学习使用的中医药教材，有助于更好地推动中医药走向世界，意义重大。

在《中华人民共和国中医药法》颁布一周年之际，"世界中医学专业核心课程教材"即将付梓问世。本套教材发轫于2008 年，两次获得国家中医药管理局国际合作专项立项支持，由张伯礼教授担任总主编，以世界中医药学会联合会教育指导委员会为平台，汇聚海内外专家，遴选海内外范本教材，进行诸章节的比较研究，取长补短，制定编写大纲，数易其稿，审定中文稿。在世界中医药学会联合会翻译专业委员会支持下，遴选了具有丰富的中医英语翻译经验、语言造诣高并熟知海外中医教育的海内外专家对此套教材进行了翻译和英文审校。十年磨一剑，细工出精品。编者们将本套教材定位于培养符合临床需求的中医师，重点阐述了国外常见且中医药确有疗效的疾病防治，有利于全面、系统、准确地向世界传播中医药学，堪称世界中医学专业核心课程教材典范之作。

欲诣扶桑，非舟莫适。本套教材的出版，有助于在世界范围培养中医药人才，有助于推进中医药海外发展，更好地服务于中医药"一带一路"建设，更好地服务于世界民众健康，必将在世界中医药教育史上产生重要影响！

国家中医药管理局国际合作司司长
王笑频
2018 年 7 月于北京

前　言

世界中医药学会联合会教育指导委员会，致力于引领和促进世界中医药教育的健康发展及世界中医药人才的规范培养。早在成立之初，就在世界中医药学会联合会领导下，组织海内外专家分析世界中医药教育未来发展趋势，提出了发展世界中医药教育的建议与对策。起草了《世界中医学本科（CMD前）教育标准（草案）》，2009年5月经世界中医药学会联合会第二届第四次理事会认真论证和审议，发布了《世界中医学本科（CMD前）教育标准》。

世界中医学教育正在快速蓬勃发展。中医药课程是实现中医药专业人才培养目标的重要基础。但各国（地区）中医学教育发展不平衡，各教育机构所开设的专业课程差异较大，且核心内容不尽统一，故有必要确定中医学专业核心课程。为使世界各国（地区）中医教育机构通过教育实践，实现中医学专业培养目标，依据《世界中医学本科（CMD前）教育标准》，结合中医学教育特点和职业需要，参考世界各国（地区）中医学教育的实际情况，世界中医药学会联合会教育指导委员会制定了《世界中医学专业核心课程》和《世界中医学专业核心课程教学大纲》，并启动"世界中医学专业核心课程教材"的编译工作。

本套教材包括《中医基础理论》《中医诊断学》《中药学》《方剂学》《中医内科学》《中医妇科学》《中医儿科学》《针灸学》《推拿学》《黄帝内经选读》《伤寒论选读》《金匮要略选读》《温病学》，共13个分册。

教材编译的工作基础

2012年世界中医药学会联合会教育指导委员会成立了"世界中医学专业核心课程教材"编译指导委员会，审议了"世界中医学专业核心课程教材编译原则和要求"，与会专家对"编译原则和要求"提出了许多建设性的意见与建议。世界中医药学会联合会教育指导委员会秘书处通过综合各位专家建议，于2012—2013年在天津中医药大学资助和参与下组织开展了"世界中医学专业核心课程中外教材比较研究"；在充分分析、总结各国（地区）教材特色和优势的基础上各课程研究团队组织起草了"课程教材目录和章节样稿"，并寄发到世界各国（地区）相关专家审议，收回专家反馈意见和建议94条，涉及教材内容、语言翻译、体例格式等方面。秘书处组织专家根据研究结果对"世界中医学专业核心课程教材编译原则和要求"进行了认真修订等。以上工作为编译"世界中医学专业核心课程教材"奠定了坚实的基础。

教材的定位

当前本科教育仍是各学科专业教育的基础主体。同时"世界中医学专业核心课程教材"还应服从、服务于已发布的相关中医学专业教育标准，以及综合考虑各国（地区）中医学教育的实际情况、临床实际需要等。"世界中医学专业核心课程教材"（以下简称"教材"）的适用对象定位为世界中医学专业本科教育，同时兼顾研究生教育及中医医疗人员自修参考；教材的知识范围以满足培养胜任中医临床需要的准中医师为度，同时应具有一定的深度和广度，为知识延伸提供参考。读者对象为海外中医药院校的学员，海外中医药从业人员，来华学习的外国留学生，以及内地高校中医药英语班学员。

教材的编译原则

本套教材的编译坚持了教材的思想性，科学性，系统性，实用性，先进性，安全性，规范性，普适性等原则。

思想性。中医学历来重视思想性的传承，大医精诚、倡导仁爱，注重学生思想观念和道德品质的培养，树立为人类健康服务的仁爱思想，这是中医学医德修养的核心，也是一名合格中医师的必备品质。

科学性。教材应正确反映中医学体系内在规律，中医概念、原理、定义和论证等内容确切，符合传统文献内涵，表达简单、明确、规范，避免用带有背景知识的词句。中医学理论内涵植根于中医学理论

发展史中，尊重中医学理论的传统内涵，才能正本清源，使教材体现稳定性和延续性。

系统性。系统承载中医学理论，完整构建中医学核心知识体系，突出基本理论、基本知识和基本技能。课程资源要求层次清晰，逻辑性强，循序渐进，做好课程间内容衔接，合理整合，避免交叉重复等。

实用性。教材着力服务于临床，阐释基本理论时做到理论与实践相结合，临床内容主要选择中医的优势病种，以及被广泛应用的中药、针灸、推拿等处理方法，学以致用。实用性是教材的价值所在，在进行理论讲解时注重介绍各国（地区）的常见病、多发病的临床治疗，经典课程的学习重视其临床指导作用及对学生临床思维能力的培养等。

先进性。教材注重反映中医学的发展水平，引入经过验证的，公开、公认的科学研究或教学研究的新理论、新技术、新成果等内容，展示中医学的时代性特征。如温病学课程中介绍人类防治禽流感、重症急性呼吸综合征等研究的最新情况，针灸学课程中介绍了腧穴特异性研究进展等。教材的先进性是一个学科生命力的体现。

安全性。教材对治疗方法、技术的介绍重视安全性和临床实际，要求明确适应证、禁忌证。如针灸学课程中重视介绍相关穴位适应证、安全操作等，中药学课程介绍中药相关的科学炮制、合理辨用、明确剂量、汤剂煎煮及服用方法、濒危禁用药物的替代品等，推拿学课程中介绍推拿

手法的宜忌等。教材知识内容选择应以服务临床应用为基础，重视安全性，各种表达力争严谨、精确，符合各国（地区）法律要求。

规范性。教材统一使用规范术语，文字通俗易懂但不失中医本色，语言翻译做到"信、达、雅"，采用现有的国际标准中的规范表述，翻译力争达到内容的准确性与语言的本土化兼顾，同时还重视知识版权的保护。

普适性。教材服务于中医教学，内容经典，篇幅适当，外延适度，尽可能符合各国（地区）教学实际。在版式、体例、表达等方面采用国际通用编写体例，避免大段叙述并及时进行小结。重视使用知识链接的表达方式，使教材版式活泼，在增加教材知识性同时不影响主体知识，如临床课程可适量链接增加西医基础知识，推拿课程增加介绍国外的整脊疗法等。加强图例、表格等直观表达方式的应用，简化语言叙述，将抽象问题具体化。

教材的编译过程

2015 年，根据世界中医学专业核心课程教材编译人员遴选条件，各国（地区）中医药教育机构专家积极申报，共收到推荐自荐表 313 份（境外 89 份）。最终确定教材主编 28 名、副主编 64 名。参与此套教材编写的专家来自中国、美国、英国、法国、澳大利亚、加拿大、新加坡、新西兰、马来西亚、荷兰、希腊、日本、西班牙、中国香港和中国台湾等 15 个国家和地区，共计 290 人，其中 59 名境外专家中有

26 人担任主编或副主编。参加机构包括 74 所高等中医药院校及研究院（所），其中境内 34 个机构，境外 40 个机构。

2015 年召开的"世界中医学专业核心课程教材"主编会议和编写会议，明确了世界中医学专业核心课程教材总体编译要求，深入研讨和合理安排了各课程编委对相关课程教材的编写任务、分工及进度安排，明确了教学大纲、编写大纲及相关课程交叉内容的界定，以及教材编译过程中相关问题的解决办法等。之后又召开了主编进度汇报会和教材审稿会，经过 20 个月的辛勤努力，汇集世界中医教育专家智慧，具有"思想性、科学性、系统性、实用性、先进性、安全性、规范性、普适性"的第一套世界中医学专业核心课程教材中文版于 2016 年 10 月召开的定稿会上定稿。

2016 年 10 月世界中医学专业核心课程教材翻译会召开，会上聘任了世界中医学专业核心课程教材的英文版主译。

主译人员的遴选是根据世界中医学专业核心课程教材翻译人员遴选条件，经推荐和自荐，充分考虑申报者在专业领域的学术地位、影响力、权威性，以及地域的代表性，经世界中医药学会联合会教育指导委员会、世界中医药学会联合会翻译专业委员会与中国中医药出版社认真研究，确定各课程教材主译 49 人，其中博士 39 人，硕士 8 人，本科 2 人。他们来自 9 个国家（地区），其中境外主译 38 人，美国就有 24 人参与此项工作，境内主译也大多具有海外教学经历，长期从事中医专业相关英语教学和翻译，经验丰富。

这套教材的出版具有重要意义，抓住了中医药振兴发展天时地利人和的大好时机，可为服务于中医药"走出去"，促进共建共享，推动中医药为实现世界卫生组织（WHO）"人人享有基本医疗服务"的崇高目标而作出贡献。同时，该套教材的出版发行，也有利于中医药国际标准的推广和普及，也较好适应了全球范围内以"预防为主，维护健康"为重点的医疗卫生体制改革，适应了世界对中医药需求增长的形势。因此，本套教材必将有助于世界中医药人才的培养，有利于中医药在世界范围内被更广泛地认识、理解和推广应用，惠及民众，造福人类。

书将付梓，衷心感谢海内外专家学者的辛勤工作，群策群力，认真编译，保障了核心教材顺利出版发行。感谢国家中医药管理局、世界中医药学会联合会、中国中医药出版社、天津中医药大学对本书给予的大力支持和无私帮助！感谢所有作出贡献的同道朋友们！需要特别指出的是单宝枝教授为本套教材尽力颇甚，贡献尤殊！

世界中医学专业核心课程教材总主编
张伯礼
2018 年夏

编写说明

世界中医学专业核心课程教材《金匮要略选读》是在国家中医药管理局指导下，世界中医药学会联合会教育指导委员会组织世界各国从事《金匮要略》教学的专家联合编写，供世界各国中医学专业本科使用的指导性教材。也可供世界各国从事中医药或中西医结合的临床医师、科研人员及自学中医者使用。

公元1340年元代仿宋刻本《新编金匮方论》（邓珍本）是现存《金匮要略》最早的刊本，1988年人民卫生出版社出版、何任主编的《金匮要略校注》（何任校注本）以邓珍本为底本、赵开美本和医统正脉本为主校本，旁参俞桥本、《脉经》《备急千金要方》《外台秘要》《诸病源候论》等校勘而成，是目前最佳版本之一，故本教材以何任校注本为蓝本。

本教材以充分体现张仲景内伤杂病辨证施治的思维与方法，尽可能适应世界各国中医药临床与教学需要为宗旨。

本书选取《金匮要略》前22篇中的主要条文，每篇条文采用分类方式编排。全书之首有引导学习的绪言，各篇之首有不列标题的概说，每条或每段原文分别设有【词解】【释义】【辨治要领】【临床应用】【医案举例】。其中【辨治要领】旨在帮助学生掌握张仲景诊治杂病的思路、方法、规律及其要领；【临床应用】介绍《金匮要略》中的治法与方药目前在临床上的应用；【医案举例】列举了古今医家应用《金匮要略》方药的典型医案，有的附有简明扼要的按语。这三个栏目都是为了使学生更好地理解《金匮要略》的理法方药，拓宽视野，能够更快地适应今后临床工作的需要。每篇原文后均有小结。小结下的归纳表有利于学生提纲挈领地掌握《金匮要略》的主要内容，有利于学生区分不同证候、方剂之间的差异与特点。条文在原著中的顺序，以（1）（2）……形式标于条文之后。书末附有按方剂拼音顺序编排的方剂索引。

本书的绪言由范永升编写，脏腑经络先后病脉证第一由姜德友编写，痉湿暍病脉证治第二由温成平编写，百合狐惑阴阳毒病脉证治第三由钱俊华编写，疟病脉证并治第四由吴洁编写，中风历节病脉证并治第五由陈飞编写，血痹虚劳病脉证并治第六由喻嵘编写，肺痿肺痈咳嗽上气病脉证并治第七由吕翠霞编写，奔豚气病脉证治第八由梁思东编写，胸痹心痛短气病脉证治第九由李云海编写，腹满寒疝宿食病脉证治第十由周尔忠编写，五脏风寒积聚病脉证并治第十一由吴晋英编写，痰饮咳嗽病脉证并治第十二由张琦编写，消渴小便不利淋病脉证并治第十三由曲道炜编写，水气病脉证并治第十四由张再良编写，黄疸病脉证并治第十五由伍建光编写，惊悸吐衄下血胸满瘀血病脉证治第十六由张茂云编写，呕吐哕下利病脉证治第十七由李鹏英编写，疮痈肠痈浸淫病脉证并治第十八由冯立编写，趺蹶手指臂肿转筋阴狐疝蛔虫病脉证治第十九由王彤编写，妇人妊娠病脉证并治第二十由张静编写，妇人产后病脉证治第二十一由王苹编写，妇人杂病脉证并治第二十二由马晓峰编写，方剂索引由钱俊华编写。初稿完成后分别由范永升、姜德友、马晓峰及钱俊华参与审稿，最后由范永升统稿、定稿。

编写世界中医学专业核心课程教材《金匮要略选读》是一项开创性的十分艰巨的工作。在编写过程中，我们尽力往既符合教材的先进性和规范化的要求，又适应世界各国中医药教学需要的方向努力。虽几易其稿，仍感有不尽如人意之处。希望世界各国同道在使用过程中提出宝贵意见，以便今后修订提高。

《金匮要略选读》编委会
2016年6月

目　录

《金匮要略》是中国东汉著名医学家张仲景所著《伤寒杂病论》的杂病部分，也是中国现存最早的一部论述杂病诊治的专书。《金匮要略》既有中医基础理论的内容，更具有临床学科的性质。学习《金匮要略》，对于拓宽临床思路，提高综合分析和诊治疑难病证的能力有着独特的作用，因此是学习中医必读的经典著作。

一、《金匮要略》的作者及沿革

《金匮要略》原书名为《金匮要略方论》，其书名寓意深刻。"金匮"谓藏放古代帝王的圣训和实录之处，"要略"指重要的韬略，"方论"乃有方有论，以方言治，以论言理。《金匮要略方论》意指该书是论述杂病证治要领极为珍贵的典籍。由于本书在理论和临床实践上都具有很大的指导意义和实用价值，对于后世临床医学的发展有着重大的贡献和深远的影响，所以，被古今医家赞誉为方书之祖、医方之经，是治疗杂病的典范。

张机，字仲景，东汉南阳郡涅阳（今河南邓县）人。约生于汉桓帝元嘉二年，即公元152年，卒于建安二十四年，即公元219年。其自幼聪敏好学，曾官至长沙太守。因久慕医术，始从学于同郡名医张伯祖，尽得

其传，并青出于蓝而胜于蓝，公元205年左右完成了确立中医学辨证论治理论体系的重要著作——《伤寒杂病论》16卷。

《伤寒杂病论》问世后因战乱而散失。西晋·王叔和经过广泛搜集，将原书伤寒部分编成《伤寒论》10卷，而未见到杂病部分。到北宋仁宗时，一位叫王洙的翰林学士在馆阁残旧书籍里发现了一部《伤寒杂病论》的节略本，叫做《金匮玉函要略方》，一共有3卷。上卷讲伤寒病，中卷讲杂病，下卷记载方剂及妇科病的治疗。迨至神宗熙宁时，国家召集林亿等人对此节略本进行校订。因为《伤寒论》已有比较完整的王叔和编次的单行本，于是就把上卷删去而只保留中、下卷。为了临床方便，又把下卷的方剂分别列在各种证候之下，仍编为上、中、下3卷。此外，还采集各家方书中转载仲景治疗杂病的医方及后世一些医家的良方，附在每篇之末，名为《金匮要略方论》。后人又将《金匮要略方论》简称为《金匮要略》或《金匮》（以下简称原著）。

二、《金匮要略》的基本内容及编写体例

（一）基本内容

原著共25篇，首篇《脏腑经络先后病

脉证》属于总论性质,对疾病的病因、病机、诊断、治疗、预防等方面都以举例的形式做了原则性的提示,故在全书中具有纲领性意义。第二篇至第十七篇论述内科病的证治。第十八篇论述外科病的证治。第十九篇论述跌蹶等5种不便归类疾病的证治。第二十篇至二十二篇专论妇产科病的证治。最后3篇为杂疗方和食物禁忌。

原著前22篇,计原文398条,若单以篇名而论,包括了40多种疾病,如痉、湿、暍、百合、狐惑、阴阳毒、疟病、中风、历节、血痹、虚劳、肺痿、肺痈、咳嗽、上气、奔豚气、胸痹、心痛、短气、腹满、寒疝、宿食、五脏风寒、积聚、痰饮、消渴、小便不利、淋病、水气、黄疸、惊悸、吐衄、下血、胸满、瘀血、呕吐、哕、下利、疮痈、肠痈、浸淫疮、跌蹶、手指臂肿、转筋、狐疝、蛔虫及妇人妊娠病、产后病和杂病等。共载方剂205首(其中4首只列方名未载药物),用药150余味。

在治疗手段方面,除使用药物治疗外,还采用了针灸疗法和食物疗法,并重视临床护理。在剂型方面,既有汤、丸、散、酒的内服药剂,又有熏、洗、坐、敷等外治药剂10余种。有的对煎药和服药方法及药后反应都有详细的记载。可以看出,《金匮要略方论》是一部以内科学为主,包括妇科学、外科学及预防医学、护理学、营养学等方面内容的古代临床医学著作。

(二) 编写体例

原著分篇编排,共25篇,每篇内容以条文形式论述。首篇为总论,其余均可视为各论。除首篇及最后3篇外,第二篇至第二十二篇计21篇均采用以病分篇。

原著基本以病分篇,有数病合为一篇者,也有一病独立成篇者。其数病合为一篇者,大致有3种类型。一是以病机相仿、证候相似或病位相近的合为一篇。例如,痉、湿、暍3种病,都是外邪为患,初起多有恶寒发热的表证,故合为一篇。消渴、小便不利、淋病都属肾或膀胱的病变,病位相近,故合为一篇。这种类型最多。二是将不便归类的疾病合为一篇,如《跌蹶手指臂肿转筋阴狐疝蛔虫病脉证治》篇。三是以科合篇,如疮痈、肠痈、浸淫疮皆属外科病证,故合为一篇。这种数病合篇的体例,有利于区别相关病证的异同之处,便于掌握其辨证论治规律。原书以一病成篇的有奔豚气、痰饮病、水气病、黄疸病等。在这些篇章中,除重点论述本病的证治外,尚涉及一些与本病有关的病证,故其论述范围亦较广泛。例如,《水气病脉证并治》篇,因水、气、血三者在生理或病理上都有一定的关系,故在论述水气病之后,还论及气分病和血分病,使该篇的内容除内科范畴外,尚涉及妇科病证。书中惟《五脏风寒积聚病脉证并治》篇别具一格,主要论述五脏发病机理及证候、治法,与其他篇有所区别。

原著在条文的叙述上,常以问答的形式论述疾病的病因、脉象、症状及其治疗。例如,《痉湿暍病脉证治》篇第27条原文:"太阳中暍,身热疼重,而脉微弱,此以夏月伤冷水,水行皮中所致也。一物瓜蒂汤主之。"可见本病的病因为"夏月伤冷水,水行皮中",脉象是脉微弱,症状有身热疼重,治疗用一物瓜蒂汤祛湿散水。脉因证治合为一体,使人一目了然。

原著的条文言简意赅。例如,《痉湿暍

病脉证治》篇第 14 条原文："湿痹之候，小便不利，大便反快，但当利其小便。"又如《痰饮咳嗽病脉证并治》篇第 15 条原文"病痰饮者，当以温药和之。"等均言辞简练，寓意深刻，发人深思。

此外，原著的写作方法具有下列特点：①重视比较。有时把性质相似的条文列在一起，以类比其异同；有时将性质不同的条文放在一道，以资对比思索。②证以方略或方以证略。即有时详于方而略于证，示人当以药测证；有时详于证而略于方，示人当据证以立方。③略于一般与详于特殊。对人所易知的证候和治法，每多从略；对人所容易忽略的证候和治法，则不厌其烦，详细地加以分析、比较、鉴别。这些写作方法的主要目的是启发医者真正掌握所述疾病的证治规律。故陈修园说："全篇以此病例彼病，为启悟之捷法。"这是很有见地的。

三、《金匮要略》的主要学术成就及基本论点

原著不仅对中医方剂学和临床医学的发展起了重要的推动作用，而且充实与完善了中医学术理论体系，使中医基础理论、方药学、临床医学三位一体，形成了较为完整的、独具特色的辨证论治诊疗体系。其主要学术成就为：

（一）建立以病为纲、病证结合、辨证论治的杂病诊疗体系

所谓病是指有特定病因、发病形式、病机、发展规律和转归的过程。所谓证是指疾病某一阶段病因、病位、病性和邪正关系的病理概括。若单是辨病则对疾病各个阶段治疗的针对性不强，反之，仅仅是辨证则对疾病整个发展规律认识不深。原著以整体观念为指导思想、脏腑经络为理论依据，运用四诊八纲，建立了以病为纲、病证结合、辨证论治的杂病诊疗体系。首先，原著以病分篇的编写体例，确立了病名诊断在杂病中的纲领地位。其次，原著各篇篇名均冠以"病脉证治"，则进一步示人病与证相结合、脉与证合参、辨证和施治紧密结合的重要意义。再从各篇条文的论述方式来看，大多先论述疾病的病因、病机或基本症状，然后分列证候、症状、治法、方药。譬如湿病，原著首先指明风湿病的基本症状是"一身尽疼"，正确的汗法是"微微似欲出汗者，风湿俱去也"。接着分别论述湿病表实证用麻黄加术汤，风湿表虚证用防己黄芪汤，风湿化热证用麻黄杏仁薏苡甘草汤，阳虚风湿在表证用桂枝附子汤，风湿并重表里阳虚证用甘草附子汤，使辨病与辨证论治有机地结合起来。原著还体现出如下的基本论点：

1. 重视整体，以脏腑经络为辨证的核心

原著是以整体观念为指导思想、脏腑经络为理论依据来论述疾病的发生、发展变化及诊断、预防和治疗的。因此，重视整体，注重脏腑经络变化，把脏腑经络作为辨证的核心是其基本论点之一。它的主要精神充分地体现在《脏腑经络先后病脉证治》篇。例如，在病因上，以脏腑经络分内外，提出"千般疢难，不越三条"的病因分类方法；在发病与病理传变上，从整体观念出发，根据正与邪、人体内部各脏腑间的相互关系，

提出"五脏元真通畅,人即安和",以及"见肝之病,知肝传脾"等有关发病和病理传变的理论;在诊断上,通过四诊举例,结合八纲,把疾病的各种临床表现具体地落实到脏腑经络的病变上。同时,还贯穿于全书各篇,体现在具体病证上。例如,《中风历节病脉证并治》篇,以在络、在经、入腑、入脏对中风病进行辨证;《水气病脉证并治》篇根据水肿形成的内脏根源及其证候,而有心水、肝水、脾水、肺水、肾水之分。这些都启示学者对于杂病应该注重脏腑经络的病机变化,并据此指导临床辨证。

2. 据脉论理

脉象可以反映脏腑经络的病理变化及疾病的吉凶顺逆。原著篇名大多冠以"××病脉证并治",这就提示临床诊治疾病要脉症合参、证不离脉。原著论述脉象条文 145 条,占全书条文的 1/3 以上,诊脉部位除采用寸口诊法外,还有趺阳诊法和少阴诊法,故后世有"杂病重脉,时病重苔"之说。

原著根据脉象,广泛用来诊断疾病、推测病因、确定病位、阐述病机、指导治疗、判断预后等。如《血痹虚劳病脉证并治》篇"夫男子平人,脉大为劳,极虚亦为劳",以脉诊断虚劳病。《胸痹心痛短气病脉证并治》篇"阳微阴弦,即胸痹而痛",用"微"与"弦"说明胸痹之胸阳不足、阴邪乘袭的病因病机。《脏腑经络先后病脉证》篇"病人脉浮在前,其病在表;脉浮在后,其病在里",以脉象确定病位之浅深。《黄疸病脉证并治》篇"酒黄疸者……其脉浮者先吐之,沉弦者先下之",以脉象来指导治疗。《水气病脉证并治》篇"脉得诸沉,当责有水,身体肿重,水病脉出者死",以脉证参合,判断预后。这些都可以看出据脉论理是原著的一大特色。

3. 辨证论治

运用四诊八纲辨清证候,针对证候而治是原著诊治疾病的基本原则。同病异治和异病同治是这一原则的基本体现。同一种疾病,由于人体体质或病机上的差异,以及病位的不同,治法就有不同。例如,同为水肿病,腰以上肿者,当发其汗;腰以下肿者,当利小便。发汗散水者,有越婢汤以治风水之例;利尿行水者,有防己茯苓汤以治皮水之例。反之,多种不同的疾病,由于病因病机或病位相同,症状虽异,而治法相同。例如,原著用肾气丸者有五:一是《中风历节病脉证并治》篇用治脚气上入,少腹不仁;二是《血痹虚劳病脉证并治》篇用治虚劳腰痛,少腹拘急,小便不利;三是《痰饮咳嗽病脉证并治》篇用治短气有微饮,当从小便去者;四是《消渴小便不利淋病脉证并治》篇用治男子消渴,小便反多,以饮一斗,小便一斗者;五是《妇人杂病脉证并治》篇用治妇人烦热不得卧,但饮食如故之转胞不得溺者。以上五病,虽症状不同,但病机皆属于肾阳亏虚,气化功能减退,故均可用肾气丸温肾化气治疗。又如葶苈大枣泻肺汤,既可用于肺痈,又可用于支饮。前者病因属于风热邪毒,后者病因属于饮邪留滞,两者病名虽异,但病机同为痰浊壅塞于肺,病位亦同,故均可用葶苈大枣泻肺汤。上述用法,形式上虽表现为一方可治多病,一病可用数方,而实质上仍然反映了病与证相结合的辨证论治精神。

4. 扶正祛邪,重视正气

原著十分重视人体正气。对慢性衰弱疾

病，尤为重视脾肾两脏。因脾胃为后天之本，气血生化之源，肾是先天之本，性命之根，内伤病至后期，往往出现脾肾虚损证候，进而累及其他脏腑，促使病情恶化。故调补脾肾，是治疗内伤疾患的根本方法。这种观点，从《血痹虚劳病脉证治》篇的小建中汤、肾气丸等方证中，可以看到大概。对于虚实错杂，正虚邪实的病证，则在注重扶正的同时，也不忽视祛邪。这种扶正兼以祛邪、邪去则正安的观点，可从薯蓣丸、大黄䗪虫丸等方证中得到体现。

对于邪实为患的病证，一方面注重"因势利导"的治法，即按病邪所在的部位，因其势而就近引导，使之排出体外。如《腹满寒疝宿食病脉证治》篇："脉数而滑者，实也，此有宿食，下之愈，宜大承气汤。""宿食在上脘，当吐之，宜瓜蒂散。"均体现出因势利导以祛除病邪。另一方面，还注意"随其所得而攻之"的治法，即通过清除体内的痰饮、水湿、瘀血、宿食等病理产物，使邪无所依附，达到治愈疾病的目的。值得注意的是，原著对于运用峻剂逐邪极为慎重，如用大乌头煎治疗寒疝时，方后注明"强人服七合，弱人服五合。不差，明日更服，不可一日再服"，旨在为了避免因逐邪而损伤正气。因为杂病如出现邪未去而正已伤的局面，则治疗就比较困难，这是治疗杂病的关键问题。

5. 标本同病，分别缓急

急者治其标，缓者治其本，是中医治病的基本原则。原著对一些复杂疾病的治疗都十分准确地体现了这一原则。《脏腑经络先后病脉证》篇中对于痼疾加卒病，先治卒病，后治痼疾，为新旧同病时的一般治则；

对于在里有下利清谷不止，在表有身体疼痛，则主张先救其里，后治其表，为急者先治。《腹满寒疝宿食病脉证治》篇用厚朴七物汤治腹满发热，系表里同病，表里双解。

6. 治未病

人体脏腑经络相互关联，某一脏腑病变可传至另一脏腑。《素问·玉机真脏论》说："五脏相通，移皆有次，五脏有病，各传其所胜。"原著在此基础上提出了"见肝之病，知肝传脾，当先实脾"的治未病方法，提示临床医生应根据疾病的传变规律，预先采取措施，防止疾病的传变，阻止病情的扩大蔓延。这在临床上是很有指导意义的。其次，原著还倡导早治防变的治疗思想，即要求医生在疾病的初期阶段就及时治疗，防止疾病的深入传变。例如，《脏腑经络先后病脉证》篇："适中经络，未流传脏腑，即医治之；四肢才觉重滞，即导引、吐纳、针灸、膏摩，勿令九窍闭塞。"与此同时，原著还十分重视养生防病，强调"若人能养慎""若五脏元真通畅"，则正气旺盛，可防止疾病的发生。

（二）创制应用广泛、配伍严谨、疗效显著的治疗杂病的经方

原著根据《内经》制方的原则，针对杂病证候的特点，创制了众多的经方。这些经方配伍严谨，用药精当，化裁灵活，治疗范围广泛，临床疗效显著，对后世影响深远，被誉为方书之祖、医方之经。清·尤在泾概括为"其方约而多验"，洵非虚语。

1. 载方205首，临床应用广泛

原著前22篇共398条原文，载方205首，足见其数量之多。这些经方若按目前方

剂学分类，大致可归纳为18类。解表剂如桂枝汤，涌吐剂如瓜蒂散，泻下剂如大承气汤、小承气汤、大黄附子汤、麻子仁丸，和解剂如小柴胡汤、大柴胡汤、厚朴七物汤、乌头桂枝汤，温里回阳剂如大乌头煎、通脉四逆汤，清热泻火剂如泻心汤、白头翁汤，消痰化积剂如枳术汤、鳖甲煎丸，补益剂如当归生姜羊肉汤、八味肾气丸，安神剂如酸枣仁汤、甘麦大枣汤，固涩剂如桃花汤、桂枝加龙骨牡蛎汤，理气剂如半夏厚朴汤、枳实薤白桂枝汤，理血剂如大黄䗪虫丸、桂枝茯苓丸、温经汤、黄土汤、柏叶汤，祛湿剂如茵陈蒿汤、苓桂术甘汤、防己黄芪汤、麻杏苡甘汤，润燥剂如麦门冬汤，祛痰剂如皂荚丸、苓甘五味姜辛汤，驱虫剂如乌梅丸，疮痈剂如大黄牡丹汤等，内容十分丰富，为方剂学的发展奠定了基础。

这些经方临床应用极为广泛。如胸痹心痛可用栝楼薤白白酒汤，肺痿可用甘草干姜汤，肺痈可用葶苈大枣泻肺汤，肝着用旋覆花汤，脾约用麻子仁丸，肾着用甘姜苓术汤，胃反可用大半夏汤，肠痈可用大黄牡丹汤，膀胱气化受阻的小便不利可用五苓散，气分病用桂枝去芍药加麻黄细辛附子汤，血痹用黄芪桂枝五物汤，水逆也可用五苓散，蛔虫可用乌梅丸。外科的金疮可用王不留行散，皮肤科的浸淫疮用黄连粉。妇人妊娠恶阻用干姜人参半夏丸，产后郁冒用小柴胡汤，梅核气用半夏厚朴汤，脏躁用甘麦大枣汤。这些都说明临床各科疾病都可以应用原著的方剂治疗。

2. 组方严谨精练，化裁灵活

原著方剂的药物组成具有严谨精练的特点。如治百合病的百合地黄汤药仅两味，百合甘寒，清气分之热，地黄汁甘润，泄血分之热，主辅相合，药力精专。又如治胃反的大半夏汤，药共三味，重用半夏之辛以降逆止呕为君，佐以人参温气而补中，使以白蜜甘味入脾，三药相合，起到降逆和胃、补虚润燥的作用。其药味精练，配伍严谨，可见一斑。

在组方用药时，原著既重视发挥单味药的功能，更注意药物经过配伍后的协同作用。例如桂枝，配伍应用于不同的方剂中，可以从多方面发挥其效能。如桂枝汤、黄芪桂枝五物汤，用以调和营卫；枳实薤白桂枝汤、炙甘草汤，用以宣通阳气；五苓散、苓桂术甘汤，用以温化水饮；桂枝加桂汤、桂苓五味甘草汤，用以下气降逆；小建中汤、黄芪建中汤，用以健运中气；乌头桂枝汤，用以散寒止痛；桂枝茯苓丸、温经汤，用以散结行瘀。又如附子，配合干姜，可以增强回阳救逆之力；配合白术，可以收到温散寒湿之效；配合薏苡仁，可以缓急止痛；配合乌头，可以峻逐阴邪；配合粳米，可以温中除湿，降逆止痛；配合大黄，可以温阳通便，攻下寒积；配合黄土、白术等，可以温脾摄血，用治下血。从以上举例可以看出，药物在原有功能的基础上，经过适当配伍，可增强疗效，扩大适用范围。

此外，原著的方剂常在大队热药中，佐一味寒药，或在大剂凉药中伍以少量的热药，起到相反相成的作用。如桂枝芍药知母汤在用附子、桂枝、生姜等多味温药的同时，佐以一味苦寒的知母；半夏泻心汤在用黄芩、黄连苦寒药的同时，配以辛温的干姜，均属这种情况。

原著遣方用药，加减变化，极为灵活。例如，治疗胸痹病，用栝楼薤白白酒汤；因水饮上逆而症见不得卧者，则加半夏以降水饮，此为栝楼薤白半夏汤；"胸满，胁下逆抢心"，则加枳实、厚朴、桂枝，以降胸中胁下之气，此为栝楼薤白桂枝汤。又如《痰饮咳嗽病脉证并治》篇用小青龙汤治疗支饮咳逆倚息不得卧出现的变证，改用桂苓五味甘草汤后的 4 次用药的加减变化，都属于随证灵活加减的范例，充分体现了依法立方、据证用药的原则。所以唐容川曾说："仲景用药之法，全凭乎证，添一证则添一药，易一证亦易一药。"这是完全符合实际情况的。此外，原著对于药物分量的加减，也是很讲究的。如桂枝加桂汤的加重桂枝，小建中汤的倍用芍药，通脉四逆汤的重用干姜，厚朴三物汤之重用厚朴等，体现了方剂的命名亦含有辨证论治、据证用药的意义。

3. 重视药物专用与药物炮制、煎煮方法

原著重视单味药独特的作用。例如，用苦参之杀虫、除湿热以治狐蟜病阴部蚀烂，用蜀漆以疗疟疾，用百合以治百合病，用茵陈、大黄以利胆退黄，用黄连泻火解毒以疗浸淫疮，用鸡矢白散以治转筋入腹等，均寓有专病当用专药的意义。又如喘加麻黄，胃中不和加芍药，气上冲加桂枝，下有陈寒者加细辛等，既反映了仲景用药的规律，又体现了药有专用的特点。

原著还非常注重药物的炮制、煎煮方法。例如，附子用以回阳救逆者则生用，且须配以干姜；用以止痛者多炮用，不需伍干姜。又如发作性的疝痛，或历节疼痛不可屈伸，则用乌头，因为乌头止痛作用更强，但须与白蜜同用，能缓和乌头的毒性。又如用甘草干姜汤治虚寒肺痿，方中干姜炮用，辛开而兼苦降，开后世温上治下法之先例。再

如茵陈蒿汤的煎药法，后入大黄、栀子，可以峻攻其热，先煮、久煮茵陈，则可缓除其热中之湿。这些方法，都是实践经验的积累，是行之有效的。

四、学习本课程的目标与方法

（一）学习目标

本课程既有基础理论内容，又具有临床学科的性质，是一门整体性和综合性较强的理论提高课。书中所述内容从基础理论到方剂，从内科、外科、妇产科疾病的诊疗技术到临床思维方法，无所不有，对拓展临床思路、提高综合分析能力和诊治疑难病证的能力均有其独特作用。

1. 掌握杂病诊治规律，拓宽临床思路

原著是一部论述诊治杂病的专书，毫无疑问，学习原著应掌握杂病的诊治规律。同时，学习原著还能拓宽临床思路。虽然原著与《中医内科学》联系较为密切，但在许多病证上，原著所述内容有其自身特色。以虚劳病为例，一重脉诊，16 条原文中，10 条论及脉象的临床意义；二在辨证上，以五脏亏损为主，且五脏之虚尤重脾肾，然亦有虚中夹实之证，并非全为虚证；三在治疗上，以甘温扶阳为主，尚有滋阴养血、攻补兼施者，并非全用补法，并创制桂枝加龙骨牡蛎汤、小建中汤、黄芪建中汤、肾气丸、酸枣仁汤、薯蓣丸、大黄䗪虫丸等临床行之有效的经方；四在选方用药上，也各不相同。可知，通过本书的学习，必然有助于拓宽虚劳病证治的临证思路。

2. 提高综合分析能力和诊治疑难病证的能力

原著论述杂病证治多从八纲、脏腑经络展开并论及相关病证。例如，《水气病脉证并治》篇一是以病之表里虚实，肿势在上、在下为纲，对水气病进行辨治；二是提出妇人病水，当须分辨血分与水分；三是将黄汗列入水气病中；四是论及与水气病密切相关的气分病的证治。其病证范围、思路及内容的综合性，无论在深度与广度上皆有其自身的特点。这对于提高临床综合分析能力是很有好处的。

原著不少治法和方剂对临床上一些疑难病证疗效明显。例如，苦参汤治疗狐惑，奔豚汤治疗奔豚，芪芍桂酒汤治黄汗，硝石矾石散治疗女劳疸等，用之对证，都是行之有效的。因此，学习原著能提高临床诊治疑难病证的能力。

3. 提高把握治疗疾病全过程的能力

原著不仅论述杂病的辨证论治，而且重视易被医家忽略的、影响疾病诊疗效果的各个环节，包括药物的炮制、煎煮和服药方法及药后反应等，并对此做了较为详细的说明。如十枣汤方后"强人服一钱匕，羸人服半钱，平旦温服之"。栝楼瞿麦丸方后"饮服三丸，日三服，不知，增至七八丸，以小便利，腹中温为知"。麻杏苡甘汤后"温服，有微汗，避风"。防己黄芪汤后"服后当如虫行皮中……温，令微汗，差"。注意这些环节对于提高临床疗效有重要意义。

（二）学习方法

1. 方证互测，前后联系

原著文字简略，含义深刻，引人思考。这就提示我们不仅要从文字上理解，而且要前后联系，方证互测，领会其言外之意。

（1）以方测证，即从方药推测证候、症状。原著中很多条文叙述的证候不详却包括在所用的方药中，这叫做"寓证于方"。例如，《痰饮咳嗽病脉证并治》篇说："夫短气有微饮，当从小便去之，苓桂术甘汤主之，肾气丸亦主之。"同一短气有微饮而方治何以有二？这就必须从方药中找出两方的主治病证：苓桂术甘汤为温化中阳而利小便之剂，以治脾阳不振，痰饮停留，上凌心肺，因而气机升降不利，症状除短气外，又有心悸、目眩、胸胁支满、小便不利；肾气丸为温化肾气而利小便之剂，以治肾阳衰微不能化水，除短气外，尚有少腹不仁、腰痛、小便不利之症。

（2）以证测方，即从病证推断其治疗方药。原著中也有很多叙述病证较详细而未出方治的，这必须从病证推测其方治。因为方治是包括在病证之中，这叫做"寓方于证"。如《水气病脉证并治》篇说："病水，腹大，小便不利，其脉沉绝者，有水，可下之。"可用十枣汤类下其水。又如《惊悸吐衄下血胸满瘀血病脉证治》篇说："病者如热状，烦满，口干燥而渴，其脉反无热，此为阴伏，是瘀血也，当下之。"当用下瘀血汤之类。

（3）前后条文联系比较。对原著条文中的理解达到一定程度时，应以各篇的病证为单位，进行系统分析。对每一病证，找出病因、证候、辨证、治疗、预后等，这样才能对原文内容掌握得更完全，理解得更深刻。例如，《痰饮咳嗽病脉证并治》篇说："脉沉而弦者，悬饮内痛。""病悬饮者，十枣汤主之。"须与该篇"饮后水流在胁下，咳唾引痛，谓之悬饮"一条同读，才能更好地确定十枣汤治悬饮的具体适应证。该篇小青龙汤治支饮后药随证转的 5 条原文，更是需要紧密地连贯在一起理解。

此外，还须将前后条文、疾病、方剂进行比较，才能得出同中之异和异中之同，进而掌握辨证论治的法则。例如，痰饮病和水气病，虽然都是水湿为病，在前者是水积体内，后者是水溢肌肤，临床上常互为因果，互相影响。

由于原著有时把同类性质的条文列在一起，以类比其不同；有时把不同性质的条文归在一起，以资对比说明；有时用许多条文解决一个问题；有时以一条原文说明许多问题；或详于此而略于彼，或详于方而略于证。因此，就须前后互参，相互比较，才能加深理解。

2. 联系《伤寒论》，结合临床实际

原著和《伤寒论》原为一书。据此，有些条文必须结合起来阅读，文意才易理解。如《消渴小便不利淋病脉证并治》篇说："脉浮，小便不利，微热消渴者，宜利小便发汗，五苓散主之。""脉浮，发热，渴欲饮水，小便不利者，猪苓汤主之。"这两条文字虽有不同，但其所述证候均为"脉浮""发热""口渴""小便不利"四症。然在治疗上，前者使用五苓散发汗利小便，后者用猪苓汤育阴利小便。这就要联系《伤寒论》中"太阳病篇"的五苓散证和"阳明病篇"的猪苓汤证加以理解，以区别两者在临床上的不同证候。又如原著中论述黄疸病有谷疸、酒疸、女劳疸之别，结合《伤寒论》则可以得出仲景治黄疸八法：如清法的茵陈蒿

汤证、栀子大黄汤证、栀子柏皮汤证（《伤寒论》）、茵陈五苓散证，下法的大黄硝石汤证，消法的硝石矾石散证，补法的小建中汤证，汗法的麻黄连翘赤小豆汤证（《伤寒论》）、桂枝加黄芪汤证，和法的小柴胡汤证，吐法的瓜蒂汤证（《黄疸病脉证并治》篇附方）。温法虽未出具体方治，但"于寒湿中求之"（《伤寒论》），可知后世茵陈理中汤、茵陈术附汤之类可用。可见，将两书结合起来学习，自能达到事半功倍的效果。

原著是一部临床实践性很强的经典著作，学习时应该从临床实际出发，领会其主要精神实质，不必死抠字眼。如《惊悸吐衄下血胸满瘀血病脉证治》篇说："从春至夏衄者太阳，从秋至冬衄者阳明。"按文字表面解释，似乎说春夏衄血，皆在太阳；秋冬衄血，皆在阳明。但临床并非如此，应该理解为该条文主要说明衄血是由于血热上腾的道理，若患阳明里热证，更容易衄血。

3. 对照教学大纲，熟记重要条文

教学大纲规定了学习目的和要求、课程内容、考核知识点和考核要求。凡教学大纲规定需熟悉和掌握的内容，大多是原著中的重点内容，应该对照教学大纲认真学习。如《脏腑经络先后病脉证并治》篇应该掌握发病的基本原理与相应的预防方法、治未病等治病法则，《五脏风寒积聚病脉证并治》篇应该掌握肝着、脾约、肾着的概念及其证治，《妇人产后病脉证治》篇应掌握产后腹痛的辨证论治等。

原著398条原文，不仅十分简练，而且寓意深刻，有些重要的条文应反复阅读直至能够背诵，这不仅有助于对原文的深刻理解，而且有助于指导临床实践。例如《脏腑

经络先后病脉证治》篇"夫治未病者，见肝之病，知肝传脾，当先实脾"，"夫病痼疾，加以卒病，当先治其卒病，后乃治其痼疾也"。《痉湿暍病脉证治》篇"湿痹之候，小便不利，大便反快，但当利其小便"，《痰饮咳嗽病脉证并治》篇"病痰饮者，当以温药和之"，《水气病脉证并治》篇"诸有水者，腰以下肿，当利小便；腰以上肿，当发汗乃愈"等，都是应该熟记的。

此外，为帮助理解原著的精神及其方剂在临床上的应用，可适当选择若干种原著的注释本，作为学习时的参考。如中国医家尤在泾的《金匮要略心典》、曹颖甫的《经方实验录》、何任主编的《金匮要略校注》、宋旭明翻译的英文《金匮要略》，日本学者丹波元简的《金匮玉函要略辑义》、丹波元坚的《金匮玉函要略述义》。

原著由于年代久远，辗转传抄等历史条件的限制，错误脱简在所难免。因此，在按照教学大纲系统学习本书时，应重点掌握有理论指导意义和临床实用价值的条文，并了解运用原著理论和方药取得的研究成果，以拓宽视野，从而在今后临床实践中发挥更大的作用。

脏腑经络先后病脉证第一

本篇以整体观为指导思想，对发病、预防、病因、病机、诊断、治疗、护理等均做了示范性和原则性的阐述，为全书的总论，具有纲领性意义。开篇突出了脏腑经络在杂病辨治中的重要地位。"先后"二字提示临床需注意脏腑经络病的传变规律。

一、发病、病因病机及预防

（一）发病与预防

原文

夫人禀五常^①，因风气^②而生长，风气虽能生万物，亦能害万物，如水能浮舟，亦能覆舟。若五脏元真^③通畅，人即安和；客气邪风^④，中人多死。千般疢难^⑤，不越三条：一者，经络受邪，入脏腑，为内所因也；二者，四肢九窍，血脉相传，壅塞不通，为外皮肤所中也；三者，房室、金刃、虫兽所伤。以此详之，病由都尽。若人能养慎，不令邪风干忤^⑥经络；适中经络，未流传脏腑，即医治之。四肢才觉重滞，即导引^⑦、吐纳^⑧、针灸、膏摩^⑨，勿令九窍^⑩闭塞；更能无犯王

法、禽兽灾伤，房室勿令竭乏，服食节其冷、热、苦、酸、辛、甘，不遗形体有衰，病则无由入其腠理。腠者，是三焦通会元真之处，为血气所注；理者，是皮肤脏腑之文理也。（2）

词解

①五常：即五行。

②风气：指自然界的气候。

③元真：指元气或真气。

④客气邪风：泛指外来致病因素。

⑤疢难：指疾病。

⑥干忤：此指侵犯。

⑦导引：指自我按摩。

⑧吐纳：为一种调整呼吸的方法。

⑨膏摩：用药膏熨摩体表的一种外治法。

⑩九窍：眼、耳、鼻、口七窍，加上前后二阴，即为九窍。

释义

本条从人与自然的关系论述了发病原因、疾病分类、防病措施及早期治疗。自然界既提供人类赖以生存的基本条件，又存在致病因素。若元气充盛，气血流畅，脏腑、经络等功能协调，人体就不易受邪发病；反之，元气不足，脏腑功能失调，则客气邪风等致病因素易侵犯人体，导致疾病发生，甚至使人死亡。

虽然疾病的原因和种类很多，但主要有

三种情况：一是经络受邪，传入脏腑，这是因为体内正气不足，以致邪气乘虚入内；二是由于皮表受邪，四肢、九窍、血脉壅塞不通，这是病变在外；三是房室、金刃、虫兽等因素损伤人体。

为预防疾病，当内养正气，慎防外邪。若经络受邪，应早期治疗，以防病邪深入脏腑；四肢才觉重滞，就应采用导引、吐纳等法，防止病邪传变，致九窍闭塞。在未病之时，应节制房事，勿令肾精竭乏；注意饮食有节，不要偏嗜；避免外邪、虫兽、外伤等因素带来的伤害。这样，机体正气充盛，各种致病因素就无法侵犯机体。

腠理是人体的一种组织，与皮肤、脏腑关系密切，既是三焦通会元真之处，又是血气流注的地方。

辨治要领

①保持"五脏元真通畅""不遗形体有衰"，内养正气，外避邪气是预防疾病发生、保持人体健康的关键。

②未病先防、早期治疗、已病防传是治未病的基本原则。

（二）病因与疾病分类

1. 反常气候

原文

问曰：有未至而至①，有至而不至，有至而不去，有至而太过，何谓也？师曰：冬至之后，甲子②夜半少阳起，少阳③之时，阳始生，天得温和。以未得甲子，天因温和，此为未至而至也；以得甲子，而天未温和，此为至而不至也；以得甲子，而天大寒不解，此为至而不去也；以得甲子，而天温如盛夏五六月时，此为至而太过也。（8）

词解

①未至而至：第一个"至"指时令，第二个"至"指气候。下同。

②甲子：是古代用天干、地支配合起来计算年、月、日的方法。天干10个（甲、乙、丙、丁、戊、己、庚、辛、壬、癸），地支12个（子、丑、寅、卯、辰、巳、午、未、申、酉、戌、亥），互相配合，自甲子始，至癸亥止，共60个。此处甲子指冬至之后60日，正当雨水节气。

③少阳：古人将一年分为三阴三阳6个阶段，各60天，自少阳始，至厥阴止。少阳起，指冬至后60日开始为少阳当令之时。

释义

本条列举了与时令不符的四种反常气候类型。如冬至后的60天，正当雨水节气，少阳当令，此时阳气开始生长，气候逐渐转温，这是正常时令。如未到雨水节气而气候提前温暖，这是时令未到，气候先到，此为"未至而至也"；如已到雨水节气而气候尚未温暖，这是时令已到而气候未到，为"至而不至也"；如已到雨水节气，气候仍然寒冷，这是时令已到，而严寒当去不去，为"至而不去也"；如已到雨水节气，气候却像盛夏般的炎热，这是气候至而过于剧烈，为"至而太过也"。这些异常气候，都容易导致疾病发生。

2. 疾病分类与病邪特性

原文

清邪居上，浊邪居下，大邪①中表，小邪②中里，馨饪③之邪，从口入者，宿食也。五邪中人④，各有法度，风中于前⑤，寒中于暮，湿伤于下，雾伤于上，风令脉浮，寒令脉急，雾伤皮腠，湿流关节，食伤脾胃，极寒伤经，极热伤络。（13）

词解

①大邪：指风邪。

②小邪：指寒邪。

③槃饪：指饮食。槃，同"穀"。

④五邪中人：指风、寒、雾、湿、饮食五种病邪侵入人体。

⑤前：指午前。

释义

本条论述五邪中人的一般规律。病邪各有特性，侵犯人体后会表现出不同的症状。风属阳邪，其性散漫，多在午前侵犯肌表，脉多浮缓。寒属阴邪，其性紧束，常在暮时侵入经络之里，脉多紧急。湿邪性类水，重浊下流，常伤于身体下部，或以流注关节为主。雾邪为湿中轻清之邪，易伤于身体上部，以侵犯皮腠为主。饮食不节，易损伤脾胃，甚至形成宿食。经脉在里属阴，络脉在外属阳，寒气归阴，故"极寒伤经"，热气归阳，所以"极热伤络"。其实，这是原著的互文笔法，应予注意。

辨治要领

各种病邪各有特性，侵袭人体后会产生不同的症状，医者当掌握病邪致病的特点，这对于审证求因、准确地辨证施治有重要作用。

（三）病机

原文

问曰：经云厥阳①独行，何谓也？

师曰：此为有阳无阴，故称厥阳。（10）

词解

①厥阳：阳气上逆。厥，逆也。

释义

本条论述厥阳的病机。正常的人体阴阳处于平衡协调的状态，条文所述厥阳独行是阴阳失调的病理状态。阳盛阴竭，阴不敛阳，阳气上逆，可表现眩晕、突然跌仆，甚则昏不识人等。若进一步发展至阴阳离决则会导致死亡。

辨治要领

阴阳失调是杂病的基本病机，调和阴阳是杂病的基本治则。

二、诊断举例

（一）望诊

原文

问曰：病人有气色见于面部，愿闻其说。师曰：鼻头色青，腹中痛，苦冷者死；鼻头色微黑者，有水气；色黄者，胸上有寒；色白者，亡血也，设微赤非时者，死；其目正圆者，痉，不治。又色青为痛，色黑为劳，色赤为风，色黄者便难，色鲜明者有留饮。

释义

本条通过望面部气色诊断疾病、判断预后。首先根据五行学说论述鼻部望诊：鼻内应于脾，青为肝色，若鼻部出现青色，为肝乘脾，可见腹痛；若见极度怕冷，则属阳气衰败，预后不良。黑为肾色，鼻色微黑，为肾水反侮脾土之象，可见于水气病。"色黄者"以后是论面、目的望诊：黄为脾色，若中阳不足，失于运化，寒饮停聚，上干胸阳，可见面黄。面色白为血不上荣之征，多见于失血亡血之人。若亡血之人面色反现微赤，又不在气候炎热之时，此为血去阴伤，阴不涵阳，虚阳上浮之象，预后不良。目正圆是两眼直视不能转动，此为五脏精气亡绝，不能上荣，多见于痉病危症。青为血脉凝滞之色而主痛。黑为肾色，劳则肾精不足，其色外露。色赤为热盛，热盛易生风，故面赤主风。黄为脾色，脾失健运可见便难之症。面色鲜明为水饮内停，上泛于面，形成面目浮肿，而见明亮光润之色。

原文中所称死或不治，多表明疾病已陷于危笃，并非绝对不治。

原文

师曰：吸而微数①，其病在中焦，实也，当下之即愈，虚者不治。在上焦者，其吸促，在下焦者，其吸远②，此皆难治。呼吸动摇振振③者，不治。（6）

词解

①吸而微数：指吸气短促不利。数，犹促也。

②吸远：指吸气深长困难。

③振振：指呼吸困难、身体抖动的样子。

释义

本条论述诊治呼吸异常应辨病位之上下、病情之虚实，并判断其预后。若吸气短促不利，多由中焦邪实阻滞、气不得降引起，治当用下法泻其实；若吸而微数属虚证，多由宗气衰竭或肾不纳气，则不易治

疗；若中焦邪实而又正虚的，下则伤正，补又碍邪，亦属难治之证。病在上焦，吸气短促困难，为肺气大虚所致；病在下焦，吸气深长而困难，为元气衰竭、肾不纳气所致。两者均属难治。呼吸时全身振振动摇，为重度呼吸困难，反映正气虚衰已甚，故曰不治。

（二）闻诊

原文

师曰：病人语声寂然①，喜惊呼者，骨节间病；语声喑喑然②不澈者，心膈间病；语声啾啾然③细而长者，头中病。（4）

词解

①寂然：指安静无声。

②喑喑然：指语声低微而不清。喑，哑也。

③啾啾然：形容语声细小而长。

释义

本条论述听声音以辨病位。骨节间病是由于病在关节，患者活动则痛剧，而突然发出惊呼。声音低微而不清澈，多见于邪气阻塞胸膈而气道不畅。头中病指头痛一类的病证，由于痛在头中，大声言语则震动头部而痛甚，故不敢扬声，但胸膈气道正常，故声音虽细小但清长。

辨治要领

语声异常，还应与望诊、问诊等相结合，以准确判定病位。

（三）切诊

原文

师曰：病人脉浮者在前①，其病在

表；浮者在后，其病在里。腰痛背强不能行，必短气而极②也。（9）

词解

①脉浮者在前：指浮脉见于关前寸部。下文"浮者在后"与之相对，谓浮脉见于关后尺部。

②极：指疲倦乏力。

释义

本条论述脉象主病随部位不同而有所差异。如寸脉属阳，寸脉浮则病多在表，是正气抗邪于表之征，脉多浮而有力；尺脉属阴，尺脉浮则病在里，多是肾阴不足、虚阳外浮之象，脉多浮而无力。诊病除注意诊脉分部外，还应结合症状，脉证合参才能作出正确诊断。如尺脉浮，又伴有腰痛背强，呼吸短促，才能诊断为肾虚。

辨治要领

同为浮脉，部位有寸、关、尺之分，强度有无力、有力之别，其主病也各不相同，临证应仔细诊察。脉诊如此，望诊、闻诊、问诊亦然。

（四）四诊合参

原文

师曰：息摇肩者，心中坚；息引胸中，上气者，咳；息张口短气者，肺痿唾沫。（5）

释义

本条论述望诊、闻诊相结合诊病的方法。"息摇肩"是呼吸困难、两肩上耸的状态，有虚实之分。"心中坚"是由实邪壅塞在胸，肺失宣降，而出现呼吸困难，常伴有鼻翼扇动、胸闷胀满等症。息摇肩也有属肾

不纳气、元气耗散所致者。若肺气不降，呼吸时气机上逆则导致咳嗽。若肺脏痿弱不用，司呼吸失职，不能敷布津液，则呼吸时张口短气，唾涎沫，此为肺痿之病。

原文

师曰：寸口①脉动者，因其王时②而动，假令肝王色青，四时各随其色。肝色青而反色白，非其时色脉，皆当病。（7）

词解

①寸口：此指两手寸、关、尺脉。

②王时：指一年四季中五脏所主的当令之时，此时色、脉有相应特征。如春为肝之令，色青，脉弦（规）；夏为心之令，色赤，脉洪（钩、矩）；秋为肺之令，色白，脉浮（毛、衡）；冬为肾之令，色黑，脉沉（石、权）；四季之末十八日为脾当令，色黄，脉缓。下文"非其时"与"王时"相对，即非其旺时。

释义

本条论述脉、色与四时相结合的诊病方法。例如，春时肝旺，脉弦、色青为正常，假如此时色反白、脉反浮（秋季色脉），色脉与时令不相符，即属异常现象。提示诊病时应注意时令对人体的影响。

辨治要领

诊病应以天人相应之整体观为指导，应注意望色、切脉与时令变化的相关性。

（五）预后

原文

问曰：寸脉沉大而滑，沉则为实，滑则为气，实气相搏，血气入脏即死，

入腑即愈，此为卒厥^①，何谓也？师曰：唇口青，身冷，为入脏即死；如身和，汗自出，为入腑即愈。（11）

词解

①卒厥：指突然昏倒、不省人事的病证。卒，通"猝"。

释义

本条论述从脉象判断卒厥的病机和预后。左寸候心主血，右寸候肺主气。脉沉为血实，滑为气实，大脉主邪盛，实气相搏即血气失和。若病邪入脏则病情危重，甚至死亡；若在腑，则病情转轻或痊愈。卒厥可由阴阳脏腑气血逆乱所致。卒厥发生后，若唇口青、身冷，说明邪气内闭，气血郁滞或阳气衰竭，属病入脏，预后不良；若身体温和，微汗自出，说明气血流通，属病在腑，较易治愈。

原文

问曰：脉脱^①入脏即死、入腑即愈，何谓也？师曰：非为一病，百病皆然。譬如浸淫疮^②，从口起流向四肢者，可治；从四肢流来入口者，不可治；病在外者可治，入里者即死。（12）

词解

①脉脱：指脉象伏而不见。

②浸淫疮：皮肤病的一种，疮面流黄水，可由一处染及他处。

释义

本条论述判断疾病预后的一般规律。脉脱指脉象乍伏不见，既可由邪气阻遏，脉中气血一时不通所致，也可由于正气虚脱。所有的疾病预后都遵循入脏即死、入腑即愈的

规律。以浸淫疮为例，如从口起流向四肢的，是正气能够抗邪外出，病位由深转浅，病势转轻，故曰"可治"，而从四肢逐渐向口蔓延，则是正不胜邪，病位由浅入深，病势转重，故云"不可治"。

辨治要领

判断病位的深浅、病情的轻重及预后应脉证合参。

三、论治

（一）已病防传，虚实异治

原文

问曰：上工^①治未病^②，何也？师曰：夫治未病者，见肝之病，知肝传脾，当先实脾^③。四季脾王^④不受邪，即勿补之。中工^⑤不晓相传，见肝之病，不解实脾，惟治肝也。夫肝之病，补用酸，助用焦苦，益用甘味之药调之。酸入肝，焦苦入心，甘入脾。脾能伤肾，肾气微弱，则水不行；水不行，则心火气盛，则伤肺；肺被伤，则金气不行；金气不行，则肝气盛，则肝自愈。此治肝补脾之要妙也。肝虚则用此法，实则不在用之。经曰虚虚实实，补不足，损有余，是其义也。余脏准此。（1）

词解

①上工：指高明的医生。

②治未病：此指治未病的脏腑。

③实脾：即调补脾脏之意。

④四季脾王：四季之末，即农历三、六、九、十二月之末十八天为脾土当令之时。此处可理解为一年四季脾气都健旺之意。王，通"旺"。

⑤中工：指技术水平一般的医生。

释义

本条论述治未病和虚实异治的法则。人是一个有机整体，一脏有病，可影响他脏，故上工除治已病之脏腑外，亦注意调治未病之脏腑，以防疾病传变。此为"治未病"涵义之一。例如，上工知晓肝病实证易传脾的规律，故在治肝的同时，也注意调补未病之脾，以防肝病传脾。然而肝病是否传脾取决于脾脏强弱。若脾虚则易受邪，故当补之；若脾健则不易受邪，可不补之。中工不懂得肝病会传脾之理，只知见肝治肝，往往导致肝病未愈，脾病又起，这是缺乏整体观的治法。

治病还当分虚实，以肝病为例。如肝虚证，应采取补用酸、助用焦苦、益用甘味之药调之的方法。肝虚当补之以本味，故补用酸；助用入心之焦苦，一是因为心火为肝木之子，子能令母实，二是肝虚易受肺金之侮，助心火可制肺金；益用入脾之甘味，在于补土制水以助火制金，防其乘肝木，以利肝虚证的治疗。但这种肝虚证的治法并不适用于肝实证。若虚证误用泻法，则使正气更虚，谓之虚虚；实证误用补法，使病邪更盛，谓之实实。二者均为误治。故治各种疾病当辨清虚实，虚则补之，实则泻之。

辨治要领

①临证应以整体观、动态观为指导，以治未病为原则。既重视治已病之脏，也注意调未病之脏，安未受邪之地，防止疾病的发展与传变。一般而言，实证以泻本脏为主，

并安他脏，以防疾病蔓延；虚证以补本脏为主，并通过整体调节以防他脏乘侮。

②临证治病既要以虚证当补、实证宜泻的虚实异治为原则，又要考虑到五行生克制化规律及脏腑之间的关系。

（二）表里同病

原文

问曰：病有急当救里救表者，何谓也？师曰：病，医下之，续得下利清谷不止，身体疼痛者，急当救里；后身体疼痛，清便自调①者，急当救表也。（14）

词解

①清便自调：指大便已恢复正常。清，同"圊"，此处作动词用。

释义

本条论述表里同病的先后缓急治则。一般来说，表里同病，当先解表，后再治里，否则易致外邪内陷而加重里证，但临证时还要知常达变。如下利清谷不止之里证与身体疼痛之表证并见，其虚寒里证为急为重，则当急先治里，再治表证，否则正虚难以抗邪，邪气势必蔓延，且可生亡阳虚脱之变。

辨治要领

对于表里同病，应根据表病与里病的轻重缓急来决定治疗的先后。一般而言应先治表；若里病较急，则先治里；若表里俱急、俱缓，可表里同治。

（三）痼疾加卒病

原文

夫病痼疾①，加以卒病②，当先治

其卒病，后乃治其痼疾也。（15）

词解

①痼疾：指难治的慢性久病。

②卒病：指突然发生的新病。

释义

本条论述痼疾加卒病的先后治则。一般来说，痼疾日久势缓，根深蒂固，难以速愈，而卒病新起势急，邪气尚浅，其病易除。因此，痼疾加卒病当先治卒病，后治痼疾，且能避免新邪深入，与旧疾相合。

辨治要领

新旧同病，当先治其新病，这是疾病分先后治疗的基本原则。

（四）审因论治

原文

夫诸病在脏①，欲攻②之，当随其所得③而攻之，如渴者，与猪苓汤。余皆仿此。（17）

词解

①在脏：指在里。

②攻：作"治"解。

③所得：所合、所依附之意。

释义

本条举例说明杂病的治疗应掌握病邪相合的治法。病邪在里，痼结不解，往往与体内痰、饮、水、瘀血、宿食等有形之邪相结合。医者当审因论治，攻逐其有形实邪，使无形之邪失去依附，则病易痊愈。例如，渴而小便不利，若为热与水结而伤阴者，当与猪苓汤利其水，使水去热除阴复，渴亦随之而解。他如热邪与血、痰、食相结，均可仿此进行治疗。

辨治要领

治疗复杂疾病，当审因辨治。若病在里，久而不解，多与有形之邪相合，治当攻其有形之邪，使无形之邪失于依附，则病易治愈。

（五）饮食与调护

原文

师曰：五脏病各有所得①者愈，五脏病各有所恶②，各随其所不喜者为病。病者素不应食，而反暴思之，必发热也。（16）

词解

①所得：指与病情相适应的饮食、居处等。

②所恶：指患者厌恶或不适合的饮食、气味、居处等。下文"所不喜"与此同义。

释义

本条论述临床应根据五脏病喜恶进行治疗和护理。五脏生理特性不同，发病后有助于病情好转的饮食、居处等也相应不同。患者的所得、所恶、所不喜，随疾病的性质不同而变化。临床应根据五脏特性和病理特点，近其所喜，远其所恶，选择适当的药物及护理方法，促使疾病痊愈。此外，还应注意患者饮食所出现的异常变化。如患者突然想吃平素不喜的食物，这是脏气为邪气所改变，食后可能引起发热。

辨治要领

①饮食、起居、情志、环境等因素与人体的健康或疾病密切相关，故临床除应用药物、针灸等治疗方法外，饮食、起居等调护也十分重要，其基本原则是近其所喜，远其所恶。

②在疾病过程中，观察患者的饮食起居喜恶等，亦有助于掌握病情变化，推断其预后。

小结

本篇以整体观为指导思想，论述了内伤杂病的发病、病因病机及预防，并通过诊断举例，阐述了四诊合参对疾病正确诊断的意义，并提出治未病、虚实异治、表里同病、新旧同病、审因论治的治则及饮食与调护的重要性。

表 1 - 1　发病与预防归纳表

健康要领	发病			预防	
	病因	三途径	病机	外避邪气	内养正气
五脏元气通畅	气候反常，邪犯人体	为内所因，为外皮肤所中，为房室金刃虫兽所伤	有阳无阴（阴阳失调）	勿令邪风干忤经络，避免金刃虫兽所伤	房室勿令竭乏，服食节其冷热苦酸辛甘

表 1 - 2　诊断与预防归纳表

诊断原则	预后规律
四诊合参，保证诊断准确性	病位浅，病势由里出表，预后好，易治 病位深，病势由表入里，预后差，难治

表 1 - 3　治则归纳表

有病早治	治未病（虚实异治、已病防传）	分先后缓急、表里同病	痼疾与卒病	审因论治	饮食与调护
病邪刚侵犯人体，即采取适当措施治疗	补不足，损有余；见肝之病，知肝传脾，当先实脾	急者先治	先治卒病，后治痼疾	当随其所得而攻之	根据疾病采用适合的饮食调护方法

复习思考题

1. 张仲景对疾病的病因及发病途径有何认识？与陈无择的"三因学说"有何异同？

2. 简述五邪中人的特点。

3. 谈谈表里同病、新旧同病的治疗法则。

4. 试述脏腑虚实相传的基本规律，并举例说明。

痉湿暍病脉证治第二

本篇论述了痉、湿、暍病的病因病机、证候、治疗及预后。痉病的病位在筋脉，由外感风寒、体内津液不足、筋脉失养所致，以项背强急、口噤甚至角弓反张为特征。湿病为感受外湿并兼风夹寒，侵犯肌表，流注关节所致，以发热身重、骨节疼烦为主症。暍即伤暑，以发热身重、汗出烦渴、少气脉虚为主症。痉、湿、暍三病都由外感诱发，起病多有太阳表证，与伤寒相似，故合为一篇。

一、痉病

（一）痉病病因病机

太阳病，发汗太多，因致痉。（4）

夫风病①，下之则痉，复发汗，必拘急。（5）

疮家②虽身疼痛，不可发汗，汗出则痉。（6）

①风病：指太阳中风病证。

②疮家：久患疮疡或金刃创伤不愈的病人。

上述三条论述误治伤津致痉。误治的方

式有二：一是过汗，包括太阳病的过汗和久患疮疡夹有外感表证的过汗；二是误下，太阳中风本应汗解，反用下法，则为误治。表证过汗或误下，疮家兼外感表证误汗，均可更伤津液，使筋脉失养而致痉病。这三条原文以误治的形式说明感受风寒，津液不足，筋脉失养是痉病基本的病因病机。

（二）主要脉症

夫痉脉，按之紧如弦，直上下①行。（9）

病者身热足寒，颈项强急，恶寒，时头热，面赤目赤，独头动摇，卒口噤②，背反张③者，痉病也。若发其汗者，寒湿相得，其表益虚，即恶寒甚；发其汗已，其脉如蛇④。（7）

①上下：指关脉之上下，即自寸脉至尺脉。

②口噤：牙关紧闭。

③背反张：背部筋脉拘急，出现角弓反张的症状。

④其脉如蛇：指痉病误汗后出现沉伏不利的一种脉象。

上述两条论述痉病的主要脉症。痉病的

主脉是弦紧脉。"直上下行"是形容脉象自寸至尺，上下三部，皆见强直而弦之脉。从"按之"两字来看，痉脉含有沉紧弦劲有力、重按不减之义。

患者身热恶寒，是太阳表证；头热、面赤目赤，是阳明里热，阳郁于上。痉病的主要病机是外感风寒，津液不足，筋脉失养，故还可见到颈项强急、头摇口噤、背反张等表现。原文"若发其汗者……其脉如蛇"，历代注家有不同看法，一般认为是发汗后痉病的症状、脉象所发生的变化。

辨治要领

痉病的主脉是弦紧脉，临床表现的要点是颈项强急、口噤、背反张等筋脉拘急不利症状。

（三）刚痉与柔痉的鉴别

原文

太阳病，发热无汗，反恶寒者，名曰刚痉。（1）

太阳病，发热汗出，而不恶寒，名曰柔痉。（2）

释义

上述两条论述刚痉与柔痉的证候及其鉴别。原文冠以"太阳病"，说明刚痉、柔痉都伴有发热、头痛、恶风寒等太阳表证。除此之外，还应具备颈项拘急、口噤、背反张等痉病症状。

辨治要领

刚痉、柔痉的主要鉴别点是在痉病症状基础上，伴有发热、恶寒、无汗等太阳伤寒症状的为刚痉，伴有发热、汗出、恶风等太阳中风症状的为柔痉。

（四）证治

1. 柔痉

原文

太阳病，其证备，身体强，几几然[1]，脉反沉迟，此为痉，栝楼桂枝汤主之。（11）

栝楼桂枝汤方

栝楼根二两　桂枝三两　芍药三两　甘草二两　生姜三两　大枣十二枚

上六味，以水九升，煮取三升，分温三服，取微汗。汗不出，食顷[2]，啜热粥发之。

词解

[1]几几然：本指小鸟羽毛未盛，伸颈欲飞复不能飞的样子。此指病人身体强直，不能俯仰转侧自如。

[2]食顷：一顿饭左右时间。

释义

本条论述柔痉的证治。柔痉伴有太阳中风证的发热、汗出等症状。栝楼桂枝汤即桂枝汤加栝楼根。桂枝汤解肌祛风、调和营卫，是太阳中风证的主方，所以说本条是论述柔痉的证治。条文言"太阳病，其证备"而不言"发热、汗出"，是省文。太阳病汗出恶风，脉当浮缓，今反沉迟，可知本证除风邪在表外，还有内在津液不足，不能濡养筋脉，故在桂枝汤基础上加栝楼根清热生津。全方有解肌祛风、生津舒筋之效。

临床应用

栝楼桂枝汤除用治柔痉外，也有报道可用治病程较长、属阴阳不足的小儿抽搐症，疗效明显。

2. 欲作刚痉

原文

太阳病，无汗而小便反少，气上冲胸，口噤不得语，欲作刚痉，葛根汤主之。（12）

葛根汤方

葛根四两　麻黄三两（去节）桂枝三两（去皮）　芍药二两　甘草二两（炙）　生姜三两　大枣十二枚

上七味，㕮咀①，以水七升，先煮麻黄、葛根，减二升，去沫，内②诸药，煮取三升，去滓，温服一升，覆取微似汗，不须啜粥，余如桂枝汤法将息③及禁忌。

词解

①㕮咀：咀嚼，古代无铁器，人们以口将药物咬碎，便于煎煮。这是一种原始的药物加工方法。引申为将药切碎。

②内：通"纳"，放入之意。

③将息：养息、调养，是服药后的护理之法。

释义

本条论述欲作刚痉的证治。欲作刚痉者乃刚痉将要发作之征象。刚痉的病机是风寒表实，故见恶寒无汗。无汗而小便反少，说明津液不足。气上冲胸，乃风寒邪气与卫气相持，既不能向外透达，又不能向下通行，逆上而冲所致。风寒束表，津液不足，筋脉失养则见颈项强直、口噤不得语等症。葛根汤由桂枝汤加麻黄、葛根而成。麻黄与桂枝汤相合辛温发散，开泄太阳之邪；葛根起解肌舒筋的作用。全方有解肌发表、滋养津液、舒缓筋脉之效。

辨治要领

刚痉虽有太阳伤寒表实证的表现，但由于津液不足，故治以解表外，还必须照顾津液，这是治疗痉病的要点。

临床应用

葛根汤临床应用十分广泛，除刚痉外，常用治风寒感冒、麻疹初起，表现为发热无汗、头身疼痛、颈项强急等。该方还用于治疗肩周炎、颈椎病等。

医案举例

痉病，素体强壮多痰，己巳二月廿二日，晨起感冒，即头痛发热，头痛如劈不能俯，角弓反张，两足痉挛，苔白滑，脉弦迟，瞳神弛纵，项强颈直，确系风邪夹湿，侵犯项背督脉经道，亟以葛根汤先解其项背之邪。葛根四钱（先煎），麻黄三钱（先煎），桂枝二钱，白芍二钱，生姜三钱，红枣六枚，炙甘草二钱。服葛根汤后，周身得汗，头痛减轻，项强瘥。〔南京中医学院金匮教研组．金匮要略译释．南京：江苏人民出版社，1959：53〕

按：患者太阳表证未解，又兼筋脉拘急表现，属"刚痉"，故以葛根汤解肌发表，舒筋缓急。

3. 阳明痉病

原文

痉为病，胸满口噤，卧不着席①，脚挛急，必齘齿②，可与大承气汤。（13）

大承气汤方

大黄四两（酒洗）　厚朴半斤（炙，去皮）　枳实五枚（炙）　芒硝三合上四味，以水一斗，先煮二物，取五升；去滓，内大黄，煮取二升；去滓，内芒硝，更上火微一二沸，分温再服，得下止服。

词解

①卧不着席：指手足向后伸仰，卧时腰背不能着席，亦即角弓反张之意。

②齘齿：指上下牙齿相摩，切磋有声。

释义

本条论述阳明实热痉病的证治。本条不曰"太阳病"，说明痉病属里，从方证来看当属阳明实热。足阳明胃经起于鼻旁，环口绕唇，入齿中，上至头，下达足。热邪耗灼阴津，阳明经脉失养，故可出现上述痉病的症状。用大承气汤通腑泄热、急下存阴，则痉病可愈。

辨治要领

①阳明痉病的临床表现要点是在胸满口噤、卧不着席、脚挛急、齘齿等基础上，伴有阳明实热症状，如发热、口渴、大便坚、苔黄燥、脉数有力等。

②痉病变化迅速，病势危急，治应当机立断，用大承气汤急下存阴。

（五）预后

原文

太阳病，发热，脉沉而细者，名曰痉，为难治。（3）

痉病有灸疮，难治。（10）

暴腹胀大者，为欲解，脉如故，反伏弦者，痉。（8）

释义

上述三条论述痉病的预后。太阳病，脉当浮，今反沉而细者，说明正气亏虚，无力御邪；痉病伴灸疮者，因灸疮多为腧穴所在，长期的腧穴不闭并溃疡流脓血，势必伤及人体的气血阴阳。这两种情况均为正虚邪实，故曰难治。至于腹胀大一般认为是邪从腑出，故为欲解。若虽有腹胀大，但脉象依旧是伏弦的，则说明痉病未解。

二、湿病

（一）证候与治法

1. 证候

原文

湿家①之为病，一身尽疼，发热，身色如熏黄②也。（15）

词解

①湿家：患湿病较久的病人。

②熏黄：指黄如烟熏而不明润。

释义

本条论述湿病发黄的证候。长期病湿之人，由于湿邪阻滞肌表，营卫之气郁而不通，故一身尽疼痛。湿阻阳郁，湿热郁蒸不解，故见"发热，身色如熏黄"。"熏黄"是黄而晦暗，如烟熏之状，属湿重于热的现象。

2. 利小便

原文

太阳病，关节疼痛而烦，脉沉而细者，此名湿痹①。湿痹之候，小便不利，大便反快，但②当利其小便。（14）

词解

①湿痹：指湿邪流注关节，闭阻筋脉气

血，出现关节疼痛的病证。痹，闭也。

②但：只，仅的意思。

释义

本条论述湿痹的证候和治法。湿邪袭表，流注关节，可见关节疼烦。但是湿在表，脉当浮，今脉见沉细，沉主里，细主湿，是湿邪不仅流注关节，而且内合于脾，形成内湿，与外湿相合，痹阻阳气，故称湿痹。湿邪内阻影响膀胱气化则小便不利，湿趋大肠则大便反快。湿痹治法，但当利其小便，小便利则内湿去，阳气通，关节筋脉疼痛得解。

辨治要领

本条大便溏由湿所致，小便通利，湿邪排除，则大便自然恢复正常。利小便所以实大便也。

3. 发汗

原文

风湿相搏，一身尽疼痛，法当汗出而解。值天阴雨不止，医云此可发汗，汗之病不愈者，何也？盖发其汗，汗大出者，但风气去，湿气在，是故不愈也。若治风湿者，发其汗，但微微似欲出汗者，风湿俱去也。（18）

释义

本条论述风湿在表时正确的发汗治法。邪在表当汗出而解，但不可太过，这在夹有湿邪时尤当注意，因风为阳邪，容易表散，湿为阴邪，其性黏腻，难以骤祛。本条风湿相合于肌表，若误用峻汗法，"汗大出者，但风气去，湿气在，是故不愈也"。所以风湿在表时正确的发汗法当是微微发汗，使阳气周流全身，缓缓蒸发，

营卫畅通，则风邪和湿邪同时随汗而排出体外。

辨治要领

治疗风湿在表的要领是微微发汗。当然，临床上汗法的峻缓应当根据疾病的特点、证候的性质与部位及病人的体质而决定。汗法如此，其余治法亦然。

（二）证治

1. 头中寒湿

原文

湿家病，身疼发热，面黄而喘，头痛，鼻塞而烦，其脉大，自能饮食，腹中和无病，病在头中寒湿，故鼻塞，内药鼻中则愈。（19）

释义

本条论述头中寒湿的证治。头中寒湿，滞留鼻窍，故本条以头痛、鼻塞为主症。鼻内合于肺，故可见到气喘。其脉大，自能饮食，腹中和无病，说明病不在里。根据"病浅不必深求"的原则，对此病可用辛散芳香的药物塞入鼻中，以宣散寒湿。辛夷散等可资临证参考。

2. 寒湿在表

原文

湿家身烦疼，可与麻黄加术汤发其汗为宜，慎不可以火攻①之。（20）

麻黄加术汤方

麻黄三两（去节）　桂枝二两（去皮）　甘草一两（炙）　杏仁七十个（去皮尖）　白术四两

上五味，以水九升，先煮麻黄，减二升，去上沫，内诸药，煮取二升

半，去滓，温服八合，覆取微似汗。

词解

①火攻：指烧针、艾灸、熨、熏一类的外治法。

释义

本条论述寒湿在表的证治。用麻黄加术汤发汗治疗寒湿在表，启示有二：一是麻黄加术汤即是麻黄汤加白术，麻黄汤为风寒表实而设，用于湿病，则为表实湿病，因此除身体烦疼之外，当有无汗的症状。二是麻黄加术汤中麻黄与白术相伍，麻黄得白术，则虽发汗而不致过汗，白术得麻黄，能行表里之湿，是治疗湿病微微发汗的具体体现。火攻可致大汗淋漓，正伤而病不除，故宜慎之。

辨治要领

①本证的辨证要点是身烦疼，据方测证，当有恶寒、无汗等表实症状。

②麻黄加术汤原方白术用至四两，故重用白术是应用本方的要点之一。

临床应用

麻黄加术汤多用治风寒湿杂证且以湿邪偏盛的痹证。该方还用于治疗各种关节炎、荨麻疹等病。

医案举例

黄君，年三十余，住本乡，伤湿兼寒。素因体肥多湿，现因受寒而发，医药杂投无效，改延予诊。其症手脚迟重，遍身酸痛，口中淡，不欲食，懒言语，终日危坐。诊脉右缓左紧，舌苔白腻，此《金匮》所谓湿家身烦疼，可与麻黄加术汤也。遵经方以表达之，使寒湿悉从微汗而解。处方：带节麻黄八分，川桂枝七分，光杏仁钱半，炙甘草五分，杜苍术一钱，连投二剂，诸证悉平而愈。〔何廉臣．重印全国名医验案类编．上海：上海科学技术出版社，1959：148〕

按：脉紧，苔白腻，提示寒湿外袭，尚未化热，故以麻黄加术汤治疗。

3. 风湿在表

原文

病者一身尽疼，发热，日晡所①剧者，名风湿。此病伤于汗出当风，或久伤取冷所致也，可与麻黄杏仁薏苡甘草汤。(21)

麻黄杏仁薏苡甘草汤方

麻黄（去节）半两（汤泡）　甘草一两（炙）　薏苡仁半两　杏仁十个（去皮尖，炒）

上锉麻豆大，每服四钱匕，水盏半，煮八分，去滓，温服。有微汗，避风。

词解

①日晡所：日晡，即申时，指下午三时至五时。日晡所指下午三时至五时左右。

释义

本条论述风湿在表的病因和证治。"汗出当风，或久伤取冷"，为风湿在表的病因，意指感受风湿。风湿在表，病者一身尽疼。发热日晡所甚，是风湿有化热倾向。治用麻黄杏仁薏苡甘草汤轻清宣泄，解表祛湿。

辨治要领

本证的辨证要点是一身尽疼，伴有发热日晡所剧等。

临床应用

麻黄杏仁薏苡甘草汤常用治风湿在表，郁而化热之痹证、风水等。该方还用于治疗急性风湿热、肾小球肾炎等。

4. 风湿兼气虚

原文

风湿，脉浮，身重，汗出，恶风者，防己黄芪汤主之。（22）

防己黄芪汤方

防己一两　甘草半两（炒）　白术七钱半　黄芪一两一分（去芦）

上锉麻豆大，每抄五钱匕，生姜四片，大枣一枚，水盏半，煎八分，去滓，温服，良久再服。喘者，加麻黄半两；胃中不和者，加芍药三分；气上冲者，加桂枝三分；下有陈寒①者，加细辛三分。服后当如虫行皮中②，从腰下如冰，后坐被上，又以一被绕腰以下，温，令微汗，差③。

词解

①下有陈寒：指病人下焦有寒已久。

②虫行皮中：指服药后病人皮肤出现痒如虫爬一样的感觉。

③差：通"瘥"，病愈之意。

释义

本条论述风湿兼气虚的证治。病人素体肌腠疏松，卫气虚弱，感受风湿则可引起气虚风湿的证候。气虚不固则汗出、恶风。风湿侵袭，阻滞气机则身重。脉浮既是表证的脉象，也是气虚的脉象。由于证属风湿兼气虚，故不可用麻黄发汗，而用防己黄芪汤益气固表，祛风化湿。防己能逐周身之湿，黄芪、白术、甘草与姜、枣相伍调和营卫、益气固表。

辨治要领

①本证的辨证要点是身重、汗出、恶风、脉浮。

②本方中黄芪与防己一补一泻，益气利水，是治疗气虚水湿的绝妙配伍。

③在辨证施治的基础上，重视随症治疗是张仲景重要的治疗思想，本条方后治喘加麻黄、胃中不和加芍药等，就体现了这一思想。

④视患者服药后的反应与护理，是提高疗效不可忽视的环节。

临床应用

防己黄芪汤临床应用十分广泛，内科可用治痹证、水肿、喘咳、鼓胀等，骨伤科可用治骨折愈合后肿胀等属表虚湿盛者。

医案举例

王某，女，25岁。患急性风湿病已月余，肘膝关节肿痛，西医用青霉素、维生素B_1、阿斯匹林等药，关节肿痛减轻，但汗出不止，身重恶风，舌苔白滑，脉象浮缓。此卫阳不固，汗出太多，风邪虽去，湿气仍在之故。故宜益卫固表，除湿蠲痹，用防己黄芪汤：防己12g，白术10g，黄芪15g，甘草3g，生姜3片，大枣1枚，加防风10g，桂枝6g，酒芍10g。服5剂，汗出恶风遂止，关节肿痛亦有好转。〔谭日强.金匮要略浅述.北京：人民卫生出版社，1981：39〕

5. 风湿兼阳虚

（1）风湿兼表阳虚

原文

伤寒八九日，风湿相搏，身体疼烦，不能自转侧，不呕不渴，脉浮虚而涩者，桂枝附子汤主之；若大便坚，小便自利者，去桂加白术汤主之。（23）

桂枝附子汤方

桂枝四两（去皮）　生姜三两（切）　附子三枚（炮去皮，破八片）甘草二两（炙）　大枣十二枚（擘）

上五味，以水六升，煮取二升，去滓，分温三服。

白术附子汤方

白术二两　附子一枚半（炮，去皮）　甘草一两（炙）　生姜一两半（切）　大枣六枚

上五味，以水三升，煮取一升，去滓，分温三服。一服觉身痹①，半日许再服，三服都尽，其人如冒状②，勿怪，即是术、附并走皮中逐水气，未得除故耳。

①身痹：此处指身体麻木。

②冒状：此处指瞑眩，头晕眼花。

释义

本条论述风湿在表兼表阳虚的证治。伤寒八九日不解，其原因在于表阳虚弱，风湿合邪，缠绵难愈。风寒湿三气杂至，痹着于肌表，故见身体疼烦、不能转侧等。脉浮虚表明风邪逗留肌表而表阳已虚，涩由湿邪阻滞所致。"不呕不渴"说明湿邪并未传里犯胃，亦未郁而化热，病不在里。证属风寒湿邪，痹着肌表，表阳不足，故用桂枝附子汤助阳解表以散风湿。若其人"大便坚，小便自利者"，仍说明湿在表而不在里。服桂枝附子汤后风邪已去，外湿尚留，身体尚疼，转侧未利，故于前方去桂枝之辛散，加白术化湿，术附相合能并走皮中而逐残留之水气。以方测证，桂枝附子汤有桂枝、生姜，故用治阳虚风湿且以风为主的证候。白术附子汤无桂枝有白术，则用治阳虚风湿且以湿为主的证候。

辨治要领

①本证的辨证要点是关节肌肉疼痛，脉浮虚而涩。

②了解服药后的反应，对稳定患者情绪、配合治疗十分重要。本条服白术附子汤后，病人可出现暂时性的身体麻木，甚则头晕眼花的症状，这是服药后的反应，不必惊慌。

临床应用

桂枝附子汤常用治湿病、痹证，现代临床还用本方治疗寒湿阻滞血脉，影响气血运行的心动过缓、低血压、雷诺病等。白术附子汤多用治脾胃阳虚的腹胀、便秘等症。

（2）风湿表里阳虚

原文

风湿相搏，骨节疼烦，掣痛不得屈伸，近①之则痛剧，汗出短气，小便不利，恶风不欲去衣，或身微肿者，甘草附子汤主之。（24）

甘草附子汤方

甘草二两（炙）　附子二枚（炮，去皮）　白术二两　桂枝四两（去皮）

上四味，以水六升，煮取三升，去滓，温服一升，日三服。初服得微汗则解，能食，汗出复烦者，服五合。恐一升多者，服六七合为妙。

①近：作动词用，意为触、按。

释义

本条论述风湿表里阳虚的证治。从原文所述来看，具有风湿并重，表里阳气皆虚的特点。"风湿相搏，骨节疼烦掣痛，不可屈伸，近之则痛剧"，说明风湿并重，已由肌表侵入关节，症状比上条明显加剧。表阳虚，卫外不固，温煦失职，则见汗出、恶风

不欲去衣。里阳虚，不能化湿，则见小便不利、身微肿；里阳虚，不能纳气，则短气。甘草附子汤中，附子与白术相伍温里阳、逐湿邪，桂枝与白术相伍振表阳而祛风湿，共起温阳补中、散风除湿的作用。

辨治要领

本证的辨证要点是在骨节剧烈疼痛的基础上，兼见汗出恶风、短气、身微肿、小便不利等症。

临床应用

甘草附子汤临床常用于治疗湿病、寒痹。现代临床常用该方化裁治疗脾肾阳虚的慢性肾炎、心肾阳虚的风湿性心脏病等。

三、暍病

（一）伤暑热盛

原文

太阳中热者，暍是也。汗出恶寒，身热而渴，白虎加人参汤主之。（26）

白虎加人参汤方

知母六两　石膏一斤（碎）　甘草二两　粳米六合　人参三两

上五味，以水一斗，煮米熟汤成，去滓，温服一升，日三服。

释义

本条论述伤暑热盛的证治。暑为阳邪，其性升散，耗气伤津，故见身热而渴；暑热迫津外泄则汗出；恶寒则是阳明热盛，汗出过多，腠理空疏所致。证属暑热伤津，故用白虎汤清热存津。加入人参者，益气保津。

临床应用

白虎加人参汤用治伤暑热盛津伤。现代临床常用本方治疗中暑、糖尿病、脑出血、甲状腺功能亢进等病证。

（二）伤暑湿盛

原文

太阳中暍，身热疼重而脉微弱，此以夏月伤冷水，水行皮中所致也，一物瓜蒂汤主之。（27）

一物瓜蒂汤方

瓜蒂二十个

上锉，以水一升，煮取五合，去滓，顿服。

释义

本条论述伤暑湿盛的证治。暑性炎热，侵犯人体则身热；暑多夹湿，暑湿犯表则身痛而重；脉微弱为湿盛阳遏。治当清暑散湿，方用一物瓜蒂汤。

小结

痉病主脉为弦脉，根据证候不同，分为刚痉、柔痉、阳明痉病三种。湿病治疗分外湿、内湿，外湿应当发汗，内湿应利小便。暍病应清暑化湿，兼顾气阴。

表 2 - 1　痉病证治表

病证类型	病机	症状	治法	主方
柔痉	风寒表虚，津液不足	发热，不恶寒，汗出，身体强，几几然，脉沉迟	调和营卫，兼以生津	栝楼桂枝汤

续　表

病证类型	病机	症状	治法	主方
欲作刚痉	风寒表实，筋脉失养	发热，恶寒，无汗，小便少，气上冲胸，口噤不得语	解肌发表，通达经隧	葛根汤
阳明痉病	阳明里实，热伤津液	胸满，口噤龂齿，脚挛急，卧不着席	通腑泄热，急下存阴	大承气汤

表 2 - 2　湿病证治表

病机	症状	治法	主方
头中寒湿	身疼发热，头痛，鼻塞，腹中和	纳药鼻中	
寒湿在表（表实）	一身烦疼，无汗，脉浮紧	辛温散寒，微汗祛湿	麻黄加术汤
风湿在表化热	一身尽疼，发热，日晡所剧	解表祛湿，轻清宣化	麻黄杏仁薏苡甘草汤
风湿表虚	脉浮，身重，汗出，恶风	固表祛湿	防己黄芪汤
风湿表阳虚（风重于湿）	身体疼烦，脉浮虚而涩	温经散寒，祛风除湿（以祛风为主）	桂枝附子汤
风湿表阳虚（风去湿留）	大便坚，小便自利，身体疼烦	温经散寒，祛风除湿（以除湿为主）	白术附子汤
风湿表里阳虚	骨节疼烦，痛剧，汗出短气，小便不利，恶风	温阳散寒，祛风除湿	甘草附子汤

表 2 - 3　暍病证治表

病机	症状	治法	主方	禁忌
伤暑湿盛，耗气伤津	身热，口渴，汗出，恶寒	清暑益气，养阴生津	白虎汤加人参汤	禁辛温发汗，禁温针，禁攻下
湿盛阳遏	身热疼重，脉微弱	清暑散湿	一物瓜蒂汤	

复习思考题

1. 刚痉与柔痉有什么不同，如何治疗？

2. 湿病的基本治法及机制是什么？

3. 湿病治疗的禁忌是什么？

4. 湿病表实异治的辨治思路是什么？

百合狐蟚阴阳毒病脉证治第三

本篇论述了百合病、狐蟚病、阴阳毒的辨证论治。百合病以精神恍惚不定、口苦、小便赤、脉微数为特征，狐蟚病以咽喉、前后阴溃疡为特点，阴阳毒根据面部发斑和咽喉痛等症状的明显与隐伏而分为阴毒、阳毒。由于这三种病的临床表现多有变幻无常的神志方面症状，故合为一篇讨论。

一、百合病

（一）脉症与病机

原文

论曰：百合病者，百脉一宗①，悉致其病也。意欲食复不能食，常默默，欲卧不能卧，欲行不能行，饮食或有美时，或有不用闻食臭②时，如寒无寒，如热无热，口苦，小便赤，诸药不能治，得药则剧吐利，如有神灵者，身形如和，其脉微数。每溺③时头痛者，六十日乃愈；若溺时头不痛，淅然者，四十日愈；若溺快然，但头眩者，二十日愈。其证或未病而预见，或病四五日而出，或病二十日，或一月微见者，各随证治之。（1）

词解

①百脉一宗：全身血脉，同出一源。宗，本源，此指心肺。

②臭：气味。

③溺：同"尿"。

释义

本条论述百合病的病因病机、脉症预后和治疗原则，是百合病的总纲。百合病是一种心肺阴虚内热的疾病。心主血脉，肺主治节而朝百脉，故心肺正常，则气血调和而百脉皆得其养；如心肺一病，则百脉皆病。

百合病的临床表现主要是心肺阴虚内热引起的心神不安及饮食行为失调等症状，如意欲饮食复不能食、欲卧不能卧、欲行不能行、如寒无寒、如热无热等。此外，还有阴虚内热引起的口苦、小便赤、脉微数等症状。百合病的临床表现在时间先后上没有一定规律，其痊愈的时间与病情轻重有关，文中所言时日，并非定数。

辨治要领

①辨别百合病的首要依据是心肺阴虚内热引起的心神不安及饮食行为失调症状，其次是阴虚内热所致的口苦、小便赤、脉微数。

②养心润肺、益阴清热是治疗百合病的基本原则，但不同原因所致的百合病和不同体质病人所患的百合病，其证候互有差别，因此治疗应"随证治之"。

（二）证治

1. 百合病正治法

原文

百合病不经吐、下、发汗，病形①如初者，百合地黄汤主之。（5）

百合地黄汤方

百合七枚（擘）　生地黄汁一升

上以水洗百合，渍②一宿，当白沫出，去其水，更以泉水二升，煎取一升，去滓，内地黄汁，煎取一升五合，分温再服。中病③，勿更服。大便当如漆。

词解

①病形：病证表现。

②渍：药物的炮制方法之一，即将药物浸入水中。

③中病：指治疗方法切合病情，服药后病情明显好转。

释义

本条论述百合病的正治法。百合病发病后虽然经过一段时间，但没有误治，其临床表现如发病初期一样，病机仍属心肺阴虚内热，故用百合地黄汤养心润肺、益阴清热。方中百合甘寒，清气分之热；地黄汁甘润，泄血分之热；泉水下热气、利小便，用以煎百合增强其清热之效。

辨治要领

临床病证千差万别，最主要的就是针对证候而治。原文所讲的就是这一治则的体现。换言之，虽经吐、下、发汗，但病形仍如初者，也仍应使用百合地黄汤。

临床应用

百合地黄汤常用于治疗各种神经官能症

及植物神经功能失调，亦可用作热性病的后期调治。

医案举例

一人病昏昏默默，如热无热，如寒无寒，欲卧不能卧，欲行不能行，虚烦不耐，若有神灵，莫可名状。此病名百合，虽在脉，实在心肺两经，以心合血脉，肺朝百脉故也。盖心藏神，肺藏魄，神魄失守，故见此症。良由伤寒邪热，失于汗下和解，致热伏血脉而成。用百合一两，生地汁半钟，煎成两次服，必候大便如漆乃瘥。〔魏之琇·续名医类案·北京：人民卫生出版社，1997：10〕

按：本案虽邪热未去，但阴液已伤，故治疗从百合病润养心肺着眼。

2. 百合病救治法

（1）误汗后救治法

原文

百合病发汗后者，百合知母汤主之。（2）

百合知母汤方

百合七枚（擘）　知母三两（切）

上先以水洗百合，渍一宿，当白沫出，去其水，更以泉水二升，煎取一升，去滓；别以泉水二升煎知母，取一升，去滓，后合和煎，取一升五合，分温再服。

释义

本条论述百合病误汗后的救治法。百合病为心肺阴虚、内有燥热，若误认为表证而用汗法，则汗后阴津更伤，燥热尤甚，可出现心烦、口燥等症，此时需用百合知母汤补虚清热、养阴润燥。方中百合为主以润肺清心、益气安神，知母养阴清热、除烦润燥，泉水煎药清其内热。

临床应用

本方除用于百合病误汗后变证外，还可用于心肺阴虚之失眠、燥咳、精神失常等病证。

（2）误下后救治法

原文

百合病下之后者，滑石代赭汤主之。（3）

滑石代赭汤方

百合七枚（擘）　滑石三两（碎，绵裹）　代赭石如弹丸大一枚（碎，绵裹）

上先以水洗百合，渍一宿，当白沫出，去其水，更以泉水二升，煎取一升，去滓；别以泉水二升煎滑石、代赭，取一升，去滓，后合和重煎，取一升五合，分温服。

释义

本条论述百合病误用攻下后的救治法。百合病本为阴虚内热，误用攻下法，势必更伤津液和克伐胃气，从而出现小便短涩不利症状和胃气上逆而发生呕恶诸症。故治当养阴清热，利水降逆，用滑石代赭汤。方中滑石清热利尿，代赭石重镇降逆和胃。

临床应用

本方可用于肾盂肾炎、尿道炎而见小便不利、恶心呕吐者。

（3）误吐后救治法

原文

百合病吐之后者，百合鸡子汤主之。（4）

百合鸡子汤方

百合七枚（擘）　鸡子黄一枚

上先以水洗百合，渍一宿，当白沫出，去其水，更以泉水二升，煎取一升，去滓，内鸡子黄，搅匀，煎五分，温服。

释义

本条论述百合病误用吐法后的救治法。百合病本属阴不足之证，误用吐法，不仅更伤脾胃之阴，使燥热愈重，更能扰乱肺胃和降之气，从而出现虚烦不眠、胃脘不舒等症。治用百合鸡子汤养阴清热，润燥和中。方中百合养阴清热，鸡子黄养阴润燥以滋胃阴。

辨治要领

本条辨证要点为百合病的基本脉症兼见小便短涩，虚烦不眠，胃脘不舒。

3. 百合病变治法

（1）百合病变渴

原文

百合病一月不解，变成渴者，百合洗方主之。（6）

百合洗方

上以百合一升，以水一斗，渍之一宿，以洗身。洗已，食煮饼①，勿以盐豉②也。

百合病渴不差者，栝楼牡蛎散主之。（7）

栝楼牡蛎散方

栝楼根　牡蛎（熬）等分

上为细末，饮服方寸匕，日三服。

词解

①煮饼：又称"汤饼"，即汤煮的面食，

多用小麦粉制作。此指"白汤饼"，即淡汤煮成的面食。

②盐豉：咸的豆豉。

释义

以上两条论述百合病出现口渴的证治。百合病经一月之久不愈，出现口渴的变症，说明阴虚内热较甚，此时单纯用百合地黄汤内服药力不够，当增加百合浸汤外洗；若药后渴仍不解，当用栝楼牡蛎散清热生津、滋阴潜阳。方中栝楼根清肺胃之热以生津止渴，牡蛎咸寒镇潜，引热下行，使热不上炎，津生热降。

辨治要领

临床上疾病是不断变化的，因此治疗也要相应地改变。百合病病久未愈，又添口渴，在百合地黄汤基础上分别加百合洗方或栝楼牡蛎散治疗，就体现了这一治疗原则。

（2）百合病变发热

原文

百合病变发热者，百合滑石散主之。（8）

百合滑石散方

百合一两（炙）　滑石三两

上为散，饮服方寸匕，日三服。当微利①者，止服，热则除。

词解

①微利：指小便通利，尿量适度。

释义

本条论述百合病出现发热的证治。百合病出现明显的发热，说明病情起了变化。据方药分析，本证的临床表现除有明显的发热外，还应伴有小便短涩不利的症状，故方用百合滑石散养阴润肺、清热利水。方中百合润肺清热，以清水之上源；滑石清里热而利小便，使热从小便而解。

辨治要领

百合病发热是内热加重的表现。对于发热应分清外感与内伤、实证与虚证。本条发热属水热互结，故用滑石利水而清里热。可见，遇到发热，不可一概清热，而应找出发热的原因，针对疾病的本质治疗。本条即是"治病必求其本"的具体应用。

临床应用

本方原为百合病变发热而设，凡临床上属阴虚、水热互结的发热，均可随症加减使用。

二、狐蟚病

（一）临床表现及内服方

原文

狐蟚之为病，状如伤寒，默默欲眠，目不得闭，卧起不安，蚀①于喉为蟚，蚀于阴②为狐，不欲饮食，恶闻食臭，其面目乍赤、乍黑、乍白。蚀于上部③则声喝④，甘草泻心汤主之。（10）

甘草泻心汤方

甘草四两　黄芩　人参　干姜各三两　黄连一两　大枣十二枚　半夏半升

上七味，水一斗，煮取六升，去滓，再煎，温服一升，日三服。

词解

①蚀：腐蚀。

②阴：指前阴和后阴，即外生殖器和肛门。

③上部：指咽喉。

④声喝：说话声音嘶哑。

释义

本条论述狐蜜病的临床表现及内服方。狐蜜病是湿热化毒所致，其症状类似伤寒。湿热内壅，烦扰心神，则默默欲眠，但又目不得闭，卧起不安。湿热内壅，胃气不和，则不欲饮食，恶闻食臭。邪正相争，病色现于面部，则见面目乍赤、乍黑、乍白。邪毒上蚀咽喉，下蚀前后二阴，则见咽喉、前后二阴溃烂。上部咽喉被蚀，伤及声门还可出现声音嘶哑者，均可用甘草泻心汤治疗。方中生甘草为主药，配以黄芩、黄连苦寒清热解毒，干姜、半夏辛燥化湿，人参、大枣和胃扶正，共奏清热燥湿、和中解毒之功。

辨治要领

甘草泻心汤以甘草四两最重为其君药，药物组成寒温并用、补泻并施、辛开苦降，适应湿热内壅、胃气不和、证情复杂的需要。因此，寒温并用、相反相成是张仲景用药的重要特点之一。

临床应用

本方除治狐蜜外，临床常用于慢性胃炎、复发性口腔溃疡、白塞综合征等病。

医案举例

郭某，女，36 岁。口腔及外阴溃疡半年，在某院确诊为口、眼、生殖器综合征，曾用激素治疗，效果不好。据其脉症，诊为狐蜜病，采用甘草泻心汤加味。方用：生甘草 30g，党参 18g，生姜 6g，干姜 3g，半夏 12g，黄连 6g，黄芩 9g，生地 30g，大枣 7 枚，水煎服，12 剂。另用生甘草 12g，苦参

12g，4 剂，煎水，外洗阴部。复诊时口腔溃疡及外阴溃疡已基本愈合。仍按前方再服 14 剂，外洗方 4 剂，患者未再复诊。〔中国中医研究院西苑医院．赵锡武医疗经验．北京：人民卫生出版社，1980：99〕

按：本案寒温并用、辛开苦降，重用生甘草以清热解毒，故取效迅速。

（二）外治法

原文

蚀于下部①则咽干，苦参汤洗之。（11）

苦参汤方

苦参一升

以水一斗，煎取七升，去滓，熏洗，日三服。

蚀于肛者，雄黄熏之。（12）

雄黄

上一味为末，筒瓦二枚合之，烧，向肛熏之。

词解

①下部：指前阴。

释义

以上两条论述狐蜜病前后二阴蚀烂的外治法。狐蜜病由湿热内蕴所致，涉及脾、胃、肝经。口咽为脾胃之门户，为肝经之所系；魄门直通胃肠，而肝之经脉又绕阴器而过。故湿热邪毒随经下注，则可见前后阴蚀烂；随经上蒸，则见口咽干燥。前阴蚀烂者，可用甘草泻心汤内服配苦参汤熏洗前阴病处；后阴蚀烂者，可用甘草泻心汤内服配雄黄熏洗后阴病处。苦参、雄黄均有解毒作用。

辨治要领

苦参汤和雄黄熏洗方分别是治疗邪毒腐蚀前阴、后阴的外治方，但临床要配合甘草泻心汤内服。内外合治，收效方为明显。

临床应用

狐惑病虽有内治、外治之法，但以内治为主。其外治方中，苦参汤现代常用于湿疹、疥疮、会阴肛门瘙痒、白塞综合征、滴虫性阴道炎。

（三）狐惑酿脓证治

原文

病者脉数，无热，微烦，默默但欲卧，汗出，初得之三四日，目赤如鸠眼①；七八日，目四眦②黑。若能食者，脓已成也，赤小豆当归散主之。（13）

赤小豆当归散方

赤小豆三升（浸令芽出，曝干）

当归三两

上二味，杵③为散，浆水④服方寸匕，日三服。

词解

①鸠眼：鸠，鸟名，即斑鸠，其目色赤。

②眦：眼角。

③杵：捣物的棒槌，此指用棒槌捣碎药物。

④浆水：为用粟米加工，经发酵而成的白色浆液。

释义

本条论述狐惑酿脓的证治。脉数、微烦、默默但欲卧，是里热盛之象；无热汗出，表示病不在表，说明血分有热；目赤如鸠眼，是血中有热，随肝经上注于目，为蓄热不解，湿毒不化，即将成痈脓的征象；目四眦黑，为热极似水之象，说明火热过甚，气血腐败，脓已酿成；能食，说明胃气未受损伤。治疗用赤小豆当归散清热利湿，活血排脓。方中赤小豆渗湿清热、解毒排脓，当归祛瘀生新，浆水煎药增强清热解毒作用。

辨治要领

狐惑病后期，湿热虫毒酿腐成脓，以目赤如鸠眼、目四眦黑为辨证要点。

临床应用

本方不仅对人体上部痈肿成脓有效，而且对肛门及其附近的痈肿成脓或伴有便血者疗效亦佳，常与甘草泻心汤等方配合应用。

三、阴阳毒病

原文

阳毒之为病，面赤斑斑如锦文①，咽喉痛，唾脓血。五日可治，七日不可治，升麻鳖甲汤主之。（14）

阴毒之为病，面目青，身痛如被杖，咽喉痛。五日可治，七日不可治，升麻鳖甲汤去雄黄、蜀椒主之。（15）

升麻鳖甲汤方

升麻二两　当归一两　蜀椒（炒去汗②）一两　甘草二两　鳖甲手指大一片（炙）　雄黄半两（研）

上六味，以水四升，煮取一升，顿服之，老少再服取汗。

词解

①锦文：丝织品上的彩色花纹或条纹，此处指病人的脸部有赤色的斑块，如同锦纹一样。文，通"纹"。

②去汗：原指将中药内含的液体物质游离到表面的炮制方法，此指将蜀椒炒至外表出油。

释义

以上两条论述阳毒、阴毒的证治及预后。阴阳毒系感染疫毒所致，阳毒者，热毒壅盛于血分，现于面部，则面红斑状如锦纹；灼伤咽喉，则咽喉痛；热盛肉腐，则成脓，故吐脓血。治疗用升麻鳖甲汤清热解毒、活血散瘀。方中用升麻、甘草清热解毒；鳖甲、当归滋阴散血；雄黄、蜀椒解毒，以阳从阳，欲其速散。阴毒者，疫毒侵犯血脉，瘀血凝滞，阻塞不通，现于面部，则面色青；经脉阻塞，血流不畅，故遍身疼痛如被棍打一样；

壅结咽喉，则咽喉痛。主方仍用升麻鳖甲汤解毒散瘀，去雄黄、蜀椒以防损其阳气。

辨治要领

无论是阳毒还是阴毒，都有咽喉疼痛和面色改变的症状。同中有异的是阳毒症状比较明显，阴毒症状比较隐晦。

临床应用

本方加减可治疗猩红热、红斑狼疮、紫癜等属内有毒瘀者。

小结

百合病多见于热病后期，余热未尽，或情志不遂，郁火伤阴，主要病机为心肺阴虚有热。狐蟚病因湿热虫毒蕴结所致，以咽喉、前后二阴溃疡为特征，可内外兼治。阴阳毒与感染疫毒有关，临床上以面部发红斑或发青、咽喉疼痛为主症。

表 3-1　百合病病机证治表

病机	脉症		发病先后	预后	治则
	固定的	变化的			
心肺阴虚内热	口苦，小便赤，脉微数	心神不安，饮食行为失调，外表与常人无异	发病症状有先有后，没有规律	病情有轻重，病愈有先后	随证治之

表 3-2　百合病证治表

论治分类	症状	治法	主方
正治法	未经吐、下、汗误治，病证表现如初起	养心润肺，益阴清热	百合地黄汤
变治法	出现口渴	清热生津补液	百合洗方
	治疗后口渴不解	清热生津，滋阴潜阳	栝楼牡蛎散
	出现发热、小便短涩不利	养阴润肺，清热利水	百合滑石散
救治法	发汗后出现心烦、口燥	补虚清热，养阴润燥	百合知母汤
	攻下后出现小便不利、恶心呕吐	养阴清热，利水降逆	滑石代赭汤
	涌吐后出现虚烦不眠、胃脘不舒	养阴清热，润燥和中	百合鸡子汤

表 3 – 3　狐蜃病证治表

病证类型	病机	症状		治法	主方
		全身	局部		
邪毒蚀喉（蜃）	湿热化毒，邪毒上蚀咽喉	状如伤寒，情志异常，寝食不安，面（目）色多变	声喝，喉部溃烂	清热燥湿，和中解毒	甘草泻心汤
毒蚀前阴（狐）	湿热邪毒，随经下注，蚀烂前阴		咽干，前阴溃烂	清热燥湿，和中解毒	甘草泻心汤，苦参汤（外洗）
毒蚀肛门（狐）	湿热邪毒，随经下注，蚀烂后阴		后阴（肛门）溃烂	清热燥湿，和中解毒	甘草泻心汤，雄黄熏方（熏洗）
眼部蕴毒成脓	内有热毒，循经上壅，腐败气血	脉数，无热，微烦，默默但欲卧，汗出，初得目赤如鸠眼，随后目四眦黑，能食		清热利湿，行瘀排脓	赤小豆当归散

表 3 – 4　阴阳毒鉴别表

病名	病机	症状	治法	主方
阳毒	热毒壅盛于血分	面赤斑斑如锦纹，咽喉痛，吐脓血	清热解毒，活血散瘀	升麻鳖甲汤
阴毒	疫毒侵犯血脉，瘀血凝滞，阻塞不通	面目青，咽喉痛，身痛如被杖	清热解毒，活血散瘀	升麻鳖甲汤去雄黄、蜀椒

复习思考题

1. 试述百合病的病机及主方。

2. 如何理解狐蜃病的内治与外治？

3. 阴阳毒的临床特征与主方是什么？

疟病脉证并治第四

本篇专论疟病。疟病是感受疟邪引起的，以往来寒热、发作有时为其临床特征的一种疾病。疟病迁延不愈可以形成疟母。

一、脉象与基本治法

原文

师曰：疟脉自弦，弦数者多热，弦迟者多寒，弦小紧者下之差，弦迟者可温之，弦紧者可发汗、针灸也。浮大者可吐之，弦数者风发①也，以饮食消息止之②。（1）

词解

①风发：指感受外邪而发热。风，泛指邪气。

②以饮食消息止之：指适当的饮食调理。消息，斟酌之意。

释义

本条从脉象论述疟病的病机和治法。疟病位于半表半里，多归属少阳，弦为少阳之脉，故以弦脉为主脉。由于感受病邪的性质、轻重不同，病位有上下浅深之别及患者体质的差异，在弦脉基础上还可伴有不同的相兼脉，如弦迟、弦数、弦紧、弦小紧、浮大等。

此处论脉象实为喻示病机，且据疟病脉象分别提出了治疗大法。数脉主热，故弦数脉为热盛之象。治疗除"以饮食消息止之"外，未明言治法。按"弦迟者可温之"推论，当用清法。至于迟、紧两脉，虽均主寒，但有表里不同。弦迟为里寒，可用温法；弦紧是病偏于表，多兼感风寒，可用发汗法或结合针灸治疗；弦小紧是病偏于里，多兼有食滞，可酌用泻下积滞之法；脉浮而大，是病偏于上，可酌用吐法。

辨治要领

①凭脉辨证、据脉论治是张仲景诊治疾病的重要特点。本条疟脉自弦说明病有专脉，然有不同证候，故有弦数、弦迟、弦小紧之别。

②采用饮食调治方法提高疗效，促进疾病的痊愈，是张仲景重要的学术思想。本条"以饮食消息止之"列在"弦数者，风发也"后，"止之"包括阻止发展、防止传变之意。说明疟病热盛容易损伤阴津，可以用甘寒食物调理，如梨汁、蔗浆之属。

二、疟母证治

原文

病疟，以月一日发，当以十五日

愈，设不差，当月尽解；如其不差，当云何？师曰：此结为癥瘕，名曰疟母，急治之，宜鳖甲煎丸。（2）

鳖甲煎丸方

鳖甲十二分（炙）　乌扇三分（烧）　黄芩三分　柴胡六分　鼠妇三分（熬）　干姜三分　大黄三分　芍药五分　桂枝三分　葶苈一分（熬）　石韦三分（去毛）　厚朴三分　牡丹五分（去心）　瞿麦二分　紫葳三分　半夏一分　人参一分　䗪虫五分（熬）　阿胶三分（炙）　蜂窠四分（炙）　赤硝十二分　蜣螂六分（熬）　桃仁二分

上二十三味为末，取煅灶下灰一斗，清酒一斛五斗，浸灰，候酒尽一半，着鳖甲于中，煮令泛烂如胶漆，绞取汁，内诸药，煎为丸，如梧子大，空心服七丸，日三服。

释义

本条论述疟母的形成及其证治。疟母相当于现代医学疟疾所致的脾肿大。古人认为五日为一候，三候十五日为一个节气。人与自然相应，节气更移，人身之气亦随之更移，正气旺盛则能胜邪而病愈，故病"当以十五日愈""当月尽解"。这只是说明疟病的痊愈与自然界时令节气有一定关系，理解时切不可绝对化。疟病若迁延不愈，反复发作，必致正气渐衰，疟邪深入与痰血相结形成痞块，居于胁下，而成疟母。疟母不消，则疟病难以痊愈，故宜"急治之"，方用鳖甲煎丸。

鳖甲煎丸是治疗疟母的主方。方中鳖甲软坚散结消癥为主药，合煅灶灰浸酒以祛瘀消积；大黄、赤硝、桃仁、蜣螂、䗪虫、鼠妇（地虱）、蜂窠、丹皮、紫葳（凌霄花）祛瘀凉血杀虫；乌扇（射干）、葶苈子利肺气，合石韦、瞿麦以利水道；柴胡、黄芩、桂枝、干姜、半夏、厚朴理气机，调寒热；人参、阿胶、芍药补气养血。诸药相合行气化瘀，除痰消癥，寒热并用，攻补兼施。

小结

疟病的主脉是弦脉，由于感受病邪性质的不同，病位有深浅之分，故有弦数、弦迟、弦紧等相兼脉。疟母为本虚标实证，可攻补兼施。

表 4 - 1　疟病主脉、相兼脉、病性（位）与基本治则表

主脉	相兼脉	病性（位）	治则	
弦	迟	偏里偏寒	温	饮食调养
	数	偏里偏热	清	
	小紧	偏下兼食滞	下	
	紧	偏表偏寒	发汗、针灸	
	浮大	偏上	吐	

表 4 - 2　疟母证治表

病证类型	病机	症状	治法	主方
疟母	疟久正虚，痰聚血瘀，结于胁下	遇劳易作寒热，胁下痞块，按之有形，触之疼痛，乏力	攻补兼施，除痰消癥	鳖甲煎丸

复习思考题

疟母是怎样形成的？如何治疗？

中风历节病脉证并治第五

本篇论述中风病、历节病的病因及其证治。因两者均属广义风病的范畴，且皆有内虚邪犯的病机特点，故合为一篇。中风病以半身不遂、口眼㖞斜甚者昏不识人为主症，多因正气不足，偶感外邪诱发；历节病以诸肢节疼痛肿大、屈伸不利、日久可致关节变形等为主症，除正气亏虚外，尚与感受风寒湿邪有关。

一、中风病

（一）脉症与鉴别

原文

夫风之为病，当半身不遂^①，或但臂不遂者，此为痹^②，脉微而数，中风使然。（1）

词解

①半身不遂：指患者左侧或右侧肢体不能随意运动。

②痹：痹者，闭也。指风寒湿侵犯人体，使经络气血闭阻不通，出现关节肌肉疼痛，肢体活动不利的病证。

释义

本条论述中风的脉症及与痹证的鉴别。中风病以半身不遂为主症，若单独出现一侧

上肢或下肢不能随意运动者，则不是中风病，而是风寒湿三气杂至所致之痹证。脉微反映正虚，气血不足；脉数反映邪实，病邪有余。说明中风病病机是气血不足，外邪诱发，故曰"脉微而数，中风使然"。

辨治要领

注意鉴别诊断，保证辨病与辨证的正确，是张仲景诊治疾病的重要特色之一。本条指出半身不遂属于中风，反之仅局限于某关节肌肉疼痛、活动不利者，则为痹证。同时又强调，四诊合参才能保证辨病与辨证的准确性，故原文指出中风的脉象是微数。

（二）病因与辨证

原文

寸口脉浮而紧，紧则为寒，浮则为虚；寒虚相抟，邪在皮肤；浮者血虚，络脉空虚；贼邪不泻^①，或左或右；邪气反缓，正气即急^②，正气引邪，㖞僻不遂^③。邪在于络，肌肤不仁^④；邪在于经，即重不胜^⑤；邪入于腑，即不识人；邪入于脏，舌即难言，口吐涎。（2）

词解

①贼邪不泻：指外邪侵入人体后留滞不出。

②邪气反缓，正气即急：受邪的一侧肌肉经脉松弛，无病的一侧肌肉经脉紧张。

③喎僻不遂：指口眼歪斜、不能随意运动。

④肌肤不仁：肌肤感觉不灵敏。

⑤重不胜：肢体重滞不能随意举动。

释义

本条论述中风病的病机、病位、分型及症状特点。自"寸口脉浮而紧"至"喎僻不遂"为第一段，着重从脉象论述中风病的病机。寸口脉浮主正气不足；紧主外感寒邪，揭示中风病病机为内虚邪中。气血虚弱，脉络不充，则脉浮无力。脉络空虚，正邪交争，正不敌邪，则邪气稽留。以面部而言，邪气不去，无论是侵犯人体的左侧还是右侧，都可导致邪气所在一侧的络脉气血瘀滞，血脉不通，以致筋脉肌肉失于濡养，废而不用，呈现弛缓状态，而正气所居一侧，气血濡养正常，故筋脉肌肉呈现紧张状态，紧张的一侧牵引弛缓的一侧，故口眼喎斜。

从"邪在于络"至"口吐涎"为第二段，主要论述中风在经、在络、入腑、入脏四个类型及不同见症。病变轻浅者，为邪中于络，营卫不能畅行于肌表，肌肤麻痹不仁；病变进一步，为邪中于经，肢体经脉气血运行不畅，肢体重滞不能随意举动；病邪深入于腑，浊气蒙闭清窍，则昏不识人；若邪入于脏，则可见言语不利，口角流涎。

辨治要领

辨清病位十分重要。本条将中风病分为在络、在经、入脏、入腑四种类型，对于辨别中风病情的轻重、预后及治疗上的执简驭繁，具有重要作用。

二、历节病

（一）病因病机

1. 肝肾不足，水湿内侵

原文

寸口脉沉而弱，沉即主骨，弱即主筋，沉即为肾，弱即为肝。汗出入水中，如水伤心①，历节黄汗②出，故曰历节。（4）

词解

①如水伤心：心主血脉，如水伤心指水湿伤及血脉。

②黄汗：此指历节病的关节疼痛处汗出色黄，与黄汗病的汗出色黄、遍及全身者不同。

释义

本条论述肝肾不足、寒湿内侵的历节病病机。寸口脉沉而弱，沉脉主骨病，肾主骨，故称"沉即为肾"；弱脉主筋病，肝主筋，故称"弱即为肝"。脉沉弱，代表里虚，指肝肾不足，是历节病发病的内因之一。汗入水中，谓寒湿之邪循血脉侵袭关节，导致关节局部气血不通，郁而化热，郁热与湿邪相合，溢于关节之表，故见全身关节肿痛，局部溢出黄汗，这就是历节病。

临床应用

肝肾不足、寒湿内侵是历节病发生的病机之一，故临床风寒湿痹久治不愈，常可在祛风散寒除湿之时，适当加用熟地黄、牛膝、杜仲、狗脊、续断、桑寄生等药补益肝肾，强壮筋骨，代表方如独活寄生汤等。

2. 阴血不足，风邪外袭

原文

少阴脉①浮而弱，弱则血不足，浮则为风，风血相搏，即疼痛如掣。（6）

词解

①少阴脉：手少阴神门脉，在掌后锐骨端陷中；足少阴太溪脉，在足内踝后五分陷中。

释义

本条论述阴血不足、外受风邪所致历节病的病因病机。少阴脉候心肾，少阴脉弱谓心肾阴血不足，故言"弱则血不足"。脉浮提示外有风邪，所以说"浮则为风"。阴血不足，风邪侵袭，经脉痹阻，气血瘀滞，故关节掣痛，不得屈伸。

临床应用

针对阴血不足、风邪外袭之历节病，临证当重视养血祛风，可加入川芎、鸡血藤等药物。

3. 气虚湿盛，汗出当风

原文

盛人①脉涩小，短气，自汗出，历节痛，不可屈伸，此皆饮酒汗出当风所致。（7）

词解

①盛人：身体肥胖之人。

释义

本条论述气虚湿盛、酒后汗出当风所致历节病的病因病机。盛人为形盛于外，而气虚于内，并多痰湿，故动则短气、自汗出。此类人饮酒后，腠理开泄，汗出当风，风邪趁虚侵入人体，与内湿相合，留滞于筋骨关节之间，痹阻气血，遂致历节疼痛，不能屈伸。

4. 过食酸咸，内伤肝肾

原文

味酸则伤筋，筋伤则缓，名曰泄。咸则伤骨，骨伤则痿，名曰枯。枯泄相搏，名曰断泄。荣气不通，卫不独行，荣卫俱微，三焦无所御①，四属断绝②，身体羸瘦，独足肿大。黄汗出，胫冷，假令发热，便为历节也。（9）

词解

①御：统驭，统治。
②四属断绝：四肢得不到气血的濡养。

释义

本条论述偏嗜酸咸导致历节病的病机，以及其与黄汗病的鉴别。第一部分自"味酸则伤筋"至"独足肿大"，阐述偏嗜酸咸损伤肝肾，导致历节病的病机。五味偏嗜，可致内伤。酸味本能补肝，过食酸则伤肝，肝主筋，导致筋脉弛缓不用，故称之为"泄"；咸味本能益肾，过食咸则伤肾，肾藏精而主骨生髓，肾伤则精髓不生，骨失充养，以致骨痿不能行立，故称之为"枯"。总之，偏嗜酸咸终致肝肾俱伤，精血亏虚，筋骨失养而痿废不用，此即"枯泄相搏，名曰断泄"之义。肝肾不足，久则精血亏耗，营卫俱虚，肢体之皮、肉、筋、髓失于濡养，则身体逐渐消瘦。三焦气化失司，决渎失职，以致湿浊下注，故周身羸弱，独足肿大。

第二部分自"黄汗出，胫冷"至"便为历节也"，指出黄汗病与历节病的区别。历节病与黄汗病均可见黄汗出，但历节病仅在关节局部有黄汗出，且两胫发热，而黄汗病是周身黄汗出而两胫发冷。

5. 胃有蕴热，复感风湿

原文

跗阳脉①浮而滑，滑则谷气实，浮则汗自出。（5）

词解

①跗阳脉：切脉部位之一，在足背上五寸骨间动脉处，即足阳明胃经的冲阳穴。

释义

本条论述胃有蕴热、复感风湿的历节病病机。跗阳脉候胃气，跗阳脉滑为谷气实，谷气实则胃热盛；脉浮为风，风性疏泄则腠理开，胃热盛亦腠理开，故汗自出。假使汗出当风，或汗出入水中，则内热与外湿相合，可发为历节病。

（二）证治

1. 风湿历节

原文

诸肢节疼痛，身体魁羸①，脚肿如脱②，头眩短气，温温③欲吐，桂枝芍药知母汤主之。（8）

桂枝芍药知母汤方

桂枝四两　芍药三两　甘草二两　麻黄二两　生姜五两　白术五两　知母四两　防风四两　附子二枚（炮）

上九味，以水七升，煮取二升，温服七合，日三服。

词解

①身体魁羸：形容关节肿大，身体瘦弱。

②脚肿如脱：两脚肿胀，且麻木不仁，似与身体脱离。

③温温：作"蕴蕴"解，指心中郁郁不舒。

释义

本条论述风湿历节的证治。风湿之邪流注筋脉关节，气血运行不畅，故多处肢体关节疼痛肿大。邪气留恋，病久不解，气血阴液亏虚，则身体逐渐消瘦。湿无出路，流注下肢则脚肿如脱。风湿合邪上犯，清阳不升，则头眩。湿阻中焦，气机不利则短气，胃失和降则呕恶。病属风湿痹阻经脉骨节，渐次化热伤阴，治以桂枝芍药知母汤祛风除湿、温经散寒、清热养阴。

本方由桂枝汤去大枣，加麻黄、附子、防风、白术、知母而成。方中以桂枝、麻黄祛风通阳，附子温经散寒止痛，白术、防风祛风除湿，知母、芍药清热养阴，生姜、甘草和胃调中。

辨治要领

①本证辨证要点为身体消瘦，肢体关节疼痛或灼热、肿大甚或变形，并可伴有舌红、口干等症。

②本证病程日久，本虚标实，故桂枝芍药知母汤扶正与祛邪同用、祛风散寒与益阴清热并行。

临床应用

桂枝芍药知母汤主要用于感受风湿，化热伤阴之痹证。临床可分别用治类风湿性关节炎、痛风、肌纤维疼痛综合征、脊柱关节病、关节型银屑病、膝关节骨性关节炎、腰椎间盘突出等病。

2. 寒湿历节

原文

病历节不可屈伸，疼痛，乌头汤主之。（10）

乌头汤方：治脚气疼痛，不可屈伸。

麻黄　芍药　黄芪各三两　甘草三两（炙）　川乌五枚（㕮咀，以蜜二升，煎取一升，即出乌头）

上五味，㕮咀四味，以水三升，煮取一升，去滓，内蜜煎中，更煎之，服七合。不知，尽服之。

释义

本条论述寒湿历节病的证治。寒主收引凝滞，故寒湿之邪痹阻关节，可致经脉气血阻滞，故关节疼痛剧烈，屈伸活动不利。治用乌头汤。方中乌头温经散寒，除湿止痛；麻黄宣痹通络，以祛寒湿；芍药敛阴养血，配甘草以缓急止痛；黄芪益气固卫，助麻黄、乌头温经止痛，亦制麻黄过散之性；蜂蜜甘缓，以解乌头之毒。诸药相伍，使寒湿得去而阳气宣通。

辨治要领

①本证的辨证要点为关节疼痛剧烈，屈伸不利，遇冷加剧。

②注意药物配伍和煎煮方法，以减轻药物毒副作用，是张仲景重要的论治思想之一。该方配以芍药、甘草，并用蜜煎乌头，旨在减轻乌头的毒副作用。

临床应用

本方主要用于寒湿内侵，关节局部疼痛剧烈，不可屈伸的痛痹。临床加减可用于风湿性关节炎、类风湿性关节炎、肩关节周围炎、三叉神经痛、腰椎骨质增生等病。

医案举例

廖某，36岁，男，农民，1976年1月5日初诊。

主诉：因卧居地屋，夜里常出来小便，即觉受寒，渐感右髋关节及大腿后侧疼痛，日趋加重，入夜更疼，甚是难忍，无法走动，即来就诊。舌质淡红，苔薄白，脉弦细而紧。此为寒痹，主要是痛有定处，疼痛较剧。因久居地屋，感受湿邪，夜出小便又感寒邪，寒湿相搏，阻滞经脉，不通则痛，治以温经祛寒、除湿解痛。方以乌头汤加减：制乌头10g，麻黄6g，白芍10g，甘草10g，煎服3剂。

1月10日二诊：疼痛已觉减轻，原方加桂枝10g，煎服5剂。

1月20日三诊：疼痛大减，只是腿酸无力，有重坠感，原方加白术15g，5剂而愈。

此案为寒湿历节正治法，寒湿之邪非麻黄、乌头不能去，而病在筋肌关节非皮毛之邪可一汗而解，故以黄芪之补，白芍之收，甘草之缓，牵制二物，白术祛湿，使得深入而祛寒之邪，其病可愈。〔李宜生.乌头汤治寒痹效验举偶.黑龙江中医药，1997，（2）：28〕

小结

本篇论述中风和历节两种疾病。

中风病以半身不遂、口眼㖞斜甚者昏不识人为主症，因气血不足，感受外邪，邪阻血脉，脏腑功能失常而致。根据病位的深浅与病势的轻重不同，可分为四种类型，即在络、在经、入腑、入脏。

历节病以诸肢节疼痛肿大、屈伸不利、日久可致关节变形等为主症，内因肝肾气血不足，外因风寒湿邪为患。临证有风湿历节和寒湿历节的不同。风湿历节兼化热伤阴者，以诸肢节疼痛，身体魁羸，脚肿如脱，头眩短气，温温欲吐为主症，治以祛风除湿、温经散寒、清热养阴之法，用桂枝芍药知母汤治疗；寒湿历节者，以关节掣痛不可屈伸为主症，治以温经散寒、除湿止痛之法，用乌头汤治疗。

表5–1   中风与痹病鉴别表

病名	病因病机	症状
中风病	气血不足，外邪侵袭，由经络内传脏腑（正虚邪侵，正虚为主）	半身不遂，口眼歪斜，甚则神识昏蒙，脉微而数
痹病	风寒湿三气杂至，留于肌肉关节之间（正虚邪侵，邪实为主）	但臂不遂，关节肌肉疼痛，无神识变化，脉涩

表5–2   中风病表

病因病机	主症	辨证
正气亏虚，偶受外邪诱发而致经脉气血痹阻不通，脏腑功能紊乱	猝然昏倒，半身不遂，口眼喎斜，昏不识人，言语謇涩，口角流涎等	中络——肌肤不仁； 中经——即重不胜； 中腑——即不识人； 中脏——舌即难言，口吐涎

表5–3   历节病证治表

病证类型	病机	症状	治疗	主方
风湿历节	风寒湿外袭，痹阻日久，郁而化热，郁热伤阴	诸肢节疼痛，身体魁羸，脚肿如脱，头眩短气，温温欲吐	祛风除湿，温经散寒，清热养阴	桂枝芍药知母汤
寒湿历节	寒湿痹阻，气血凝滞	病历节剧痛不可屈伸，痛处固定不移	温经祛寒，除湿止痛	乌头汤

复习思考题

1.《金匮要略》对中风病的病因、主症是怎样认识的？

2.《金匮要略》对中风病的辨证分型、临床表现与机理有何论述？

3. 简述历节病的病因病机、病位及证候特点。

4. 试比较分析桂枝芍药知母汤证与乌头汤证的异同点。

5. 分析桂枝芍药知母汤证的病因病机、治法及用药特点。

血痹虚劳病脉证并治第六

本篇论述了血痹、虚劳的脉因证治。因血痹与虚劳发病皆与阴阳气血亏虚有关，治疗皆以扶正为主，兼以祛邪，故合为一篇讨论。血痹病是以肢体局部肌肤麻木为主症，由气血不足，加被微风所引起。虚劳病是劳伤所致的慢性衰弱性疾病的总称，与后世所说的肺痨有所区别。

一、血痹病

（一）病因与轻证证治

原文

问曰：血痹病从何得之？师曰：夫尊荣人①，骨弱肌肤盛，重因疲劳汗出，卧不时动摇，加被微风，遂得之。但以脉自微涩，在寸口、关上小紧，宜针引阳气，令脉和紧去则愈。（1）

词解

①尊荣人：养尊处优的人。

释义

本条论述血痹的病因与轻证的证治。凡养尊处优的人，肌肉虽然丰盛，但筋骨脆弱，腠理不固，因而抵抗病邪的能力薄弱，每稍事活动即体倦汗出，或心烦不安而睡时辗转反侧，且极易感受风邪。风邪虽微，亦

足以引起血痹。由此可见，血痹病的形成，气血不足为主因，外为风邪诱发，血行不畅所致。脉微为阳微，涩为血滞，是气虚卫阳不足、血行不畅的反映；脉紧为外受风寒之征，因其受邪较浅，紧脉只见于寸口和关上。因血行不畅，阳气为邪气所阻，以致血行滞涩，故用针刺以导引阳气。阳气行则邪气去，邪去则脉和而不紧。如此，则血痹之轻证可愈。

（二）重证证治

原文

血痹阴阳俱微①，寸口关上微，尺中小紧，外证身体不仁②，如风痹状，黄芪桂枝五物汤主之。（2）

黄芪桂枝五物汤方

黄芪三两　芍药三两　桂枝三两　生姜六两　大枣十二枚

上五味，以水六升，煮取二升，温服七合，日三服。

词解

①阴阳俱微：此指营卫气血皆不足。

②不仁：肌肤麻木或感觉迟钝。

释义

本条论述血痹重证的证治。阴阳俱微是素体营卫气血不足表现；寸口关上微，尺中小紧，是阳气不足、阴血涩滞的表现，即阳

不足而阴血涩滞不行为痹。血痹病以局部肌肤麻木不仁为特征，如受邪较重，可兼有酸痛感，故"如风痹状"。但血痹与风痹的区别是：前者以麻木为主，后者以疼痛为主。黄芪桂枝五物汤由桂枝汤去甘草，倍生姜，加黄芪组成。方中黄芪甘温益气，生姜助桂枝通阳行痹，芍药和营理血，生姜、大枣调和营卫。五药相合，共奏益气通阳、和营行痹之效。

辨治要领

血痹病，临床上以肢体局部肌肤麻木、脉涩为特点，轻证采用针引阳气，重证用黄芪桂枝五物汤甘温益气、通阳行痹。临床上亦可针药并治，冀取效更佳。

临床应用

本方对小儿麻痹症、雷诺病、风湿性关节炎、周围神经损伤、腓肠肌麻痹、低钙性抽搐、肢端血管功能障碍、重症肌无力、硬皮病等四肢疾患属营卫不和、血行滞涩者有较好疗效。

医案举例

沈某，女，35岁。

产后半个月，先觉上肢麻木，后觉下肢麻木，有时酸楚。现有症状：上下肢常觉麻木不仁、酸楚，恶风怕冷，时已初夏，棉衣着而不能脱，多汗，面无华色，精神疲倦，头眩心慌，舌淡苔白，脉象虚大。病属气血亏虚，风寒痹阻证，治宜益气养血，祛风散寒，调和营卫，方用黄芪桂枝五物汤加减。黄芪12g，芍药10g，桂枝10g，生姜3片，大枣3枚，当归10g，川芎5g。10剂，水煎服。服药10剂后，肢体麻木、酸楚诸症乃除，说明风寒得祛，气血和调，遂告痊愈。〔张谷才.从《金匮》方来谈痹

证的治疗.辽宁中医杂志，1980，7（9）：17-21〕

按：本案病因产后血虚，风邪外袭，经脉痹而不畅，故四肢麻木不仁。黄芪桂枝五物汤和调气血，祛风散寒，方证相对，故取效明显。

二、虚劳病

（一）脉象总纲

原文

夫男子平人①，脉大为劳，极虚亦为劳。（3）

词解

①平人：外形好像无病，其实是内脏气血已经虚损之人。

释义

本条论述虚劳病脉象。条文之首"男子"二字，非指虚劳全是男子为病，而是重视房劳伤肾，肾虚精亏的病因病机。脉大是大而无力，为有余于外、不足于内的脉象。凡真阴不足，虚阳外浮者，脉多大或浮大或芤。极虚，是轻按则软，重按极无力，为精气内损的脉象。脉大与极虚虽形态不同，但都是虚劳病的脉象。

辨治要领

脉诊在临床上具有重要作用。有些患者外表虽看似无病，但脉象已有反映，故临床应仔细诊脉。虚劳是阴阳气血不足，虽可见"脉大"，但仔细辨别当是脉大而无力。故据脉辨病，凭脉辨证是张仲景诊治疾病的一大特色。

（二）病机与辨证

1. 阴血亏虚

原文

男子面色薄①者，主渴及亡血，卒喘悸②，脉浮者，里虚也。（4）

词解

①面色薄：指面色淡白无华。

②卒喘悸：患者稍微动作即突然气喘、心悸。卒，同"猝"。

释义

本条论述阴血亏虚的虚劳脉症。心主血，其华在面，阴血亏虚，不能上荣于面，故面色白而无华；血虚心失所养则心悸；血虚阴亏而津液不足，则口渴；肾主纳气，肾虚则肾不纳气而喘；气虚不能摄血而亡血，阴血亏虚，故见脉浮大无力，是阳浮于上的表现。

2. 气血不足

原文

男子脉虚沉弦，无寒热，短气里急①，小便不利，面色白，时目瞑②，兼衄，少腹满，此为劳使之然。（5）

词解

①短气里急：指呼吸急促，腹中拘急。

②目瞑：闭眼为"瞑"，虚劳之人精神不足所致。

释义

本条论述气血不足的虚劳脉症。脉沉弦无力，无外感寒热症状，是气血两虚的征象。面白、目瞑为肝脾血虚所致；脾气虚弱，失于统摄，故见衄血；肾气虚衰，不能纳气，则见短气；肾阳不足，失于温煦，故

见里急；肾阳虚度，不能温化水气，故小便不利，少腹满。凡此脉症，都属于虚劳范畴，所以说"此为劳使之然"。

3. 虚劳脱气

原文

脉沉小迟，名脱气①，其人疾行则喘喝②，手足逆寒，腹满，甚则溏泄，食不消化也。（11）

词解

①脱气：此指阳气虚衰的病机。

②喘喝：即气喘。

释义

本条论述虚劳脱气属脾肾阳虚的脉症。脉沉小迟为脾肾阳虚的表现；肾虚不能纳气，则疾行气喘；阳虚不能温煦，则手足逆冷；脾肾阳虚，腐熟和运化水谷功能减退，则腹满便溏，饮食不化。

4. 虚劳无子

原文

男子脉浮弱而涩，为无子，精气清冷。（7）

释义

本条论述虚劳无子的脉症。阳虚精亏，真阳不足，虚阳浮越，则脉浮弱；精亏血少，则脉涩；阳虚不温，精亏不盈，故见精液稀薄而清冷；精气亏虚，不能授胎，故无子。

5. 虚劳盗汗

原文

男子平人，脉虚弱细微者，喜盗汗也。（9）

释义

本条论述虚劳盗汗的脉象。"男子平人"

之义与第三条同。脉见虚弱细微，表明气血阴阳皆虚。阳虚不能外固，阴虚不能内守，故易发生盗汗。

6. 虚劳脉大

原文

人年五六十，其病脉大者，痹侠背行[1]，若肠鸣、马刀侠瘿[2]者，皆为劳得之。（10）

词解

[1]痹侠背行：指脊柱两旁有麻木感。

[2]马刀侠瘿：结核生于腋下名"马刀"，生于颈旁名"侠瘿"。

释义

本条论述虚劳的三种不同的病证。人年五六十，其脉大，按之无力，为精气内衰，经脉失养，所以脊背有麻木的感觉；若腹中肠鸣，则为脾气虚寒、运化失职所致；如患马刀侠瘿，则为阴虚内热与痰搏结所致。以上三种病证虽有虚寒、虚热、夹痰的不同，但皆为劳伤所致。

7. 虚劳脉革

原文

脉弦而大，弦则为减，大则为芤，减则为寒，芤则为虚，虚寒相搏，此名为革。妇人则半产漏下[1]，男子则亡血失精。（12）

词解

[1]漏下：非月经期间下血，淋沥不断。

释义

本条论述虚劳精血亏损的革脉。革脉包含弦大两脉：弦脉是按之不移，而革脉的弦，重按则减，所以说弦则为减；大脉洪大有力，但革脉之大，是大而中空，类似芤

象，故大则为芤。重按减弱的脉象主寒，大而中空的脉象主虚，两脉相合，则为革脉。革脉为外强中空，如按鼓皮，主精血亏损，故妇人见革脉是漏下或半产，男子见革脉为亡血或失精。

8. 虚劳与季节

原文

劳之为病，其脉浮大，手足烦，春夏剧，秋冬瘥，阴寒[1]精自出，酸削[2]不能行。（6）

词解

[1]阴寒：前阴寒冷。

[2]酸削：指两腿酸痛消瘦。

释义

本条论述阴虚虚劳的症状与季节的关系。脉浮大，手足烦热是阴虚阳浮于外，或阴虚生内热所致，证属阴虚阳亢。春夏木火炎盛，阳气外浮，则阴愈虚，故病加重；秋冬金水相生，阳气内藏，故病减轻。阴损及阳，肾阳衰竭，不能温煦，故前阴寒冷而滑精。精失则肾更虚，肾虚则骨弱，故两腿酸痛消瘦，不能行动。

（三）证治

1. 虚劳失精

原文

夫失精家[1]，少腹弦急，阴头寒，目眩，发落，脉极虚芤迟，为清谷、亡血、失精。脉得诸芤动微紧，男子失精，女子梦交[2]，桂枝加龙骨牡蛎汤主之。（8）

桂枝加龙骨牡蛎汤方

桂枝　芍药　生姜各三两　甘草

二两　大枣十二枚　龙骨　牡蛎各三两

上七味，以水七升，煮取三升，分温三服。

词解

①失精家：指经常梦遗、滑精的人。

②梦交：指夜梦性交。

释义

本条论述虚劳失精梦交的证治。久患失精的患者，阴精损耗，精血不能上荣头目，则目眩发落。遗精日久，阴损及阳，肾阳亏虚，不能温煦，故少腹弦急，外阴部寒冷。"脉极虚芤迟……女子梦交"，说明同一种疾病可出现不同的脉象，如失精家既可见极虚芤迟之脉，亦可见芤动微紧之脉；反之，不同的疾病，如失精、亡血、下利清谷，均可见极虚芤迟之脉。极虚芤迟和芤动微紧属同类脉象，均为阴阳两虚致阳失去阴的涵养，浮而不敛；阴失去阳的固摄，走而不守。阴阳不和，心肾不交，治用桂枝加龙骨牡蛎汤调和阴阳、潜阳固涩。如阳能固涩，阴能内守，则诸症可愈。桂枝加龙骨牡蛎汤由桂枝汤加龙骨、牡蛎组成。桂枝汤，外证得之可调和营卫以固表，内证得之则交通阴阳而守中；加龙骨、牡蛎，则具有潜镇固涩之力。

辨治要领

调和阴阳是张仲景治病的特色之一。虚劳失精既可以是阳虚不固，也可以是阴虚火旺。本条属阴阳两虚、阴阳不和，故用桂枝汤调和阴阳，加龙骨、牡蛎潜镇固涩。

临床应用

本方对失精、梦交、自汗、盗汗、偏汗、遗尿、乳泣、不射精、早泄、阳痿、脱发、神经官能症、冠心病、小儿夜啼、妇女带下、月经周期性精神病等辨证属阴阳俱虚，不能阳固阴守者，皆有较好疗效。

医案举例

徐某，男，48岁，干部。

患遗精滑泄，延近二十年。频频遗泄，每三至五夜或二至三夜即遗精一次，或一夜两次，有梦或无梦，手足心热，易汗出，汗出畏寒，少腹拘急，口不渴。舌质淡红，苔白，脉弦而大，按之似觉中空。迭进滋补肾阴、固精止遗之方，达百剂之多，未见效机。病属阴阳两虚，精关不固。治宜调补阴阳，固精止遗。方用桂枝加龙骨牡蛎汤加味：桂枝8g，白芍2g，炙甘草5g，龙骨、牡蛎各30g（先煎），人参5g（另煨），山茱萸10g，五味子6g，大枣7枚，生姜2片。水煎服。连服10剂，遗精明显好转，后以原方小其制，调治月余获愈。〔张德超.桂枝加龙骨牡蛎汤的临床应用.北京中医药，1984，3（3）：34 - 35〕

按：本案由阴阳两虚，心肾不交，阳浮于上，阴孤于下，不交自泄。故方用桂枝汤调和阴阳，龙肾、牡蛎以潜阳敛阴，摄精止遗。

2. 虚劳里急

原文

虚劳里急①，悸，衄，腹中痛，梦失精，四肢酸疼，手足烦热，咽干口燥，小建中汤主之。（13）

小建中汤方

桂枝三两（去皮）　甘草三两（炙）　大枣十二枚　芍药六两　生姜三两　胶饴一升

上六味，以水七升，煮取三升，

去滓，内胶饴，更上微火消解，温服一升，日三服。

词解

①里急：指腹中有拘急感，但按之不硬。

释义

本条论述脾胃阴阳两虚虚劳里急的证治。阴阳本来是互相维系的，由于虚劳病的发展，不仅阴虚可损及阳，阳虚可损及阴，而且由于阴阳两虚，可出现寒热错杂之证。究其原因，关键在于脾胃。一是脾胃为气血生化之源，如脾胃病久，则营养之源不继，气血并亏；二是脾胃为阴阳升降之枢，中虚失运，则阴阳升降失序。如偏于热，则为衄、手足烦热、咽干口燥；偏于寒，则为里急、腹痛。心营不足则心悸。阳虚阴不内守，则梦遗失精。气血不足，不能营养四肢，则酸痛。以上表现，皆是气血亏虚，阴阳失调的虚象。此阴阳两虚之证，应以甘温之剂健运脾胃，使气血自生，升降自调，偏寒偏热的症状才能消失。小建中汤由桂枝汤倍用芍药加饴糖组成。虽以甘温补脾为主，但酸甘可以化阴，甘温可以助阳，故能调和阴阳。方中饴糖、甘草、大枣甘以建中缓急，桂枝、生姜辛以通阳调卫，芍药酸以和营止痛。小建中汤偏于甘温，故辨证当以阳虚为主。

辨治要领

①本证为阴阳两虚而偏于阳虚，临床辨证除条文所述症状外，当有自汗、面色不华、舌质淡、脉虚等症。

②健脾胃、补中气治疗虚劳病是张仲景"治病求本"，重视脾胃学术思想的集中体现。虚劳病可出现阴阳两虚、气血不足、寒热错杂的症状，然脾胃为后天之本，气血生化之源，故临床应重视健脾胃、补中气的作用。

临床应用

本方广泛用于多种寒性病证，如胃脘痛、腹泻、便秘等，特别对消化性溃疡、慢性胃炎、慢性肝炎、贫血、神经衰弱、心律失常、功能性发热等，均有较好疗效。

医案举例

陈某，女，42岁。患腹痛已年余，经常脐周隐痛，用热水袋温按可止，大便镜检无异常，四肢酸痛，饮食无味，月经愆期，色淡量少，舌苔薄白，脉象沉弦。曾服理中汤无效。此里寒中虚，营卫不足，拟辛甘温阳，酸甘养阴，用小建中汤：桂枝（去皮）10g，白芍20g，炙甘草6g，生姜3片，大枣5枚，饴糖30g。服5剂，腹痛、四肢酸痛均减，仍用原方加当归10g，服5剂，月经正常，食欲转佳。〔谭日强. 金匮要略浅述. 北京：人民卫生出版社，1981：104〕

原文

虚劳里急，诸不足，黄芪建中汤主之。（14）

释义

本条承上条论述脾气虚弱的证治。虚劳里急，乃因劳伤内损而腹中拘急；诸不足是气血阴阳俱虚，即上条小建中汤证发展成脾气虚弱者，故于小建中汤内加甘温之黄芪以健脾补虚、扶助阳气。

临床应用

本方较小建中汤补虚作用更强，更适宜于脾胃阴阳两虚偏于气虚者。目前本方常用于溃疡病属虚寒型的患者。

3. 虚劳腰痛

原文

虚劳腰痛，少腹拘急，小便不利

者，八味肾气丸主之。（15）

释义

本条论述肾气虚的虚劳腰痛证治。腰为肾之外府，肾虚则腰痛；肾气不足，不能化气利水，故少腹拘急、小便不利。治用八味肾气丸温肾助阳，以化肾气。方中以干地黄为主药，滋阴补肾，益髓填精；山茱萸补肝，敛精气；山药健脾，益肾精；茯苓健脾益肾；泽泻利湿泄浊；丹皮降相火；炮附子、桂枝温补肾阳，鼓舞肾气，意不在补火，而在"微微生火，以生肾气"。

辨治要领

①虚劳腰痛辨证的主要依据是腰部酸痛，劳累时加重，休息可缓解，并伴有少腹部拘急不舒，小便不利。

②重视补肾是仲景治疗虚劳病的又一个特色。因肾为先天之本，主藏精气。本证旨在补益肾气，在干地黄、山茱萸、山药、茯苓、泽泻、丹皮的基础上，加桂枝、炮附子，反映了张仲景通过阴阳互济达到阴中求阳的治疗思想。

临床应用

本方临床应用广泛。凡虚劳病肾气虚、肾阳虚、肾阴阳两虚和肾虚水湿内停者，皆可以本方化裁治之。如常用于阳痿、早泄、遗精、滑精、遗尿、尿频、闭经、不孕、泄泻、耳聋耳鸣、眩晕、脱发、痰饮、咳喘、不寐、消渴、水肿等。

4. 虚劳风气百疾

原文

虚劳诸不足，风气①百疾，薯蓣丸主之。（16）

薯蓣丸方

薯蓣三十分　当归　桂枝　曲　干地黄　豆黄卷各十分　甘草二十八分　人参七分　芎䓖　芍药　白术　麦门冬　杏仁各六分　柴胡　桔梗　茯苓各五分　阿胶七分　干姜三分　白蔹二分　防风六分　大枣百枚为膏

上二十一味，末之，炼蜜和丸，如弹子大，空腹酒服一丸，一百丸为剂。

词解

①风气：泛指病邪，因风为百病之长，风邪侵入人体，能引起多种疾病。

释义

本条论述虚劳风气百疾的证治。虚劳病气血阴阳俱虚，易感外邪致病。治疗应扶正兼以祛邪，寓祛邪于扶正之中。本证以薯蓣丸调补脾胃，方中重用薯蓣补脾胃，疗虚损，为主药；辅以四君，合干姜、大枣益气温中，四物合麦冬、阿胶养血滋阴，以助薯蓣补阴阳气血诸不足；桂枝、防风、柴胡疏散外邪，助薯蓣以祛风；再以桔梗、杏仁、白蔹下气开郁，豆卷、神曲化湿调中。合而成方，扶正祛邪，补中寓散。

辨治要领

①脾胃是后天之本，气血营卫生化之源，气血阴阳诸不足，必须通过脾胃健运，才能得以恢复。临证治疗慢性衰弱性疾患，当以补益脾胃为本。

②慢性衰弱性疾患的治疗手段及其疗程当据具体证情而定。本条"风气百疾"属慢性久病，故宜缓图而用丸剂。以"百丸为剂"说明治疗此类患者不可操之过急，否则欲速而不达。

临床应用

薯蓣丸可用于治疗虚劳夹风的头眩、头痛、瘾疹、体痛或麻木等病证，又能益卫实表，预防虚劳兼感外邪病证的发生。

医案举例

冯某，女，36 岁，教师。

患心悸失眠、头晕目眩数年，耳鸣、潮热盗汗，心神恍惚，多悲善感，记忆力锐减，食少纳呆，饮食稍有不适即肠鸣腹泻，有时大便燥结，精神倦怠，月经愆期，白带绵绵，且易外感，每感冒即缠绵难愈，已经不能再坚持工作，病休在家。数年来从未间断治疗，经几处医院皆诊断为神经官能症。1963 年春，病势日见加重，面色㿠白少华，消瘦憔悴，脉缓而无力，舌淡体胖，舌光无苔。投以薯蓣丸，治疗 3 个月之久，共服 200 丸，诸症如失，完全恢复健康。〔赵明锐．经方发挥．太原：山西人民出版社，1982：163〕

按：本案脉症符合诸虚百损之虚劳证，方用薯蓣丸扶正祛邪，补中寓散，故取良效。

5. 虚劳不寐

原文

虚劳虚烦不得眠[①]，酸枣仁汤主之。（17）

酸枣仁汤方

酸枣仁二升　甘草一两　知母二两　茯苓二两　芎劳二两

上五味，以水八升，煮酸枣仁，得六升，内诸药，煮取三升，分温三服。

词解

①虚烦不得眠：因虚而致心中烦乱，虽卧而不得熟睡。

释义

本条论述虚劳不寐的证治。本证由肝阴不足，心血亏虚所致。阴虚内热，神失所养，故症见心烦不得眠。治用酸枣仁汤养阴清热，宁心安神。方中重用酸枣仁养肝阴，知母养阴清热，川芎理血疏肝，茯苓、甘草健脾宁心安神。

辨治要领

本证的辨证要点是虚烦不眠、烦扰不宁、舌红脉细数等，临床可伴潮热、惊悸、盗汗、眩晕等。本方的要点是重用酸枣仁，起到酸入肝、酸甘化阴的作用。

临床应用

本方对于阴虚内热引起的失眠、盗汗、惊悸、精神抑郁等病证有较好的疗效。

医案举例

朱某，女，39 岁，1993 年 6 月 30 日初诊。

主诉：失眠十余日，日渐加重。患高热半月，体温 38.5～40℃，经住院治疗，体温于昨日降至正常，但近十几日彻底不寐，干呕，四肢倦怠，纳差，二便正常，脉细数无力，舌黯少苔。证属肝阴不足，神志不宁。治宜补养肝血，镇静安神。

处方：炒枣仁 30g，川芎 6g，知母 10g，茯苓 15g，合欢皮 10g，夜交藤 30g，珍珠母 30g，紫蔻 10g，甘草 6g。3 剂，水煎服。

二诊：干呕已愈，睡眠转佳，每晚可睡 4～5 小时，四肢乏力。

处方：炒枣仁 30g，川芎 6g，知母 10g，茯神 15g，合欢皮 10g，夜交藤 30g，珍珠母 30g，柏子仁 10g，紫蔻 9g，甘草 6g。3 剂，水煎服。以巩固疗效。〔闫晓天，崔爱竹．石冠卿教授从肝论治不寐证经验．河南中医，

2002，22（6）：13〕

按：本案为热病后期，气阴亏虚。肝阴不足，心失所主，神失所养，故而出现不寐。治疗从补养肝血入手，方用酸枣仁汤，配以养心安神之品，标本同治而获显效。

6. 虚劳干血

原文

五劳虚极羸瘦，腹满不能饮食，食伤、忧伤、饮伤、房室伤、饥伤、劳伤、经络荣卫气伤，内有干血，肌肤甲错，两目黯黑。缓中补虚，大黄䗪虫丸主之。（18）

大黄䗪虫丸方

大黄十分（蒸）　黄芩二两　甘草三两　桃仁一升　杏仁一升　芍药四两　干地黄十两　干漆一两　虻虫一升　水蛭百枚　蛴螬一升　䗪虫半升

上十二味，末之，炼蜜和丸小豆大，酒饮服五丸，日三服。

释义

本条论述虚劳干血的证治。五劳、七伤（食伤、忧伤、饮伤、房室伤、饥伤、劳伤、经络营卫气伤）是导致虚劳的病因。劳伤日久不愈，身体极度消瘦。正气虚极，不能推动血脉正常运行，从而产生瘀血，瘀血日久者谓"干血"。瘀血内停，阻滞气机，脾失健运，故腹满不能饮食；瘀血不去，新血不生，肌肤失养，故粗糙如鳞甲状；目睛失养，故两目黯黑。本条因虚致瘀，瘀久成劳，瘀血不去，新血不生，故治宜祛瘀生新，以大黄䗪虫丸为主方。方中大黄、䗪虫、桃仁、虻虫、水蛭、蛴螬、干漆活血搜络化瘀，地黄、芍药养血润燥，杏仁理气润肠，黄芩清

解郁热，甘草、白蜜益气和中。诸药相合，扶正祛瘀，为久病血瘀之缓剂。因其攻中寓补，峻剂丸服，意在缓攻，达到扶正不留瘀、祛瘀不伤正的作用，故谓之"缓中补虚"。

辨治要领

①本证属虚劳夹瘀，故在虚劳症状基础上，"肌肤甲错""两目黯黑"是其辨证要点。此外，当见舌有瘀点或瘀斑、脉涩等症。

②"缓中补虚"是张仲景治疗虚劳干血的重要治法。虚劳夹瘀，理应祛瘀，因祛瘀方能生新，然虚劳干血已属久病，故只能缓攻瘀血，并扶助正气，方能达到扶正祛邪之目的。

临床应用

本方目前常用于良性肿瘤、肝脾肿大、肝硬化、子宫肌瘤、结核性腹膜炎、食管静脉曲张、妇女瘀血经闭、腹部手术后之粘连疼痛、冠心病、高脂血症、脑血栓、脂肪肝、脉管炎等有瘀血征象者。

医案举例

陈某，35岁。小腹胀痛经年不已，腹外可触一枚如鹅卵大小之包块，表面光滑，坚硬不移，且有逐渐增大之势，月经时或数月不汛，时或淋沥不净，妇检诊为子宫肌瘤，建议手术切除。因改嫁不久，其夫求子心切，畏手术治疗影响生育而转诊胡老。患者形体清癯，面黄少华，纳谷不馨，常感头昏目眩，清晨平卧包块触之尤为清晰，舌淡苔薄白，脉弦细数。仿仲师为法，拟大黄䗪虫丸加减：酒制大黄60g，䗪虫60g，桃仁60g，干漆30g，赤白芍各60g，水蛭40g，虻虫20g，三棱60g，莪术60g，黄芪100g，当归60g，甘草40g，大生地80g，碾末蜜丸。每服10g，每日服两次。此丸连服三料，时计五月，石瘕依次缩小，经行渐趋正常，半年

后终以症平体健、妇检正常而告捷。〔胡国俊．胡翘武运用大黄䗪虫丸验案介绍．上海中医药杂志，1989，23（3）：22－23〕

按：本案为气血不足，癥瘕内居日久，应攻逐消瘀以除坚，但易致正气受损，故用大黄䗪虫丸缓攻瘀血兼扶助正气而取效。

小结

血痹病由气血不足，感受风邪，血行不畅，阳气痹阻所引起，以肢体局部麻木不仁或轻微疼痛为特征。在治疗上，轻证可用针刺疗法，稍重的可用黄芪桂枝五物汤，目的皆在于温阳通痹。临床上可针药结合治疗。

虚劳病是因虚致损，积损成劳，有阳虚（气虚）、阴虚（血虚）、阴阳两虚的不同。本篇略于治单纯的阴虚或阳虚，而详于病情复杂的阴阳两虚。治疗上重视补益脾肾二脏，治法上侧重甘温扶阳；对阴阳两虚病证，治疗重点是补脾胃，建中气，以达到平衡阴阳的目的；对虚劳病虚实夹杂，虚多邪少者，宜扶正以祛邪，邪重而致虚者，宜以祛邪为主。

表 6－1　血痹概述表

定义	病因病机	主症
由气血不足，感受外邪所致，以肢体局部肌肤麻木为主症的一种病证	气血不足，感受风邪，血行不畅，阳气闭阻	肢体局部肌肤麻木，或轻微疼痛

表 6－2　血痹证治表

病证类型	证候	治法	主方
轻证	脉自微涩，在寸口、关上小紧，局部麻木	针引阳气	
重证	寸口关上微，尺中小紧，外证身体不仁，如风痹状	温阳行痹	黄芪桂枝五物汤

表 6－3　虚劳概述表

定义	病因病机
因劳伤过度而体质虚损所致的慢性衰弱性疾患	先天禀赋薄弱或后天起居、饮食、七情失常，劳倦、房室过度，疾病误治，病后、产后失于调理而致五脏气血阴阳虚损

表 6－4　虚劳辨证表

病证类型	证候
阳虚	人年五六十，其病脉大者，痹侠背行，肠鸣（劳伤阳气）
	脉沉小迟，名脱气，其人疾行则喘喝，手足逆寒，腹满，甚则溏泄，食不消化也（脾肾阳虚）
阴虚	男子面色薄者，主渴及亡血，卒喘悸，脉浮者，里虚也（阴血亏虚）
	劳之为病，其脉浮大，手足烦，春夏剧，秋冬瘥，酸削不能行（阴虚阳亢）
阴阳两虚	男子脉虚沉弦……此为劳使之然（气血两虚）
	男子脉浮弱而涩，为无子，精气清冷（肾阴阳亏损）
	男子平人，脉虚细微者，喜盗汗出（阴阳两虚的盗汗证）
	脉弦而大，弦则为减……男子则亡血失精（精血亏损的虚劳脉象）

表6-5　虚劳证治表

病证类型	证候	治法	主方
虚烦不寐	虚烦不眠,烦扰不宁,伴潮热、惊悸、盗汗、眩晕	养阴清热,宁心安神	酸枣仁汤
虚劳腰痛	腰酸痛,劳累时加重,少腹拘急,小便不利	温肾助阳,以化肾气	八味肾气丸
虚劳失精	男子遗精、滑精,女子梦交,少腹拘急,前阴寒冷,目眩发落	调和阴阳,潜阳固涩	桂枝加龙骨牡蛎汤
虚劳里急	腹中拘急疼痛,悸,衄,梦失精,四肢酸疼,手足烦热,咽干口燥,面色不华,舌质淡,脉虚	建立中气,平调阴阳,补益气血	小建中汤
虚劳里急,气虚更甚	腹中拘急疼痛,痛处喜温喜按,面色不华,自汗,舌质淡,苔薄白,脉虚而缓	益气补中	黄芪建中汤
虚劳百疾	气血阴阳俱不足,易外感邪气	补正祛邪	薯蓣丸
虚劳干血	羸瘦,肌肤甲错,两目黯黑,腹满不能饮食,舌有瘀点或瘀斑,脉涩	缓中补虚	大黄䗪虫丸

复习思考题

1. 试述血痹病的病机及主方。

2. 试析小建中汤与桂枝加龙骨牡蛎汤治疗虚劳的异同点。

3. 大黄䗪虫丸方证的病机与治法特点是什么?

4. 仲景治虚劳病为何重视脾肾,试举例说明。

肺痿肺痈咳嗽上气病脉证并治第七

本篇论述了肺痿、肺痈、咳嗽上气三种疾病的证治。因其病变部位均在于肺，故合为一篇讨论。

肺痿是肺气痿弱不振，以多唾浊沫、短气、反复发作为主症。肺痈是感受风邪热毒，致使肺生痈脓，以发热、咳嗽、胸痛、吐腥臭脓痰为主症。咳嗽上气，即是咳嗽气逆，有虚实之分。本篇所论多是外寒内饮所致咳喘气逆、吐痰或喉中痰鸣甚则不能平卧的咳喘病证。

一、肺痿

（一）病因、脉症与鉴别

原文

问曰：热在上焦者，因咳为肺痿。肺痿之病，何从得之？师曰：或从汗出，或从呕吐，或从消渴①，小便利数，或从便难，又被快药②下利，重亡津液，故得之。曰：寸口脉数，其人咳，口中反有浊唾涎沫③者何？师曰：为肺痿之病。若口中辟辟④燥，咳即胸中隐隐痛，脉反滑数，此为肺痈，咳唾脓血。脉数虚者为肺痿，数实者为肺痈。（1）

词解

①消渴：指口渴不已，饮水即消。包括消渴病与消渴症。

②快药：指峻猛的泻下药。

③浊唾涎沫：浊唾指稠痰，涎沫指稀痰。

④辟辟：辟，通"噼"，象声词。形容口中干燥状。

释义

本条论述肺痿的病因、肺痿和肺痈的主症及鉴别。

肺为娇脏，喜润恶燥。若上焦有热，肺为热灼则咳，咳久不已，肺气受损，痿弱不振，而形成肺痿。导致上焦有热的原因很多，或因发汗过多，或因呕吐频作，或因消渴小便频数，或因大便燥结而使用了泻下峻猛的药物。以上种种因素，反复损伤津液，阴虚则生内热，从而形成本病。

寸口脉数，为上焦有热之象，热在上焦，虚热灼肺，肺气上逆，必然咳嗽。肺气痿弱，津液不能正常输布，反停聚于肺，受热煎熬，遂成痰浊，浊唾涎沫随肺气上逆而吐出，此乃肺痿之特点。

若口中干燥，咳则胸中隐隐作痛，脉象滑数，咳唾脓血者，则为肺痈。肺痈是实热蕴肺，与肺痿之虚热显然有别。肺痿、肺痈性质均属热，但肺痿是虚热，故脉数而虚，肺痈是实热，故脉数而实。

辨治要领

临床应注意鉴别相似的病证。本条肺痿肺痈两病对举，意在鉴别。两者均有咳嗽、吐痰、脉数，但一虚一实，表现不同，不可混淆。

（二）证治

1. 虚热肺痿

原文

火逆①上气，咽喉不利，止逆下气者，麦门冬汤主之。（10）

麦门冬汤方

麦门冬七升　半夏一升　人参二两　甘草二两　粳米三合　大枣十二枚

上六味，以水一斗二升，煮取六升，温服一升，日三夜一服。

词解

①火逆：虚火上炎之意。

释义

本条论述虚热肺痿的证治。由于津液耗伤，导致肺胃阴虚，虚火上炎，肺气失于清肃，上逆则喘咳；热灼津伤，故咽喉干燥，痰黏难咳。此外，还可有口干、舌红少苔、脉象虚数等症。治疗当滋阴清热，止火逆，降肺气，以麦门冬汤主之。方中重用麦门冬，养阴润肺，清虚热；半夏下气化痰，性虽温，但与麦门冬相伍则温而不燥；人参、甘草、粳米、大枣养胃益气，使胃得养而气能生津，津液充沛，则虚火自敛，咳逆亦平。

辨治要领

①肺痿虽属阴液亏耗，但肺气痿弱，故方中以麦门冬为君药滋阴清热的同时，又配伍人参、粳米、甘草、大枣健脾益气。方证

相应，收效才会明显。

②本病虽属肺燥，又伴有痰浊，故方中补阴与化痰并用，但重用麦门冬，少用半夏，这是配伍特点，应予重视。

临床应用

麦门冬汤入肺胃二经，故慢性咽炎、慢性支气管炎、百日咳、肺结核、矽肺等肺系病证和慢性胃炎、胃及十二指肠溃疡等脾胃病证，属肺胃阴虚者，用之皆有良好效果。

医案举例

李某，女，36岁，已婚，1982年4月8日初诊。

患者水肿时起时消2年余，经某医院检查化验，诊为慢性肾炎。患者一身悉肿，目胞光亮，面白鲜明，两颧红赤，咽喉干燥不利，频频咳吐浊沫，舌体瘦小质红，乏津少苔，脉沉细略数。细揣此案，其病机演变与病证颇与《金匮》之肺痿相似，乃断为水肿继发肺痿（虚热型），拟麦门冬汤加减治之。药用：麦冬30g，太子参20g，法半夏10g，怀山药（代粳米）20g，大枣12g，白芍20g，甘草10g。

二诊：上方服完10剂，小便量日渐增多，肿势已轻，浊沫大减。药已中病，遵岳美中教授"慢性病有方有守"之训，原方续服10剂。

三诊：服药已1月，水肿消尽，浊沫不吐，为巩固疗效，仍以养阴生津、健脾益肺之剂以善其后。

随访5年，病未复发。〔唐忠明. 经方治验三则. 国医论坛，1989，4（3）：23〕

2. 虚寒肺痿

原文

肺痿吐涎沫而不咳者，其人不渴，

必遗尿，小便数，所以然者，以上虚不能制下故也。此为肺中冷，必眩，多涎唾，甘草干姜汤以温之。若服汤已渴者，属消渴。（5）

甘草干姜汤方

甘草四两（炙）　干姜二两（炮）

上㕮咀，以水三升，煮取一升五合，去滓，分温再服。

释义

本条论述虚寒肺痿的证治。肺痿有虚热和虚寒之分，虚热证是言其常，虚寒是言其变。形成虚寒肺痿的原因，一是虚热肺痿失治，久则阴损及阳；二是素体阳虚，肺中虚冷。上焦阳虚，肺气虚衰，痿弱不振，不能摄纳和输布津液，故频吐涎沫。病属上焦虚寒，故咳嗽不多，口渴不明显。肺主治节，肺气虚寒，不能制约下焦，故遗尿、小便数。上焦阳虚，清阳不升，故头眩。治用甘草干姜汤温肺复气。炙甘草甘温，补中益气；干姜辛温，温复脾肺之阳。两药辛甘合化，重在温中焦之阳以暖肺。

辨治要领

①甘草干姜汤也见于《伤寒论》，但两处所用姜有别，所治病证及病势也略有不同。《伤寒论》中所用干姜性较猛，主治病势较重的阳虚厥逆证；此处用炮干姜，性较缓，主治病势较缓的虚寒肺痿证。

②临床辨证应注意知常达变。虚热肺痿是肺痿病中最常见的证型，但虚热肺痿日久，阴虚及阳，最终可转化为虚寒肺痿。虚寒肺痿的主症是多涎唾，口淡不渴，小便频数。

③临床治病还应考虑脏腑间的相互关

系，以提高疗效。肺痿病分虚热与虚寒证，分别用麦门冬汤、甘草干姜汤治之，两方都含"培土生金"之意。

临床应用

本方除治疗虚寒肺痿外，后世还常用于眩晕、咳喘、胸痛、胃痛、腹痛、呕吐、吐酸、泄泻、痛经、遗尿、劳淋、过敏性鼻炎等属于肺胃虚寒者。

二、肺痈

（一）病因病机、脉症及预后

原文

问曰：病咳逆，脉之何以知此为肺痈？当有脓血，吐之则死，其脉何类？师曰：寸口脉微而数，微则为风，数则为热；微则汗出，数则恶寒。风中于卫，呼气不入；热过于荣，吸而不出。风伤皮毛，热伤血脉。风舍于肺，其人则咳，口干喘满，咽燥不渴，多唾浊沫，时时振寒。热之所过，血为之凝滞，畜结痈脓，吐如米粥。始萌可救，脓成则死。（2）

释义

本条论述肺痈的病因病机、脉症和预后。肺痈的病因是外感风邪热毒。初起风热袭表，则寸口脉浮数，发热恶寒，热重则自汗出，此为"风中于卫""风伤皮毛"的表证期。"风中于卫，呼气不入"是其病理特征，指病邪在表，邪难入里。

风邪热毒从表入里，留滞在肺，即"风

舍于肺"阶段，风热壅肺，肺气不利，气不布津，痰涎内结，瘀热成痈，则可见振寒发热、咳嗽、喘满、痰多、咽燥不渴、胸痛、脉滑数等，并可影响血脉、营阴。这也就是原文"热过于荣""热伤血脉"，属于肺痈的酿脓期。

热毒炽盛，伤及血脉，血受煎熬而凝滞腐败，蓄结而成痈脓。痈脓溃破，则吐出大量米粥样的脓血痰，腥臭异常，此为溃脓期。

肺痈病情进展较快，病初时邪气轻浅，治疗较易，化脓后病情凶险，治疗较难，故应及时诊治。

辨治要领

①了解疾病的发展规律，有助于对疾病的治疗。本条原文明确了肺痈发病过程中的三个病理过程，即表证期、酿脓期、溃脓期，为宣肺解表、清肺化痰、凉血祛瘀治疗肺痈提供了依据。

②肺痈病和其他疾病一样均应早期治疗。病变早期，风中于卫，病邪较易祛除；热邪进入营血分治疗较难，预后较差。

（二）证治

1. 邪实壅滞

原文

肺痈，喘不得卧，葶苈大枣泻肺汤主之。（11）

葶苈大枣泻肺汤方

葶苈（熬令黄色，捣丸如弹丸大）大枣十二枚

上先以水三升，煮枣取二升，去枣，内葶苈，煮取一升，顿服。

肺痈胸满胀，一身面目浮肿，鼻塞清涕出，不闻香臭酸辛，咳逆上气，喘鸣迫塞，葶苈大枣泻肺汤主之。（15）

释义

以上两条论述肺痈邪实壅滞的证治。邪热壅滞于肺，升降失司，故咳嗽、气喘、痰鸣、胸胀满甚至不能平卧；肺失通调，不能输布津液，水气停留则一身面目浮肿；肺窍不利，故鼻塞，流清涕，嗅觉失灵，不闻香臭酸辛。证属邪热痰浊阻滞，肺实气逆。治当葶苈大枣泻肺汤清肺降气，逐痰去壅。方中葶苈子辛苦寒，能开泻肺气，逐诸痰浊水湿之实邪。恐其力猛而伤正气，故配甘温安中之大枣以缓和药性，顾护胃气。

辨治要领

葶苈大枣泻肺汤针对实邪壅肺，主症应是胸闷气急，喘不得卧。临床上无论本篇之痈脓，还是痰饮水湿，或是痰热，只要是实邪壅滞于肺，皆可使用。

临床应用

葶苈大枣泻肺汤为临床常用方剂，多配合其他药物用以治疗渗出性胸膜炎、喘息性支气管炎、肺源性心脏病心力衰竭、风湿性心脏病心力衰竭等属实邪壅肺，气机阻滞，喘息不得平卧者。

2. 瘀热蕴肺

原文

《千金》苇茎汤：治咳有微热，烦满，胸中甲错，是为肺痈。

苇茎二升　薏苡仁半升　桃仁五十枚　瓜瓣半升

上四味，以水一斗，先煮苇茎得五升，去滓，内诸药，煮取二升，服

一升，再服，当吐如脓。

释义

论述肺痈瘀热蕴肺的证治。苇茎汤清肺化痰，活血散结消痈。方中苇茎清肺泻热；薏苡仁、瓜瓣清肺化痰散结，且善排脓消痈；桃仁活血祛瘀。本方治疗肺痈，无论肺痈将成或已成，均可服用。肺痈将成，桃仁化瘀以使脓不成；若脓已成者，薏苡仁、瓜瓣溃脓以使脓散。

辨治要领

苇茎汤的配伍要点是重用苇茎清肺泻热为君。其次，既要重视祛瘀，又要注意排脓，故方中分别配伍桃仁和薏苡仁、冬瓜仁。

临床应用

苇茎汤临床上常用于肺脓疡、支气管炎、大叶性肺炎、渗出性胸膜炎、支气管扩张等属瘀热蕴肺者。

3. 血腐脓溃

原文

咳而胸满，振寒脉数，咽干不渴，时出浊唾腥臭，久久吐脓如米粥者，为肺痈，桔梗汤主之。（12）

桔梗汤方

桔梗一两　甘草二两

上二味，以水三升，煮取一升，分温再服，则吐脓血也。

释义

本条指出肺痈血腐脓溃的证治。由于热毒壅肺，肺气不利，故咳嗽胸满；邪热壅肺，正邪交争，故振寒脉数；热在血分，故口咽干燥而不甚渴；热盛肉腐成脓，故时出浊唾腥臭，久久吐脓如米粥。治当解毒排脓，方用桔梗汤。桔梗功善宣肺祛痰排脓，

生甘草清热解毒。方后所言"分温再服，则吐脓血也"，是服药后促使脓血痰排出，为治疗有效的征兆。

辨治要领

①痈肿一旦化脓，解毒排脓是最主要的治疗原则。若有形之毒邪不去，病情难以控制，则延误病程。

②病至血腐脓溃时，正气多有损伤，不适宜用峻猛方药。用桔梗汤排脓解毒，药性平和而疗效确切。

临床应用

临床常用本方加味治疗急慢性咽喉炎、猩红热、肺脓疡、肺炎等肺气不宣痰多不易咳出者。

三、咳嗽上气

（一）辨证及预后

原文

上气面浮肿，肩息[①]，其脉浮大，不治；又加利尤甚。（3）

上气喘而躁者，属肺胀，欲作风水[②]，发汗则愈。（4）

词解

①肩息：气喘而抬肩呼吸，是呼吸十分困难的表现。

②风水：病名，水气病的一种，属水气偏表属肺者。

释义

以上两条论述上气的虚与实。前条言上气属正虚气脱的症状和预后。上气而颜面浮

肿，呼吸困难以致张口抬肩，脉象浮大无力，按之无根，这是肾气衰竭，不能摄纳之象，病情危急，故曰"不治"。若再见下利，此乃气脱于上，阴竭于下，脾肾两败，阴阳离决，病情尤为险恶。

后条言上气属邪实气闭的症状和治法。上气喘逆，烦躁不安，属于肺胀。肺胀即肺气胀满，多由风邪外袭，水饮内停，邪实气闭，肺失宣降所致。肺气壅滞，不能通调水道，水气蓄积体内，泛溢肌表，则转为风水浮肿证。治当发汗宣肺，使外邪与水气从汗而解，则喘躁浮肿自愈，故曰"发汗则愈"。

辨治要领

①只有辨证准确才能避免误治。此两条皆为上气，一虚一实，前后对举，相互比较，意在明确辨证，避免虚虚实实之误。

②判断疾病预后具有重要的临床意义。前条为正虚气脱，多见于久病重症之危象，多预后不良。后者为邪实气闭，多属新病暴发，治疗较易，故预后良好。

（二）证治

1. 寒饮郁肺

原文

咳而上气，喉中水鸡声①，射干麻黄汤主之。（6）

射干麻黄汤方

射干十三枚　麻黄四两　生姜四两　细辛　紫菀　款冬花各三两　五味子半升　大枣七枚　半夏（大者，洗）八枚

上九味，以水一斗二升，先煮麻黄两沸，去上沫，内诸药，煮取三升，分温三服。

词解

①水鸡声：形容喉间痰鸣声连绵不断，好像田鸡的叫声。水鸡，即田鸡。

释义

本条论述寒饮郁肺的咳嗽上气证治。由于寒饮郁肺，肺气失宣，故咳嗽气喘；痰涎阻滞，痰气相击，故喉中痰鸣似水鸡。治用射干麻黄汤散寒宣肺，化痰降逆。方中射干开结消痰，利咽喉，开提肺气，善治痰鸣气喘；麻黄宣肺散寒，平喘；半夏、生姜、细辛温散寒饮；款冬花、紫菀理气宽胸，止咳化痰；五味子收敛肺气，并制约麻、辛、姜、夏之过散；姜、枣安中扶正。诸药合用，升中有降，散中有收，开中有合，共奏温肺散寒、止咳化痰、降逆平喘之功。

辨治要领

本条证型属寒饮郁肺，除咳而上气、喉中有水鸡声外，临床表现还应有胸膈满闷、不能平卧、舌苔白滑、脉浮弦或浮紧等症。

临床应用

本方对哮喘、喘息性支气管炎、支气管肺炎、肺气肿、肺心病、风心病、百日咳等病，以咳喘、喉中痰鸣、痰色白或泡沫样痰为特征者，不论老幼，均有较好疗效。

医案举例

杨某，女，30岁。1995年8月15日初诊。

自诉患哮喘病20余年，加重3年，久治无显效。一年四季均发，尤以春夏为多。发作时痛苦欲死，缓解后则一如常人。此次自入夏以来，日复一日，从未间断，每至午夜即发，喉中痰鸣，胸咽窒塞，张口抬肩，但坐不得卧，咳吐白泡沫痰及少许稠痰，至清

晨渐重，晨起后至中午渐轻乃至停止发作，伴背寒冷如掌大，口干不欲饮。察其身形如常，舌淡，苔白滑，脉沉而弦。胸片未示异常。治宜温肺化饮，宣肺散寒，降逆平喘。方用射干麻黄汤合苓甘五味姜辛汤化裁：射干、麻黄、干姜、细辛、法半夏、款冬花、紫菀、地龙、杏仁各10g，茯苓15g，五味子、甘草各6g。5剂，每日煎服1剂。服药后哮喘日渐减轻，继服5剂，咳喘即平。守方10剂，巩固疗效，并嘱注意饮食起居。据悉，此后至今尚未再复发。〔戴天木.《金匮》方合用治验两则.陕西中医，1998，19（6）：280〕

2. 痰浊壅肺

原文

咳逆上气，时时吐唾浊[①]，但坐不得眠，皂荚丸主之。（7）

皂荚丸方

皂荚八两（刮去皮，用酥炙[②]）

上一味，末之，蜜丸梧子大，以枣膏和汤服三丸，日三夜一服。

词解

①吐唾浊：指吐浊黏稠痰。

②酥炙：用牛羊乳制成的奶油涂于药物上，用火烘烤，以减缓其燥烈之性。

释义

本条论述痰浊壅肺的咳喘证治。痰浊壅滞于肺，肺气不降，故喘咳气急，时时吐浊，甚则但坐不得眠。因痰浊壅盛，喘咳气急，故用涤痰除浊之峻剂皂荚丸。皂荚辛咸，宣壅导滞，功善利窍涤痰，经酥炙，又制成蜜丸，减其燥烈之性；用枣膏调服顾护胃气；日三夜一服，取其峻剂缓攻之义。

辨治要领

①"咳喘，吐唾浊，但坐不得眠"为本证辨证要点。痰浊壅塞气道，呼吸困难，若不速救治，有痰壅气闭之危险，故当急治。

②皂荚丸为涤痰利窍之峻剂，使用时要注意炮制、剂型、服法等事项。

医案举例

张某，男，70岁，农民。

间断性咳嗽，胸闷20余年。10天前因受凉咳喘加重。胸部憋胀，不能平卧，咯痰白黏胶固，难以咯出，伴心悸，下肢水肿。曾经某医院门诊治疗，诊为"肺心病合并急性感染"，注射青、链霉素，氨茶碱，服双氢克尿噻、安体舒通等，效果不显，要求中医治疗。患者呈半坐位，喘息抬肩，喉中痰鸣，口唇紫绀，颈部青筋暴张，胸呈桶状，四肢不温，下肢水肿，按之陷而不起，舌质紫暗，苔黄腻，脉弦滑无力。证属肺胀，缘因痰浊内壅，阻塞气道，气体易入而难出，致肺气胀满。急宜涤痰逐饮，豁通气道。给皂荚丸每次1丸，每日4次。服药后次日早晨，痰液变稀，咯出大量稀痰，自觉胸部宽畅，喘咳明显减轻，紫绀亦减。次日拉稀便2次，喘息胸憋续减，至晚已能平卧，紫绀消失，喘咳已平，后以健脾养心、固肾纳气之法巩固。〔张宇庆.应用《金匮》皂荚丸治疗肺胀.中医杂志，1984，25（10）：7〕

3. 饮热迫肺

原文

咳而上气，此为肺胀，其人喘，目如脱状[①]，脉浮大者，越婢加半夏汤主之。（13）

越婢加半夏汤方

麻黄六两　石膏半斤　生姜三两

大枣十五枚　甘草二两　半夏半升

上六味，以水六升，先煎麻黄，去上沫，内诸药，煮取三升，分温三服。

词解

①目如脱状：形容两目胀突，如将脱出的样子，是呼吸困难病人的常见症状。

释义

本条论述饮热迫肺肺胀的证治。肺胀多为素有伏饮，复加外感，内外合邪而为病。饮热交阻，壅塞于肺，致肺气胀满，逆而不降，故上气喘咳，甚则憋胀气促，两目胀突如脱；浮脉主表，亦主在上；大脉主热，亦主邪实。风热夹饮上逆，故脉浮大有力。治当宣肺散饮，降逆平喘，兼清郁热，方用越婢加半夏汤。麻黄宣肺平喘，石膏辛散水邪，清泄郁热，二者相配，发越水气，兼清里热；生姜、半夏散饮降逆；甘草、大枣安中和胃。

辨治要领

①"其人喘，目如脱状"是饮热迫肺的主症。

②本方重用麻黄、石膏是其配伍特色，既可清热除烦化饮，又能平喘，并可防止麻黄发散太过。

临床应用

本方治疗支气管哮喘、支气管炎、肺气肿等病急性发作而见饮热迫肺证时最为有效。

4. 寒饮夹热

原文

咳而脉浮者，厚朴麻黄汤主之。（8）

厚朴麻黄汤方

厚朴五两　麻黄四两　石膏如鸡子大　杏仁半升　半夏半升　干姜二两　细辛二两　小麦一升　五味子半升

上九味，以水一斗二升，先煮小麦熟，去滓，内诸药，煮取三升，温服一升，日三服。

脉沉者，泽漆汤主之。（9）

泽漆汤方

半夏半升　紫参五两　泽漆三斤（以东流水五斗，煮取一斗五升）生姜五两　白前五两　甘草　黄芩　人参　桂枝各三两

上九味，㕮咀，内泽漆汁中，煮取五升，温服五合，至夜尽。

释义

以上两条论述寒饮夹热咳喘偏表与偏里的不同证治。两条皆详于方而略于证，学习时须以方测证。

"浮"字，既指脉象，同时也是对病位病机的概括。脉浮一般主表证，而病邪在上，其脉亦浮，可知前条病机是邪盛于上而近于表。《千金要方》认为厚朴麻黄汤是治"咳而火逆上气，胸满，喉中不利，如水鸡声，其脉浮者"方，可供参考。厚朴麻黄汤散饮除热，止咳平喘。方中厚朴、杏仁止咳降气以治标；麻黄、石膏发越水气，兼清里热；半夏、干姜、细辛温化寒饮；五味子收敛肺气；小麦养心护胃安中。

沉脉主里、主水，如咳而脉沉，说明水饮停于胸肺，病位偏里。《脉经·卷二》云："寸口脉沉，胸中引胁痛，胸中有水气，宜服泽漆汤。"因此，此证除咳嗽、脉沉外，

还可有咳唾引胸胁痛，或水气外溢肌表出现浮肿，或小便不利等症。治疗用泽漆汤逐水消饮止咳。方中泽漆泻水逐饮，为主药；紫参，《本经》言其利小便、通大便，故用之使水饮从二便出；桂枝、生姜、半夏、白前温阳化饮，止咳平喘；人参、甘草健脾益

气，扶助正气；饮邪内结，阳气郁久可化热，故用黄芩苦寒以清泻肺热。

以上两条均属寒饮为主，兼夹郁热，均以咳嗽为主症，治疗都以祛邪止咳为主，但脉浮、脉沉所示病机不同，所用方药各异。

表7-1　厚朴麻黄汤与泽漆汤鉴别表

主方	病机	主证	治法	药物
厚朴麻黄汤	饮热偏上而近于表	咳嗽胸满，烦躁脉浮	宣肺止咳	厚朴、麻黄、石膏、杏仁、半夏、干姜、细辛、小麦、五味子
泽漆汤	饮结胸胁而偏于里	咳嗽，胸胁引痛，脉沉，或身肿，或小便不利	逐水消饮	泽漆、紫参、半夏、生姜、白前、黄芩、人参、桂枝、甘草

辨治要领

①同样是寒饮夹热引起的咳嗽，但有表里之不同。上述两条原文虽叙证简略，但张仲景据脉"浮""沉"阐述了饮邪偏表与饮邪偏里。两条均属寒饮为主兼夹郁热证，治疗都以祛邪止咳为主。

②外感表证的浮脉当与里饮出表之浮脉相区别。厚朴麻黄汤之用麻黄在于宣肺平喘，配辛寒之石膏以发越水气，可知其脉浮不一定是表证，而是饮邪上迫，病势向表所致。

临床应用

厚朴麻黄汤常用于急性支气管炎、支气管哮喘、上呼吸道感染等而见本方证者。泽漆汤多用于肺气肿、肺心病、细菌性胸膜炎、结核性胸膜炎、胸腔积液及肺部肿瘤等。

医案举例

曾某，男，五十余岁，农民。

形体尚壮实，三年来长期咳嗽，吐泡沫痰夹少量稠黏痰，时作喘息，甚则不能平卧，咳喘冬夏均有发作，无外感时也可突然发作，面目及四肢凹陷性浮肿，饮食尚佳，

口渴喜饮（不分冷热），口腻，大便时干时稀，小便短少，曾服小青龙汤、射干麻黄汤、杏苏散、苓甘五味姜辛汤等，均无显效，时作时止，舌苔薄白有津，舌根苔微黄，脉不浮而见沉滑。诊为肺胀，水饮内停化热。投泽漆汤原方，一剂咳吐涎痰明显减少，腹泻二次。再进四剂，诸症痊愈，观察三年未复发。〔张家礼. 漫谈泽漆汤——附彭履祥教授治验一例. 成都中医学院学报，1978，11（2）：105-106〕

按：本案体现了"导水下行，因势利导"的治法，重在逐水消饮，故取得较好疗效。

原文

肺胀，咳而上气，烦躁而喘，脉浮者，心下有水，小青龙加石膏汤主之。（14）

小青龙加石膏汤方

麻黄　芍药　桂枝　细辛　甘草　干姜各三两　五味子　半夏各半升　石膏二两

上九味，以水一斗，先煮麻黄去上沫，内诸药，煮取三升。强人服一升，羸者减之，日三服，小儿服四合。

释义

本条论述外寒内饮夹热的咳喘证治。素有水饮内伏，复感风寒而诱发肺胀。水饮犯肺，故喘咳上气，胸胁胀满；郁而化热，则烦躁；风寒袭表而脉浮。本证病机为外寒内饮夹热，治当解表化饮、清热除烦。方用小青龙加石膏汤外解风寒、内化水饮，兼以清热除烦。

表7-2　小青龙加石膏汤、厚朴麻黄汤、射干麻黄汤、越婢加半夏汤鉴别表

方剂	病机	症状	治法	药物
小青龙加石膏汤	内饮外寒夹热	咳喘，烦躁，脉浮，可有发热、恶寒表证	解表化饮，清热除烦	麻黄、桂枝、芍药、半夏、干姜、细辛、甘草、石膏、五味子
厚朴麻黄汤	饮热迫于上而近于表	咳喘，胸满，脉浮	化饮除热，止咳平喘	厚朴、麻黄、杏仁、石膏、半夏、干姜、细辛、小麦、五味子
射干麻黄汤	寒饮郁肺	咳喘，喉中痰鸣，苔白滑，脉浮紧	散寒宣肺，降逆化痰	射干、麻黄、细辛、生姜、半夏、款冬花、紫菀、大枣、五味子
越婢加半夏汤	饮热壅滞于肺	喘咳气急，目如脱状，脉浮大	宣肺泄热，化饮降逆	麻黄、石膏、生姜、大枣、甘草、半夏

辨治要领

①本条肺胀以肺气胀满、喘咳、烦躁、脉浮为主症。

②咳喘的证型是多种多样的，故治疗亦应综合考虑。本条证候为外寒内饮，兼有化热，故用麻黄、桂枝散寒，干姜、细辛、半夏化饮，石膏清热除烦。

临床应用

本方常用于支气管哮喘、慢性支气管炎、肺气肿等病属寒饮素盛，因气候变化而诱发者。

医案举例

孙某，女，46岁。

时值炎夏，夜开空调，当风取凉，见患咳嗽气喘甚剧。西医用进口抗肺炎之药，不见效果。又延中医治疗亦不能止。马君请刘老会诊：脉浮弦，按之则大，舌质红绛，苔水滑。患者咳逆倚息，两眉紧锁，显有心烦之象。辨为风寒束肺，郁热在里，为外寒内饮，并有化热之渐，为疏麻黄4g，桂枝6g，干姜6g，细辛3g，五味子6g，白芍6g，炙甘草4g，半夏12g，生石膏20g，仅服2剂，则喘止人安，能伏枕而眠。〔陈明，刘燕华，李芳．刘渡舟临证验案精选．北京：学苑出版社，1996：20〕

按：咳嗽气喘、脉浮弦、苔水滑为痰饮郁肺，舌质红绛为郁热在里，故用小青龙加石膏汤。

小结

肺痿分虚热肺痿与虚寒肺痿，临床以虚热者多见。肺痈病理演变可分为三期，即表证期、成痈期和溃脓期，用方各不相同。咳嗽上气以上气为主症，应区分虚实而治。

表7－3　肺痿证治表

证型	病机	症状	治法	主方
虚热型	津液耗损，阴虚内热	咳嗽，吐浊唾，脉虚数	滋阴润肺，降逆止咳	麦门冬汤
虚寒型	上焦阳虚，肺中虚冷	不咳，不渴，吐涎沫，小便数，头眩，遗尿	培土生金，温肺复气	甘草干姜汤

表7－4　肺痈证治表

证型	病机	症状	治法	主方
表证期	风中于卫	发热恶寒，咳嗽胸痛	（辛凉解表）	（银翘散加减）
成痈期	邪实气闭	喘不得卧，胸满胀，一身面目浮肿，鼻塞清涕出，不闻香臭酸辛，咳逆上气，喘鸣迫塞	清肺降气，逐痰去壅	葶苈大枣泻肺汤
	瘀热蕴肺	胸痛加剧，壮热振寒，咳痰腥臭，脉滑数	清肺化痰，活血散结消痈	千金苇茎汤
溃脓期	血腐脓溃	咳吐脓血痰，形如米粥	解毒排脓	桔梗汤合千金苇茎汤

表7－5　咳嗽上气证治表

证型	症状	治法	主方
寒饮郁肺	咳而上气，喉中水鸡声	散寒宣肺，化痰降逆	射干麻黄汤
痰浊壅肺	咳而上气，时时吐浊，但坐不得眠	涤痰利窍	皂荚丸
饮热郁肺	咳而上气，其人喘，目如脱状，脉浮大	发越水气，降逆平喘，兼清郁热	越婢加半夏汤
寒饮夹热	咳而脉浮	散饮除热，止咳平喘	厚朴麻黄汤
	咳而脉沉	温阳逐水，消饮止咳	泽漆汤
	咳而上气，烦躁而喘，脉浮，心下有水	解表化饮，清热除烦	小青龙加石膏汤

复习思考题

1. 肺痿如何辨治？

2. 仲景将肺痈分几期，如何治疗？

3. 咳嗽上气病中以姜、辛、夏、味组成的方剂有哪些？如何区别应用？

4. 麻黄与石膏相伍有何作用？试举例说明之。

奔豚气病脉证治第八

本篇论述奔豚气病的病因和证治。奔豚气病是一种发作性的病证，病发时患者自觉有气从少腹起，向上冲逆，至胸或达咽，待冲气下降，发作停止。本病发时痛苦至极，缓解后却如常人。因病发突然，气冲如豚之奔，故名为奔豚气病。

一、病因与主症

原文

师曰：病有奔豚①，有吐脓，有惊怖，有火邪，此四部病，皆从惊发得之。师曰：奔豚病，从少腹起，上冲咽喉，发作欲死，复还止，皆从惊恐得之。（1）

词解

①奔豚：其气上冲状如豚之奔窜的病证，即奔豚气病。豚，小猪。

释义

本条论述奔豚气病的病因和主症。奔豚、吐脓、惊怖、火邪等四部病，皆从惊发得之。奔豚气病与惊恐密切相关；"惊怖"乃指不良情志因素所致的精神症状；"火邪"病，据《伤寒论》太阳病篇的记载，多因火邪而发生惊证，不是因惊而得火邪；至于吐脓，亦谓因惊而得。

奔豚气的症状为自觉有气从少腹起，上冲至心胸或咽喉，此时患者极端痛苦，难以忍受，后渐次平复如常。

辨治要领

奔豚气病发作的典型症状与过程是"气从少腹起，上冲咽喉，发作欲死，复还止"，不典型发作是"上冲胸"或"气从小腹上至心"。

二、证治

（一）肝郁化热

原文

奔豚气上冲胸，腹痛，往来寒热，奔豚汤主之。（2）

奔豚汤方

甘草　芎䓖　当归各二两　半夏四两　黄芩二两　生葛五两　芍药二两　生姜四两　甘李根白皮一升

上九味，以水二斗，煮取五升，温服一升，日三夜一服。

释义

本条论述肝郁化热奔豚的证治。病由惊恐恼怒、肝气郁结化热所致。冲气上逆，故气上冲胸；肝郁则气滞，气滞则血行不畅，故腹中疼痛；肝与胆互为表里，肝郁则少阳之气不和，所以往来寒热，但此往来寒热是奔豚气发于肝的特征，并非奔豚必具之症。治用奔豚汤养血平肝，和胃降逆。方中甘李根白皮善治奔豚气清热下气，葛根、黄芩清火平肝，芍药、甘草缓急止痛，半夏、生姜和胃降逆，当归、川芎养血调肝。

辨治要领

①奔豚汤适宜于肝郁化热的奔豚气病。

②甘李根白皮为奔豚汤中的主要药物，系蔷薇科植物李树根皮的韧皮部。临床有报道可用川楝子、桑白皮代之。

临床应用

本方可用于癔症、神经官能症、肝胆疾患等符合本方主症及病机者。

医案举例

任某，女，28岁，患者2年来闲居在家，心情不好。近2月来突然发作气自少腹上冲，直达咽喉，窒闷难忍，仆倒在地，发作数分钟后自行缓解，竟如常人，每周发作数次，且伴有失眠、多梦、脱发。经各医院检查，未查出阳性病理体征，遂诊断为"癔症"。察舌红苔薄，脉弦细。疑为奔豚气病，遵仲景奔豚汤原方治之：当归、法半夏各9g，生甘草、川芎、黄芩、白芍、生姜各6g，葛根、李根白皮各12g，水煎。连进3剂后，其病顿失。随访4年，未再发作。〔钱光明. 奔豚汤运用体会. 浙江中医杂志，1982，17（5）：225〕

按：本案奔豚气病属肝血不足，肝郁化热。心情不好是本病的诱发因素。奔豚汤养血清肝，降逆平肝，正合肝热奔豚的病机，故用之其病顿失。

（二）阳虚寒逆

原文

发汗后，烧针令其汗，针处被寒，核起而赤者，必发奔豚，气从小腹上至心，灸其核上各一壮，与桂枝加桂汤主之。（3）

桂枝加桂汤方

桂枝五两　芍药三两　甘草二两（炙）　生姜三两　大枣十二枚

上五味，以水七升，微火煮取三升，去滓，温服一升。

释义

本条论述误汗后阳虚寒逆奔豚的证治。发汗后，烧针令其汗，遂汗出多而阳气受伤，寒邪从针处入侵，阴寒内盛，上凌心阳，以致气从少腹上冲，直至心下。其病机有关心肾两经，当内外并治。外用灸法，温经散寒；内服桂枝加桂汤，调和阴阳，平冲降逆。所谓"核起而赤者"，盖由"烧针"之处邪热壅聚，为局部红肿之象。"灸其核上"，可促使赤肿消散。桂枝加桂汤有两种说法：一说加桂枝，振奋心阳，降逆平冲；一说加肉桂，温肾纳气。临床可根据病机、症状的不同，灵活运用。

临床应用

本方常用于神经官能症、膈肌痉挛、外感及某些心脏病有奔豚气之症状者。

医案举例

老友娄某的爱人，年七十，患呕吐腹痛1年余。询其病状，云腹痛有发作性，先呕吐，即于小腹虬结成瘕块而作痛，块渐大，痛亦渐剧，同时气从小腹上冲至心下，苦闷欲死。即而冲气渐降，痛渐减，块亦渐小，终至痛止块消如常人。按主诉之病状，是所谓中医之奔豚者，言其气如豚之奔突上冲的形状，《金匮要略》谓得之惊发。惊发者，惊恐刺激之谓。患者因其女暴亡，悲哀过甚，情志经久不舒而得此症，予仲景桂枝加桂汤。桂枝15g，白芍药9g，炙甘草6g，生姜9g，大枣4枚（擘），水煎温服，每日1剂。共服上方14剂，奔豚气大为减轻。〔陈可冀．岳美中全集·上编．北京：中国中医药出版社，2012：428〕

按：本案患者除有气从小腹上冲心下之奔豚症状外，还有小腹瘕块作痛，时作时止。气得寒则凝，寒凝腹痛佐证了此奔豚系阴寒内盛，方证对应，故药后症状减轻。

（三）阳虚饮动

原文

发汗后，脐下悸者，欲作奔豚，茯苓桂枝甘草大枣汤主之。（4）

茯苓桂枝甘草大枣汤方

茯苓半斤　甘草二两（炙）　大枣十五枚　桂枝四两

上四味，以甘烂水一斗，先煮茯苓，减二升，内诸药，煮取三升，去滓，温服一升，日三服。

甘烂水法：取水二斗，置大盆内，以杓扬之，水上有珠子五六千颗相逐，取用之。

释义

本条论述误汗后阳虚饮动欲作奔豚的证治。病者下焦素有水饮内停，气化不利，加之发汗过多，心阳受伤，因而水饮内动，以

致脐下筑筑动悸，有发生奔豚的趋势，所以说"欲作奔豚"。治以茯苓桂枝甘草大枣汤通阳降逆，培土制水。方中以茯苓、桂枝为主，通阳化水，以防逆气；甘草、大枣培土制水，以防逆气上冲。

原文第3、4两条均属误治之变证，但病机上有所不同，其区别主要在于有无水饮。第4条是汗后阳气受伤，水饮内动，欲作奔豚，所以重用茯苓，淡渗利水以防冲逆；第3条亦因汗后阳气受伤，引发奔豚，所以重用桂枝振奋阳气以平冲降逆。

临床应用

茯苓桂枝甘草大枣汤所治"脐下悸者，欲作奔豚"，可见于现代医学所说的神经官能症、癔症、更年期综合征等病证。

医案举例

郭某，男，56岁。患奔豚证，发作时气从少腹往上冲逆，至心胸则悸烦不安，胸满憋气，呼吸不利，并见头身汗出，每天发作两三次。小便短少不利，有排尿不尽之感。舌质淡，苔水滑，脉沉弦无力。水气下蓄，乘心脾阳虚而上冲。方药：茯苓30g，桂枝12g，大枣15枚，炙甘草10g。服用两剂，则小便畅，奔豚气不再发作。〔刘渡舟．经方临证指南．天津：天津科学技术出版社，1993：35〕

按：茯苓桂枝甘草大枣汤原治欲发而未发之奔豚，本案用此方治疗已发之奔豚，两者病情轻重虽有不同，但阳虚水停的发病机制完全一致。

小结

本篇论述了奔豚气病的病因证治。奔豚气病的致病因素虽有不同，然发病均与冲脉

有关。其主症为气从少腹上冲心胸或至咽喉。在治疗方面，肝郁化热气冲的，可用奔豚汤养血平肝、和胃降逆；外邪致阳虚寒逆引起气冲的，宜外灸核上以散寒除邪，内服桂枝加桂汤调和阴阳，平冲降逆；误汗阳气受伤，水饮有上冲之势的，治用茯苓桂枝甘草大枣汤培土利水，以防冲逆。奔豚气病多与情志因素有关。临证之时，其病位在肝、在肾，病性属寒、属热，应予鉴别。

表8－1　奔豚气病证治表

病机	症状	治法	主方
肝郁化热	气上冲胸，腹痛，往来寒热	养血平肝，和胃降逆	奔豚汤
阳虚寒逆	针处核起而赤，气从少腹上冲心	温经散寒，调和阴阳，平冲降逆	灸（外治），桂枝加桂汤（内服）
阳虚饮动	脐下悸动，小便不利	通阳降逆，培土制水	茯苓桂枝甘草大枣汤

复习思考题

1. 试述奔豚气病的含义。

2. 奔豚气病的病因有哪些？

3. 奔豚气如何分型论治？

胸痹心痛短气病脉证治第九

本篇篇名虽有胸痹、心痛、短气三病，但实则论述胸痹与心痛两病的病因、病机和证治，其中又以胸痹为主，短气在本篇中仅作为胸痹的一种症状来叙述。胸痹以病位和病机命名，"胸"指胸膺部，"痹"是闭塞不通之意，不通则痛，故胸痹是以胸膺部满闷窒塞，甚则疼痛为主症。心痛以病位和症状命名，病情较为复杂，本篇所述之心痛，主要是指心窝部的疼痛。因两病均有疼痛症状，发病部位邻近，病因病机相同，且可相互影响或合并发生，故合为一篇讨论。

一、病因病机

原文

师曰：夫脉当取太过不及①，阳微阴弦②，即胸痹而痛，所以然者，责其极虚也。今阳虚知在上焦，所以胸痹、心痛者，以其阴弦故也。（1）

词解

①太过不及：指脉象改变，盛过于正常的为太过，弱于正常的为不及。

②阳微阴弦：关前为阳，关后为阴。阳微，指寸脉微；阴弦，指尺脉弦。

释义

本条通过脉象论述胸痹、心痛的病因病机。诊脉首先应当辨别其太过与不及，下文举出胸痹、心痛之"阳微阴弦"脉象，是太过与不及的具体表现。"阳微"是上焦阳气不足、胸阳不振之象，"阴弦"是阴寒邪盛、痰饮内停之征，"阳微"与"阴弦"并见，说明胸痹、心痛的病机是上焦阳虚，阴邪上乘，邪正相搏而成。正虚之处，即是容邪之所，故曰"所以然者，责其极虚也"。原文所谓"今阳虚知在上焦，所以胸痹、心痛者，以其阴弦故也"，进一步指出"阳微"与"阴弦"是胸痹、心痛病因病机不可缺少的两个方面。

原文

平人无寒热，短气不足以息者，实也。（2）

释义

本条论述因邪实所致胸痹短气的病机。"平人"谓貌似无病之人，忽然发生胸部痞塞而呼吸短促，既无恶寒发热之表证，又不见"阳微"之虚象，很可能是痰饮或瘀血或宿食等有形实邪导致了心胸气机失常，故曰"实也"。

胸痹、心痛病的基本病机为正虚邪实。本条与上条相比较，上条强调正虚，本条强调邪实。临证之时，病人或以正虚为主，或以邪实为主，应当仔细辨别。

二、证治

（一）胸痹证治

1. 主症

原文

胸痹之病，喘息咳唾，胸背痛，短气，寸口脉沉而迟，关上小紧数[①]，栝楼薤白白酒汤主之。（3）

栝楼薤白白酒汤方

栝楼实一枚（捣）　薤白半升
白酒七升

上三味，同煮，取二升，分温再服。

词解

①关上小紧数：指关脉稍弦，为第1条"阴弦"的互辞。

释义

本条论述胸痹病的主要脉症和主方。本条冠以"胸痹之病"，可知条文所述即胸痹病的主要脉症。寸口脉沉而迟，寸候上焦，脉沉而迟为胸阳不振，与本篇第1条"阳微"同义；关候中焦，关上小紧数，为中焦停饮、阴寒内盛之脉象。由于胸阳不振，肺失肃降，故喘息咳唾，短气；痰浊阻滞，胸阳不宣，心脉痹阻，故胸背痛。治应通阳宣痹，用栝楼薤白白酒汤治疗。方中栝楼实苦寒滑利，豁痰宽胸；薤白辛温，通阳散结；白酒功善通阳，可助药势。诸药配伍，使痹阻得通，胸阳得宣，则诸症可解。

辨治要领

①本条胸痹病属胸阳不振，阴邪阻滞。其主症为"喘息咳唾，胸背痛，短气"，而"胸背痛，短气"是辨证的关键。

②栝楼薤白白酒汤中白酒的作用不可忽视。《金匮要略语译》谓："米酒初熟的称为白酒。"临床可用黄酒或各种白酒，皆有温通阳气的功用。

临床应用

本方可用治冠心病之心绞痛、心肌梗死，肋间神经痛，胸部软组织损伤，非化脓性肋软骨炎等，以及以心胸部憋闷疼痛、短气为主症，病机属"阳微阴弦"的其他疾患。

医案举例

病者但言胸背痛，脉之沉而涩，尺至关上紧，虽无喘息咳吐，其为胸痹则确然无疑。问其业，则为缝工；问其病因，则为寒夜伛偻制裘，裘成稍觉胸闷，久乃作痛。予即书栝楼薤白白酒汤授之。方用栝楼15g，薤白9g，高粱酒1小杯。二剂而痛止。〔曹颖甫. 曹氏伤寒金匮发微合刊. 上海：上海科学技术出版社，1959：77〕

按：本案病因病机为典型的"阳微阴弦"，故用栝楼薤白白酒汤，辛以开胸痹，温以行阳气也。

2. 重症

原文

胸痹不得卧，心痛彻背者，栝楼薤白半夏汤主之。（4）

栝楼薤白半夏汤方

栝楼实一枚（捣）　薤白三两
半夏半斤　白酒一斗

上四味，同煮，取四升，温服一升，日三服。

释义

本条是论述胸痹痰饮壅盛重症的证治。胸痹的主症是喘息咳唾，胸背痛，短气。本条冠以胸痹，理当具备上述症状。胸痹而不得平卧，较上条"喘息咳唾"为重；"心痛彻背"较上条"胸背痛"多一个"彻"字，说明胸背痛之势加剧。究其致病之因，是痰饮壅塞较盛，故于栝楼薤白白酒汤基础上加半夏以逐痰饮。

辨治要领

①本条胸痹病的主症是喘息不能平卧、心痛彻背，据方论证，主要在于痰饮壅盛，故当有苔腻等症状。

②本条胸痹病较栝楼薤白白酒汤证为重，故在加入半夏的基础上，白酒量由七升增至一斗。

3. 急症

原文

胸痹缓急①者，薏苡附子散主之。（7）

薏苡附子散方

薏苡仁十五两　大附子十枚（炮）

上二味，杵为散，服方寸匕，日三服。

词解

①缓急：偏义复词，其义偏在"急"字。即急迫之意。

释义

本条论述胸痹急症的治法。原文叙症简略，所谓"胸痹"，应具"喘息咳唾，胸背痛，短气"的主症。所谓"急"，说明病势

危急。以方测证可知，其病机为阴寒凝聚，胸阳痹阻。其临床表现为发病急骤，胸背痛剧烈，且伴有畏寒肢冷、筋脉拘挛性疼痛、舌质黯淡、苔白腻、脉沉迟或弦紧等症。治以薏苡附子散温阳散寒，通痹止痛。方中炮附子温经散寒，通阳止痛；薏苡仁除湿宣痹，缓解筋脉挛急；以散为剂，意在取效迅速。

辨治要领

①临床疾病，有缓有急，论治与发病缓急相适应。栝楼薤白白酒汤与薏苡附子散就体现了这一特点。

②仲景运用附子有生用和炮用之别。回阳宜生用，止痛宜炮用。若属沉寒痼冷痛剧而肢冷汗出者则用乌头。本证胸痛一时增剧，尚未到达肢冷汗出的地步，故不用乌头而用炮附子。

临床应用

本方临床可用于治疗冠心病心绞痛、心肌梗死、心肌缺血及肋间神经痛等病证属寒湿阻络者。

4. 轻症

原文

胸痹，胸中气塞，短气，茯苓杏仁甘草汤主之，橘枳姜汤亦主之。（6）

茯苓杏仁甘草汤方

茯苓三两　杏仁五十个　甘草一两

上三味，以水一斗，煮取五升，温服一升，日三服。不差，更服。

橘枳姜汤方

橘皮一斤　枳实三两　生姜半斤

上三味，以水五升，煮取二升，分温再服。

释义

本条论述胸痹轻症的证治。胸痹原有胸痛、短气症，而本条冠以"胸痹"，复言"短气"，不言"胸痛"，但言"气塞"，可知此证胸中不痛，而以胸中气塞、短气为特点。气塞、短气虽同由饮阻气滞所致，但在病情上有偏于饮邪与偏于气滞的差异，治疗时应遵循同病异治原则，分别施以不同方药。饮邪偏盛者，治宜宣肺化饮，方用茯苓杏仁甘草汤；气滞偏重者，治宜行气散结，方用橘枳姜汤。

5. 虚实异治证

原文

胸痹心中痞①，留气结在胸，胸满，胁下逆抢心②，枳实薤白桂枝汤主之，人参汤亦主之。(5)

枳实薤白桂枝汤方

枳实四枚　厚朴四两　薤白半斤
桂枝一两　栝楼一枚（捣）

上五味，以水五升，先煮枳实、厚朴，取二升，去滓，内诸药，煮数沸，分温三服。

人参汤方

人参　甘草　干姜　白术各三两

上四味，以水八升，煮取三升，温服一升，日三服。

词解

①心中痞：指心胸或胃脘部有痞塞不通感。

②胁下逆抢心：指胁下气逆上冲心胸。

释义

本条论述胸痹的虚实异治。从本条的述证上看，其病机为"气结在胸"，主症为经

常性"胸满"，阵发性"心中痞""胁下逆抢心"等。治疗时应辨其本虚标实、孰轻孰重之不同，采取不同的治疗方法。偏于实者，由于阴寒痰浊上乘，凝聚胸间，其脉必以阴弦为著，且感心胸满闷，膨膨然气不得出等；偏于虚者，由于阳气虚馁，阴霾不散，蕴结心胸，除原文所述外，其脉必以阳微为著，并觉倦怠少气，甚则四肢不温等。若偏于实者，应以枳实薤白桂枝汤祛邪为先；偏于虚者，当以人参汤扶正为急。本条同是胸痹气逆痞结之证，因其有偏虚、偏实之异，故立通、补两法，是属同病异治之例。

本条同是胸痹气逆痞结之证，因其有偏虚、偏实之异，故立通、补两法，是属同病异治之例。

辨治要领

病同证异，当对证而治，本条体现了张仲景同病异治的辨证论治思想。

临床应用

枳实薤白桂枝汤通阳开结、泄满降逆，可用于冠心病心绞痛、渗出性胸膜炎、胃炎、胆囊炎等；人参汤温中助阳理气，可用治冠心病、胃及十二指肠溃疡、慢性胃炎、慢性肠炎等。

（二）心痛证治

1. 轻症

原文

心中痞，诸逆①，心悬痛②，桂枝生姜枳实汤主之。(8)

桂枝生姜枳实汤方

桂枝　生姜各三两　枳实五枚

上三味，以水六升，煮取三升，

分温三服。

词解

①诸逆：指停留于心下的水饮或寒邪向上冲逆。

②心悬痛：形容心窝部位向上牵引疼痛感。

释义

本条论述寒饮气逆心痛轻症的治疗。寒饮内停，阻滞气机，故心胸中痞闷不舒；阳虚饮停，寒与饮随胃气上逆，气逆抢心，故胸满、牵引心窝部位作痛。治以桂枝生姜枳实汤通阳散饮，下气降逆。方中桂枝通阳平冲降逆，生姜散寒除饮、和胃降逆，枳实下气消痞。诸药配伍，使阳通饮除，气降痞开，则心悬痛自愈。

2. 重症

原文

心痛彻背，背痛彻心，乌头赤石脂丸主之。(9)

乌头赤石脂丸方

蜀椒一两　乌头一分（炮）　附子半两（炮）　干姜一两　赤石脂一两

上五味，末之，蜜丸如梧子大，先食服①一丸，日三服。不知，稍加服②。

词解

①先食服：指进食前服药。

②稍加服：指逐渐增加服用剂量。

释义

本条论述阴寒痼结心痛的证治。本条所述"心痛彻背，背痛彻心"之特点是：心胸部疼痛牵引到背，背部疼痛又牵引到心胸，

形成胸背互相牵引的疼痛症状。若其痛势急剧而无休止，甚者伴发四肢厥冷，冷汗出，面色白，口唇紫，舌淡胖紫黯，苔白腻，脉沉紧甚至微细欲绝，乃阳气衰微、阴寒极盛之危候。治宜温阳逐寒，止痛救逆，方用乌头赤石脂丸。方中乌、附、椒、姜乃大辛大热之品，协同使用，逐寒止痛之力强；佐以赤石脂，取其固涩之性，收敛阳气，以防辛热之品温散太过；以蜜为丸，既可解乌、附之毒，又可缓乌、附辛热之性。进食前服，有利于药物吸收，使药效作用更强。"不知，稍加服"，体现用药慎之又慎也。

本方是乌头与附子同用。乌头长于起沉寒痼冷，并使在经的风寒得以疏散；附子长于补助阳气，并可温化内脏的寒湿。本方证乃阴寒邪气病及心胸内外、脏腑经络，故乌、附同用，以达到振奋阳气、驱散寒邪而止痛之目的。

本方大辛大热，过用容易耗伤气阴，因此不可久服。

辨治要领

①本条心痛的特点是心痛甚剧，彻及后背，痛无休止。

②张仲景善用附子或乌头治疗多种痛证，但本方两者并用，足见心痛之重。

临床应用

本方可用于治疗冠心病心绞痛、心肌梗塞及沉寒痼冷性脘腹痛等。

医案举例

吕某，女，62岁，1983年2月15日就诊。

间发左胸疼2年。近日天气寒冷，自觉胸闷不适，今晨突发心绞痛不休，急用硝酸甘油片含舌下无效，求余诊治。症见心痛彻

背，时有昏厥，汗出肢冷，唇舌青紫，脉细微欲绝。心电图示：急性下壁心肌梗死。证属寒凝痹阻，阳虚欲脱之候。治法：回阳救逆固脱。急用乌头赤石脂丸加减：乌头 10g，乌附片 30g，干姜 10g，川椒 8g，赤石脂 15g，桂枝 15g，红参 15g。水煎。一昼夜急服 2 剂，心痛大减，汗止肢温，昏厥随之而除。

共服 5 剂，心痛消失，唯有胸闷不适，舌质淡红，苔白，脉象沉细。心电图复查提示：窦性心动过缓，冠状动脉供血不足。危症已去，改用枳实薤白桂枝汤加丹参 20g，栝楼 10g，黄芪 20g，红花 4g，调治一月而愈。随访一年未见复发。〔李济民 . 经方治疗急症二则 . 国医论坛，1989，（2）：14〕

按：患者心阳素虚，外寒乘虚而入，阴寒凝滞，心脉瘀阻，阳虚欲脱，为内闭外脱之危证，故急用乌头、附子回阳救逆，川椒、干姜温阳散寒，赤石脂固涩敛脱，加桂枝温通心阳，红参扶助真元，使阳回、寒散、痹通而奏效。

小结

本篇论述了胸痹、心痛病的病因与证治。篇中以"阳微阴弦"高度概括了胸痹与心痛的病机，将胸痹、心痛的发病归结为上焦阳虚，阴寒痰饮太盛，痹阻胸阳所致，属本虚标实病证。

本篇内容有以下特点：论胸痹、心痛的证候，偏于实证。论治法，偏重祛邪，如散寒、除湿、化痰、利饮诸法。论用药，既重配伍，又突出单味药的独特功能。如通阳散结，栝楼配薤白；行气泄满，枳实配厚朴；散寒止痛，附子配乌头。胃气上逆用生姜，平冲降逆用桂枝，化痰降浊用半夏等。此外，在煎药和服药方面也有诸多特色，值得研究。

表 9－1   胸痹病证治表

病证类型		病机	症状		治法	主方
主症		胸阳不振，寒饮内停，胸阳痹阻	喘息咳唾，胸背痛，短气		通阳宣痹	栝楼薤白白酒汤
重症		胸阳不振，痰饮壅塞，胸阳痹阻更甚	胸痹不得卧，心痛彻背		通阳宣痹豁痰降浊	栝楼薤白半夏汤
急症		寒湿痹阻胸阳	胸痛剧烈，呈发作型		温阳散寒除湿止痛	薏苡附子散
轻症	偏饮邪	饮邪上乘及肺，肺失宣降	胸中气塞，短气，咳嗽气逆	吐涎沫，小便不利	宣肺化饮利水	茯苓杏仁甘草汤
	偏气滞	气滞饮停，胃失和降		兼见心下痞满，呕吐气逆	温胃行气，散结降逆	橘枳姜汤
虚实异治证	偏实	胸阳不振，停痰蓄饮上逆，结滞胸中	心中痞满，胸满，胁下逆抢心	兼见腹胀，大便不畅，舌苔厚腻，脉弦紧或紧滑	通阳开结，泄满降逆	枳实薤白桂枝汤
	偏虚	中阳虚衰，寒凝气滞		兼见倦怠乏力，气少懒言，四肢不温，大便溏泄，舌淡，脉迟无力	温中助阳，理气消痞	人参汤

表 9 - 2　心痛病证治表

病证类型	病机	症状	治法	主方
轻症	寒饮上逆，阻遏心阳	心中痞，心悬痛	通阳化饮，行气降逆	桂枝生姜枳实汤
重症	阴寒痼结，阳气虚衰	心痛彻背，背痛彻心	温阳逐寒，止痛救逆	乌头赤石脂丸

复习思考题

1. 张仲景用具有栝楼、薤白的方剂有哪些？其异同点是什么？

2. 如何区别桂枝生姜枳实汤与枳实薤白桂枝汤证治？

3. 栝楼薤白半夏汤与乌头赤石脂丸均治"心痛彻背"，试述其区别。

4. 试述桂枝生姜枳实汤与桔枳姜汤的异同点。

5. 同为胸痹病，为什么可用枳实薤白桂枝汤治疗，也可用人参汤治疗？

腹满寒疝宿食病脉证治第十

本篇论述腹满、寒疝、宿食病的病因、脉症、诊断和治疗。因三病的病位均涉及胃肠，症状多具腹满或疼痛，治法可互参，故合为一篇讨论。

一、腹满

（一）辨证与治则

1. 虚寒证

原文

趺阳脉微弦，法当腹满，不满者必便难，两胠①疼痛，此虚寒从下上也，当以温药服之。（1）

腹满时减，腹如故，此为寒，当与温药。（3）

词解

①胠：指胸胁两旁当臂之处。

释义

此两条论述虚寒性腹满的病机、辨证和治则。趺阳脉主候脾胃，其脉微弦为中阳不足，肝失疏泄。脾虚失运，寒气壅逆则腹满；升降失司，传导不利则便难；肝失疏泄，气机上逆则胠痛。故治疗"当以温药服之"。

"腹满时减，复如故"的表现，是虚寒性腹满的一大临床特征，故"当与温药"调治。

辨治要领

虚寒性腹满的辨证要点是"趺阳脉微弦"和"腹满时减，复如故"，临床表现当有舌质淡红、多齿痕、苔薄白、怯冷、吐涎、喜热饮、喜覆衣被等症。

2. 实热证

原文

病者腹满，按之不痛为虚，痛者为实，可下之；舌黄未下者，下之黄自去。（2）

释义

本条论述腹满的虚实辨证和实证的治法。腹满辨证主要以腹诊和舌诊为依据。腹诊是手按患者腹部，如疼痛且拒按者多为实证，不痛且喜按者多为虚证。苔黄者为胃肠实热积滞所致，可用下法治疗，下之后黄苔自去。

辨治要领

腹满的辨治要点，主要根据腹诊拒按与否辨虚实，舌苔黄否辨寒热，这是仲景辨证的一大特色。

3. 表里俱寒证

原文

寸口脉弦，即胁下拘急而痛，其人啬啬①恶寒也。（5）

词解

①嗇嗇：形容恶寒如瑟缩之状。

释义

本条论述腹满表里俱寒脉证。寸口脉主表，弦脉主寒，寒在表，卫阳被遏，故嗇嗇恶寒；又弦为肝脉，胁下为肝的部位，寒邪滞留肝经，故胁下拘急而痛。

原文

夫中寒家，喜欠，其人清涕出，发热色和者，喜嚏。（6）

中寒，其人下利，以里虚也，欲嚏不能，其人肚中寒。（7）

释义

此两条承上条续论腹满表里俱寒证。阳虚内寒之人，如新感寒邪，表阳为寒邪所遏，里阳郁而欲伸，邪正相行，阴阳相引，故频频呵欠；寒邪由表伤肺，肺窍不利，津液失于输布，则有鼻塞流涕之症状；寒邪侵表，卫阳被遏，则发热，且面色如常人；病势轻浅，正气欲驱邪外出，其人多喷嚏。

如感受寒邪后，邪气内传，寒伤脾胃，则属里寒之证，症见泄利、腹痛、腹满等。泄利后，阳气更伤，无力驱邪外出，故欲嚏不能。

辨治要领

表里俱寒性腹满的辨证，一般是里寒轻仅见喜欠，表寒重多并见发热、流清涕、善嚏等；里寒甚可见下利乃至洞泄，表寒轻则仅见欲嚏不能。

4. 寒实证

原文

其脉数而紧乃弦，状如弓弦，按之不移。脉数弦者，当下其寒；脉紧大而迟者，必心下坚；脉大而紧者，阳中有阴，可下之。（20）

释义

本条论述寒实可下的脉证和治法。脉数而紧乃弦，是谓其脉来势急迫，脉动有力，状如张弓弦，挺直不移，说明该证阴寒邪盛的病机。如脉数而弦，为阴寒内结，腑气不畅，治可温下，以祛阴寒，其证当有腹胀、腹痛等见症；如脉紧大而迟，应为阴寒内结，胃肠结实，故其证必心下坚满，即脘腹痞硬胀满等；如脉大而紧，大脉为阳，紧脉为阴，大紧脉并见为阳中有阴，则属邪盛病进，寒实互结，故可用攻下。

辨治要领

据脉辨治是张仲景诊治疾病的重要特点，然张仲景也注意脉证合参以保证诊治的准确性。

（二）证治

1. 里实兼表寒证

原文

病腹满，发热十日，脉浮而数，饮食如故，厚朴七物汤主之。（9）

厚朴七物汤方

厚朴半斤　甘草三两　大黄三两

大枣十枚　枳实五枚　桂枝二两
生姜五两

上七味，以水一升，煮取四升，温服八合，日三服。呕者加半夏五合，下利去大黄，寒多者加生姜至半斤。

释义

本条论述腹满里实兼表寒的证治。病见

腹满，且已发热十日，是因外感表寒不解，渐次入里，邪滞于肠之故。因病不在胃，故尚能饮食。其脉浮发热，为表邪仍盛；数脉主热，兼见腹满，为邪盛于里之象；脉浮而数，病机属表里俱病，里实兼表。所以治疗用厚朴七物汤表里双解，祛邪除满。方中用厚朴三物汤行气除满以去里实，合桂枝汤去芍药解表散寒以和营卫，去芍药是因虽腹满而不痛，需防其酸敛留邪。

辨治要领

①表里同病，当根据不同证候采取不同治法：一先解表后治里，二先救里后解表，三为表里同治。本条如仅解表则里实增剧，仅攻里则表邪不解反增里实，唯有表里双解，才不顾此失彼。

②随症化裁是仲景治病灵活性的体现。厚朴七物汤下提出呕加半夏，下利去大黄，寒多重用生姜，就是根据证情的变化所作的灵活加减。

临床应用

厚朴七物汤常用于治疗寒实内结与寒热错杂性腹满，以及胃肠型感冒、急性肠炎、痢疾初起、肠梗阻等疾病。

医案举例

潘某，男，43岁。先因劳动汗出受凉，又以晚餐过饱伤食，致发热恶寒，头痛身疼，脘闷恶心，单位卫生院给以藿香正气丸3包不应，又给保和丸3包，亦无效，仍发热头痛，汗出恶风，腹满而痛，大便3日未解，舌苔黄腻，脉浮而滑。此表邪未尽，里实已成，治以表里双解为法，用厚朴七物汤。厚朴10g，枳实6g，大黄10g，桂枝10g，甘草3g，生姜3片，大枣3枚，加白芍10g，嘱服2剂，得畅下后即止后服，糜粥自

养，上症悉除。〔谭日强.金匮要略浅述.北京：人民卫生出版社.1981：159〕

按：本案辨证准确，施治得法，故取效甚捷。

2. 里实兼少阳证

原文

按之心下满痛者，此为实也，当下之，宜大柴胡汤。（12）

大柴胡汤方

柴胡半斤　黄芩三两　芍药三两
半夏半斤（洗）　枳实四枚（炙）
大黄二两　大枣十二枚　生姜五两

上八味，以水一斗二升，煮取六升，去滓，再煎，温服一升，日三服。

释义

本条论述里实兼少阳证的心下满痛证治。心下痞满，若按之疼痛，应当属里实；心下属胃，下连于腹，旁及两胁，与肝胆相涉。因此病机为阳明里实兼少阳。故治疗用大柴胡汤两解表里。方中柴胡、黄芩清少阳之邪，大黄、枳实泻阳明里实，芍药缓急止痛，半夏、生姜、大枣降逆安中，诸药相合，表里兼治。

辨治要领

①据腹诊按之痛否辨其虚实是张仲景常用的方法。本条就是根据"按之心下满痛"而断为实证。

②本证临床应兼见往来寒热、胸胁苦满、心烦喜呕、苔黄脉弦等症。

临床应用

大柴胡汤广泛用于治疗以急性胆囊炎、急性胰腺炎等急腹症为代表的内、外、妇、儿、眼、皮肤诸科疾病。

3. 里实胀重于积

原文

痛而闭[1]者，厚朴三物汤主之。（11）

厚朴三物汤方

厚朴八两　大黄四两　枳实五枚

上三味，以水一斗二升，先煮二味，取五升，内大黄，煮取三升，温服一升，以利为度。

词解

[1]闭：即大便闭结不通。

释义

本条论述腹满胀重于积的证治。腹满胀痛而大便秘结，病机为气滞不行，实热内结，且气滞重于实积，故治疗用厚朴三物汤行气除满、通便泄热。方中重用厚朴行气除满，辅以大黄、枳实通腑去积泄热，诸药相合，则腹满痛闭皆除。

临床应用

厚朴三物汤用于治疗以脐腹痞满胀痛、便秘为主要表现的病证，如急性肠炎、痢疾、肠功能紊乱、不完全性肠梗阻等。

4. 里实积胀俱重

原文

腹满不减，减不足言，当须下之，宜大承气汤。（13）

释义

本条论述腹满积胀俱重的证治。病腹部胀满，持续不能缓解，或虽有减轻，但减轻程度微乎其微，这是腹满里实证，由气滞与燥屎内结于肠引起，其证具有胀积俱重的特点，故以大承气汤攻下里实。方用大黄荡涤胃肠、泄热逐实，芒硝润燥软坚，枳实、厚朴行气散结除满。

辨治要领

腹满持续不减，辨属里热实证。临床当伴有腹胀痛，按之坚硬痛甚，便秘或下利秽臭，舌苔老黄或起芒刺，脉沉实等。

医案举例

许生咏堂母病请治，据云因食豚肝面饼，后偶触怫郁，致患腹痛。自用麦芽、楂曲、香砂、二陈不应。因其痛在少腹，以为寒凝厥阴，加吴萸、炮姜，服之益剧。予问："痛处可按乎？"曰："拒按。"又问："日来便乎？"曰："未也。"切脉沉细，视舌苔黄，中心焦燥，顾谓生曰："此下证也。"生曰："连服温消，诸剂不验，因家母平素质亏，且脉沉细，故未敢下。"予曰："痛剧脉伏，此理之常，质虽虚而病则实，书称'腑病以通为补'；仲师云'腹满不减，减不足言，当下之'，又云'舌黄未下者，下之黄自去'，今满痛拒按，舌黄焦燥，下证悉具，夫复何疑？"方定大承气汤，用元明粉代芒硝，仍加香砂、楂曲兼行气滞。服头煎后，便行一次，其病略定；遂服复煎，夜半连下三次，痛势大减，舌干转润，易以调中和胃，旬后起居如常。〔清·程杏轩.杏轩医案.合肥：安徽人民出版社.1959：30〕

按：腹满痛拒按，舌黄焦燥是本案用大承气汤攻下的主要依据。

5. 寒饮逆满

原文

腹中寒气，雷鸣切痛[1]，胸胁逆满，呕吐，附子粳米汤主之。（10）

附子粳米汤方

附子一枚（炮）　半夏半升　甘草一两　大枣十枚　粳米半斤

上五味，以水八升，煮米熟，汤成，去滓，温服一升，日三服。

词解

①雷鸣切痛：形容肠鸣重，如同雷鸣；腹痛剧，如刀切之状。

释义

本条论述中焦虚寒，水饮内停的腹满证治。腹痛肠鸣，病机为脾胃阳虚，滋生阴寒，停聚水湿。因寒饮滞留于胃肠而致"雷鸣切痛"，寒饮上逆而致"胸胁逆满，呕吐"，治用附子粳米汤温中散寒、化饮降逆。方中炮附子温中散寒以止痛，半夏化饮降逆以治呕，粳米、甘草、大枣补益脾胃以缓急。

辨治要领

①附子粳米汤证的主症是腹中冷痛、呕吐、肠鸣辘辘、苔白滑、脉沉迟等。

②附子大辛大热，粳米、甘草、大枣补中缓急，两者相合既能温中散寒、止痛缓急，又能防止附子辛热太过。这是张仲景药物配伍的特点之一。

临床应用

附子粳米汤常用于治疗霍乱四逆、胃寒翻胃及属中焦虚寒停饮的胃痉挛、消化性溃疡等疾病。

6. 寒饮腹痛

原文

寒气厥逆①，赤丸主之。（16）

赤丸方

茯苓四两　半夏四两（洗）　乌头二两（炮）　细辛一两

上四味，末之，内真朱②为色，炼蜜丸，如麻子大，先食酒饮下三丸，

日再夜一服；不知，稍增之，以知为度。

词解

①厥逆：这里并言症状与病机，是指阴阳气不相顺接，致手足逆冷。

②真朱：即朱砂。

释义

本条论述寒饮并发厥逆的腹痛证治。阳虚阴盛，寒饮上逆是谓"寒气厥逆"之病机。据方测证，当具腹满痛、肢厥、呕吐、心下悸、舌质淡红、多齿痕、苔白滑、脉沉细而迟等症。故治用赤丸以散寒止痛、化饮降逆。方中乌头、细辛去沉寒痼冷以止痛救逆，茯苓、半夏化饮降逆以止呕，朱砂重镇降逆，蜜调和乌头与半夏两味反药之性，诸药相合，发挥止痛、止呕、救逆之效。

辨治要领

①重症宜峻剂。凡腹痛甚而肢厥、苔薄白、脉沉细而迟者，为腹中沉寒痼冷夹水饮上逆之重症，宜用大辛大热的赤丸救治。

②猛药应缓用。赤丸并用乌头、细辛、半夏、朱砂四味有毒药物，其中乌头与半夏又属反药，故在通过不同炮制缓解其毒性的基础上，炼蜜为丸，小剂量连续服用，以求缓图，并强调以知为度，中病即止，防过用伤正，欲速不达。

临床应用

赤丸常应用于治疗因寒饮上逆所致寒疝、腹痛、心下悸、哮喘，寒痰蒙窍所致癫痫，以痛痹为主的风湿性关节炎及胃积水等病证。

7. 脾虚寒盛

原文

心胸中大寒痛，呕不能饮食，腹中寒，上冲皮起，出见有头足，上下

痛而不可触近，大建中汤主之。（14）

大建中汤方

蜀椒二合（去汗）　　干姜四两
人参二两

上三味，以水四升，煮取二升，去滓，内胶饴一升，微火煎取一升半，分温再服，如一炊顷①，可饮粥二升，后更服，当一日食糜②，温覆之。

词解

①一炊顷：意即烧一餐饭的时间。

②食糜：即喝粥。

释义

本条论述虚寒性腹满痛的证治。病由脾胃阳衰，阴寒气盛，上逆于胃，并及心胸引起，除呕吐不能饮食外，自腹部到心胸部位疼痛剧烈，且腹部可出现犹如头、足般的块状物上下起伏，攻冲作痛，手不可触按。治疗用大建中汤温阳建中，祛寒止痛。方中蜀椒、干姜温中散寒，人参、饴糖补气缓中，诸药相协，大建中气，温阳助运，则阴寒自散，诸症悉除。

辨治要领

本条腹满痛"不可触近""呕不能饮食"，看似实证，实为脾胃阳虚、阴寒内盛之重症。据方测证，临床有腹痛部位不固定，腹满时减，且兼手足逆冷，苔薄白，脉沉伏等表现。

临床应用

大建中汤常用于治疗虚寒性吐利、疝瘕及慢性胃炎、胃痉挛、消化性溃疡、内脏下垂等病证。

医案举例

陈某，女，37岁。素体虚寒，常喜热饮，一日不慎受凉，脘腹急痛如刀割，疼痛放射至胛部，痛楚甚剧，时而前俯后仰或弯腰按腹，时而转辗反侧，合眼甩头，伴有恶心，呕吐苦汁，并吐出蛔虫1条。触诊在上腹近心窝处剧痛拒按，四肢发凉。察其舌淡，苔薄白，脉象沉弦。诊断为蛔厥，即胆道蛔虫症。治拟温中散寒，安蛔止痛，予大建中汤。川椒3g，干姜6g，党参9g，红糖1匙，先煎前3味，去滓，纳红糖，微火调烊，趁热小口顿服。服后随即痛止，安然入寐，熟睡一夜，次日下床，一如常态，嘱其节饮食，慎生冷，善自调理，至今17年，追访未再发。〔王锦槐．大建中汤治蛔厥．浙江中医杂志．1981，16（5）：210〕

按：本案蛔厥腹痛拒按、呕吐、四肢发凉，病机是脾胃虚寒，故用大建中汤一剂而瘥。

8. 寒积积滞

原文

胁下偏痛，发热，其脉紧弦，此寒也，以温药下之，宜大黄附子汤。（15）

大黄附子汤方

大黄三两　　附子三枚（炮）　　细辛二两

上三味，以水五升，煮取二升，分温三服；若强人，煮取二升半，分温三服。服后如人行四五里，进一服。

释义

本条论述寒实内结的腹满痛证治。胁下偏痛，是指胁腹胀满疼痛于一侧，不同于虚寒腹满之两胠疼痛。其发热是阴寒内盛、阳气郁遏之故。脉紧弦，主寒主痛，是寒实内结于胃肠所致。因寒实内结，当用温药攻下，故以大黄附子汤温阳通便。方用附子、细辛温经散寒止痛，大黄泻下通便，使寒去便通，其胁腹满痛自止。

辨治要领

配伍灵活是张仲景用药的特色之一，临床应随具体证情而定，如大黄附子汤中细辛与附子同用，是温阳散寒，合大黄治寒实积聚于里，属温阳通便法。

临床应用

大黄附子汤常被用于治疗寒疝胸腹绞痛、脐痛拘挛急迫及属于寒实内结的慢性痢疾、慢性肾功能不全、肠梗阻等疾病。

二、寒疝

（一）证治

1. 阴寒痼结证

原文

腹痛，脉弦而紧，弦则卫气不行，即恶寒，紧则不欲食，邪正相搏，即为寒疝。绕脐痛，若发则白汗①出，手足厥冷，其脉沉紧者，大乌头煎主之。（17）

乌头煎方

乌头（大者）五枚（熬，去皮，不㕮咀）

上以水三升，煮取一升，去滓，内蜜二升煎，令水气尽，取二升，强人服七合，弱人服五合。不差，明日更服，不可一日再服。

词解

①白汗：指剧痛时出的冷汗。

释义

本条论述寒疝的病机和证治。腹痛而见弦紧之脉，主寒邪凝结。因阳气虚衰，卫气不行于表而恶寒，胃阳不运则不欲食；寒邪内结，正邪相搏，则绕脐腹部剧痛。如脉象由弦紧而转为沉紧，说明里阳益虚而阴寒更盛，致使气机闭塞，阴阳之气难以顺接，因而出现四肢逆冷，冷汗淋漓，以及唇青面白、舌淡苔白等症。治用大乌头煎破积散寒止痛。方中以大辛大热的乌头去沉寒痼冷，温通经脉，缓急止痛；佐蜂蜜缓急补虚，延长药效，并制乌头之毒性。本方药性峻烈，故用时宜慎之又慎。

辨治要领

用峻猛之剂应注意兼顾体质，防止毒副作用。大乌头煎破积散寒止痛，性势峻烈，应根据体质及服药后的反应谨慎用药。

临床应用

大乌头煎为辛热峻剂，可用来治疗内寒较重的胃肠神经官能症、胃肠痉挛、痛痹等病证。

医案举例

京师界街贾人井筒屋播磨家仆，年七十余。自壮年患疝瘕，十日五日必一发，壬午秋大发，腰脚挛急，阴卵偏大，欲入腹，绞痛不可忍，众医皆以为必死，先生诊之，作大乌头煎使饮之，斯臾，眩瞑气绝，又顷之，心腹鸣动，吐出水数升，即复故，尔后不复发。〔陆渊雷.金匮要略今释.北京：人民卫生出版社.1955：179〕

按：本案为腹中阴寒固结之证，非仲景大乌煎不足以治。

2. 血虚内寒

原文

寒疝腹中痛，及胁痛里急者，当归生姜羊肉汤主之。（18）

当归生姜羊肉汤方

当归三两　生姜五两　羊肉一斤

上三味，以水八升，煮取三升，温服七合，日三服。若寒多者，加生姜成一斤；痛多而呕者，加橘皮二两，白术一两。加生姜者，亦加水五升，煮取三升二合，服之。

释义

本条论述血虚内寒的寒疝证治。寒疝多因腹中寒甚而发，发则多以绕脐剧痛为特点。本条寒疝腹中疼痛引及胁肋，筋脉拘急，但痛多轻缓，喜温喜按，病机属血虚内寒，筋脉失养，故治疗用当归生姜羊肉汤养血散寒。方中以当归养血，生姜散寒，羊肉补虚生血，诸药合用，可收补虚散寒止痛之效。

辨治要领

临床治病应充分发挥医食同源的作用。张仲景当归生姜羊肉汤治疗血虚寒疝为临床作了示范。

临床应用

当归生姜羊肉汤常用于食疗强身，尤其是产后及失血后的调养。可用于血虚内寒性产褥热、产后恶露不尽、肌衄、久泻及低血压性眩晕、十二指肠球部溃疡等病，使用时应酌情加味。

3. 寒疝兼表

原文

寒疝腹中痛，逆冷，手足不仁，若身疼痛，灸刺诸药不能治，抵当[①]乌头桂枝汤主之。（19）

乌头桂枝汤方

乌头

上一味，以蜜二斤，煎减半，去滓，以桂枝汤五合解之[②]，得一升后，初服二合。不知，即服三合。又不知，腹加至五合。其知者，如醉状，得吐者，为中病。

桂枝汤方

桂枝三两（去皮）　芍药三两　甘草二两（炙）　生姜三两　大枣十二枚

上五味，锉，以水七升，微火煮取三升，去滓。

词解

①抵当：犹言"只宜"之意。

②解之：即混合、稀释之意。

释义

本条论述寒疝兼表证的证治。寒疝症见腹中痛、四肢逆冷、手足麻痹不仁，是阴寒内盛、阳衰失展所致；身体疼痛，则是外寒痹阻、营卫不利之故。此表里同病，内外俱寒，仅以针灸、汤药单纯治表或温里，难以收效。只能以乌头桂枝汤表里两解，去内外之寒。方中乌头逐阴止痛，桂枝汤调和营卫。服药后，有的见醉酒状，并呕吐者，为寒去病除的中病现象。

辨治要领

乌头用量应据痛证的轻重缓急而定。此外，乌头桂枝汤煎服方法与服药后的观察，值得重视。

临床应用

乌头桂枝汤常用于治疗痛风、风湿与类

风湿关节炎、坐骨神经痛等疾病。

医案举例

袁某，青年农妇。体甚健，经期准，已有子女三四人矣。一日少腹大痛，筋脉拘急而未少安，虽按亦不住，服行经调气药不止，迁延十余日，痛益增剧。迎余治之，其脉沉紧，头身痛，肢厥冷，时有汗出，舌润，口不渴，吐清水，不发热而恶寒，脐以下痛，痛剧则冷汗出，常常有冷气向阴户冲去，痛处喜热敷，此由冷气积于内，寒气搏结而不散，脏腑虚弱，风冷邪气相击，则腹痛里急而成纯阴无阳之寒疝。窃思该妇经期如常，不属于血凝气滞，亦非伤冷食积，从其脉紧肢厥而知为表里俱寒……处以乌头桂枝汤：制乌头 12g，桂枝 18g，芍药 12g，甘草 6g，大枣 6 枚，生姜 3 片，水煎，兑蜜服。上药连进 2 帖，痛减厥回，汗止人安。换方当归四逆加吴茱萸生姜汤……以温经通络，清除余寒，病竟愈。〔赵守真．治验回忆录．北京：人民卫生出版社，1962：76〕

按：本案腹痛、头身痛、肢厥冷、汗出属于表里俱寒的病机，故用乌头桂枝汤表里并治。

（二）误治变证

原文

夫瘦人绕脐痛，必有风冷，谷气不行①，而反下之，其气必冲，不冲者，心下则痞也。（8）

词解

①谷气不行：即水谷不化而大便秘结不行。

释义

本条论述寒疝误下的变证。瘦人多正气不足，脾胃虚弱，如见绕脐腹痛，多为感受风寒而阴寒内结所致。外寒入里，胃肠失运，腑气不行，故大便不通。此时如误认为实滞内积而施以攻下，则易损阳伤胃，产生若干变证，或者因寒盛于下而气逆冲上，或者因邪气内陷心下而成痞证。

三、宿食

（一）脉症

原文

脉紧如转索无常者，有宿食也。（25）

脉紧头痛，风寒，腹中有宿食不化也。（26）

释义

以上两条论述宿食病的脉象与兼症。宿食的脉象是紧脉，但时紧时松，疏密不匀，犹若转动而变幻不定的绳索，也可呈紧、滑并见之象。此乃宿食内停，气机不畅。其症可见嗳腐吞酸，不欲食，乃至胸闷，脘痞，腹痛等。紧脉若为外感风寒所致，当伴有恶寒、发热、头痛等表现。

（二）证治

1. 宿食在下

原文

问曰：人病有宿食，何以别之？师曰：寸口脉浮而大，按之反涩，尺中亦微而涩，故知有宿食，大承气汤主之。（21）

脉数而滑者，实也，此有宿食，下之愈，宜大承气汤。(22)

下利不饮食者，有宿食也，当下之，宜大承气汤。(23)

释义

此三条共论宿食在下的脉症和治法。

如宿食内结，气壅于上，所以寸口脉浮大且有力，又因积滞较久，胃肠气滞不通，所以寸口重按可见涩脉，而且尺脉重按亦沉滞有力。治用大承气汤下其宿食。

数脉主热，滑而兼数，是胃肠有实热，由于宿食新停，胃肠气机壅滞不甚，故用大承气汤攻下。

宿食病见到下利，仍不欲进食，可知宿食尚未悉去，所谓伤食恶食，可用大承气汤因势利导下其宿食，此为"通因通用"之法。

2. 宿食在上

原文

宿食在上脘，当吐之，宜瓜蒂散。(24)

瓜蒂散方

瓜蒂一分（熬黄）　赤小豆一分（煮）

上二味，杵为散，以香豉七合煮取汁，和散一钱匕，温服之，不吐者少加之，以快吐为度而止。

释义

本条论述宿食在上的证治。宿食初停上脘，正气欲驱邪外出，故其证多有胸脘痞闷、温温欲吐、嗳腐、脉紧等表现，当因势利导，方用瓜蒂散催吐宿食。方中以瓜蒂涌吐实邪，赤小豆行水解毒，香豉汁开郁结、和胃气，并载药上行。

辨治要领

①因势利导是张仲景治病的特色之一。宿食在下，腑气不通，则用大承气汤攻下；宿食在上，温温欲吐，有上越之势，则用瓜蒂散涌吐。

②应用瓜蒂散以形体壮实为前提，且必须注意下列三点：一是趁热一次性顿服；二是服后不吐或吐之不爽者，可加用以物探吐法，或考虑加量再服；三是吐之爽快者，立即止服。

临床应用

本方常用于治疗醉酒、误食毒物，另可用于治疗体壮气厥而痰涎壅塞之证。

医案举例

张子和之仆，尝与邻人同病伤寒，俱至六七日，下之不通，邻人已死，仆发热极，投与井中，捞出以吸水贮之槛，使坐其中，适张游他方，家人偶记张治法，曰："伤寒三日不通，不可再攻，便当涌之。"试服瓜蒂散，良久吐胶痰三碗许，与宿食相杂在地，状如一帚，顿快，乃知世医杀人多矣。〔清·魏之琇.续名医类案.北京：人民卫生出版社.1997：9〕

按：本案痰食蕴阻，病位偏上，故下之不应，非涌吐实邪不能愈。

小结

腹满是以腹部胀满为主要症状，病因病机较复杂。寒疝是指因寒气攻冲而引起的以腹中急疼痛为特征的一种病证，除少数属于表里俱寒外，多数属于里寒。宿食是因脾胃功能失常或暴饮暴食致使食物滞留于胃肠，经宿不化而引起的一种疾病。

表 10 – 1　腹满辨证表

辨证	腹证、脉证	病机	治法
虚寒性腹满证	腹满时减，复如故，舌质淡，苔白滑；腹部按之不痛，喜温喜按	脾胃阳虚，寒凝气滞	温中补虚
实热性腹满证	腹满不减，减不足言，舌质红，苔黄腻；腹部按之痛或拒按	实积肠道，腑气不畅	苦寒攻下

表 10 – 2　腹满证治表

病证类型		症状	治法	主方
实热性腹满	阳明里实兼表寒	腹胀满，发热，脉数	通下里实，兼以解表	厚朴七物汤
	阳明里实兼少阳	腹胀满连及心下与两胁，往来寒热等	攻里和表	大柴胡汤
	实热内积，气滞壅滞	腹胀满疼痛，大便秘结不通	行气除满，通便泄热	厚朴三物汤
	燥屎内积，腹中气滞，胀积俱重	腹满不减，减不足言	峻下积滞，荡涤肠胃	大承气汤
虚寒性腹满	寒饮逆满证	腹中雷鸣切痛，胸胁逆满，呕吐	温中化饮	附子粳米汤
	寒饮腹痛证	腹满痛，肢厥冷，呕吐，心下悸	散寒化饮降逆	赤丸
	阳虚寒盛证	腹满痛不可触近，呕而不能食	温阳建中	大建中汤
	阳虚寒实内结证	胁腹满痛，发热，大便不通	温下寒积	大黄附子汤

表 10 – 3　寒疝证治表

病证类型	症状	治法	主方
阴寒痼结证	发作性绕脐痛，肢冷，汗出，脉沉紧	破积散寒止痛	大乌头煎
表里俱寒证	腹痛肢冷，手足不仁，身体疼痛	表里双解，散寒止痛	乌头桂枝汤
血虚寒滞证	腹痛及胁痛里急	养血散寒	当归养血汤

表 10 – 4　宿食证治表

病位	治法	主方
宿食在上	吐法	瓜蒂散
宿食在下	下法	大承气汤

复习思考题

1. 虚实性腹满的辨证要点有哪些？

2. 试析实热性腹满证治方药的特点。

3. 比较大建中汤证、大黄附子汤证与附子粳米证的异同。

4. 寒疝腹痛的证治如何？

五脏风寒积聚病脉证并治第十一

本篇论述五脏风寒、五脏死脉（真脏脉）、三焦各部病证及积、聚、䅽气的鉴别。以上疾病均与五脏有关，故合为一篇讨论。其中五脏风寒部分脱简较多，但对肝着、脾约、肾着三病的理法方药论述完备。肝着以胸胁痞闷，甚者胀痛、刺痛为特征。脾约以大便干结，小便频数为特征。肾着以腰及以下部位冷痛、沉重为特征。

一、五脏病证治举例

（一）肝着

原文

肝着，其人常欲蹈其胸上[1]，先未苦时，但欲饮热，旋覆花汤主之。(7)

旋覆花汤方

旋覆花三两　葱十四茎　新绛少许

上三味，以水三升，煮取一升，顿服之。

词解

①蹈其胸上：蹈，原为"足踏"之意，此处指用手推揉按压，甚则捶打胸部。

释义

本条论述肝着的证治。肝着，是由于肝脏受邪而疏泄失常，其经脉气血郁滞，着而不行所致。主要表现为胸胁痞闷不舒，甚或胀痛、刺痛。若用手揉按、捶打胸部，可促使气机舒展，气血运行而症状暂时缓解。本病初起在气分，得热饮可使气机通利，痛苦减轻。病变发展，气血不利，经脉瘀滞，虽得揉按或热饮也无济于事，宜用旋覆花汤治疗。方中旋覆花下气而善通肝络，新绛活血化瘀，葱茎通阳散结，三药合用，共奏行气活血、通阳散结之效。

辨治要领

①肝着以胸胁痞闷，甚者胀痛、刺痛为辨证要点，病变初起喜热饮或揉按、捶打胸部。

②肝着病机为肝经气血瘀滞，着而不行，治疗以活血通络为主。

③方中新绛临床可用茜草、红花、苏木替代。

临床应用

本方加活血化瘀、理气通络之品可用于治疗肋间神经痛、慢性肝胆疾患、慢性胃炎、冠心病等。

医案举例

于某，男，36岁，1980年6月23日初诊。

病家自述强力负重后，出现左侧胸胁疼痛如刺，痛处不移，且入夜更甚，夜寐不安，以手按揉稍舒，咽喉略燥，喜热饮，舌质偏黯，脉沉涩。治拟活血祛瘀，疏肝通络。旋覆花（包）18g，茜草根 6g，归尾、郁金各 9g，青葱 5 支。服药 3 剂后，胸胁疼痛大减，夜寐随之亦转安宁。续用原方 3 剂，巩固治之而愈。（何若萍．中国百年百名中医临床家丛书·何任．北京：中国中医药出版社，2001：206）

按：本案病机为肝经气血瘀滞不通，且瘀血为重，治疗时于旋覆花汤中酌加当归、郁金增强活血祛瘀止痛之力。

（二）脾约

原文

趺阳脉浮而涩，浮则胃气强，涩则小便数，浮涩相搏，大便则坚，其脾为约①，麻子仁丸主之。（15）

麻子仁丸方

麻子仁二升　芍药半斤　枳实一斤　大黄一斤　厚朴一尺　杏仁一升

上六味，末之，炼蜜和丸梧子大，饮服十丸，日三，以知为度。

词解

①其脾为约：指胃强脾弱，脾被胃所约束。为，作"被"解。

释义

本条论述脾约的病机和证治。趺阳脉用以候脾胃，脉浮主胃热气盛，脉涩主脾津不足。由于胃强脾弱，脾不能为胃行其津液而肠道失润，故大便干结；胃热气盛，迫使津液偏渗膀胱，故小便频数。治用麻子仁丸泄热润燥，缓通大便。方中麻子仁、杏仁、芍药润燥滑肠，大黄、枳实、厚朴泄热通便，炼蜜为丸可甘缓润肠。诸药合用，使燥热得

泄，津液恢复，脾约可愈。

辨治要领

①脾约以大便干结、小便频数为辨证要点。

②麻子仁丸由润肠药与行气泻下药配伍组方，具有润而不腻、泻而不峻的特点，为润肠通便的缓下剂。

临床应用

本方多用于治疗习惯性便秘、老年性便秘、腹部及肛门手术后便秘、糖尿病伴有排便困难、尿频等。

（三）肾着

原文

肾着之病，其人身体重，腰中冷，如坐水中，形如水状，反不渴，小便自利，饮食如故，病属下焦，身劳汗出，衣里冷湿，久久得之，腰以下冷痛，腹重如带五千钱，甘姜苓术汤主之。（16）

甘草干姜茯苓白术汤方

甘草　白术各二两　干姜　茯苓各四两

上四味，以水五升，煮取三升，分温三服，腰中即温。

释义

本条论述肾着的病因和证治。肾着由寒湿痹着腰部所致，因腰为肾之外府，故名肾着。其病因为劳动汗出，湿衣贴身，致使寒湿侵袭，阳气痹阻。症见腰部冷痛和沉重。原文"如坐水中""形如水状"，都是形容腰部既冷又重。因病属下焦，但未及内脏，故口不渴，小便自利，饮食如故。治疗时只需将经络肌肉的寒湿祛除，则肾着可愈。方中

干姜配甘草温中散寒，茯苓配白术健脾祛湿。四药合用，共奏温中健脾、散寒除湿之功。本方主治肾着，故又名肾着汤。

辨证要领

肾着由寒湿侵袭腰部所致，症状以腰及腰以下部位冷、痛、沉重为特征。

临床应用

本方在临床上主要用于治疗寒湿型腰痛、腰椎间盘突出、慢性盆腔疼痛及慢性腹泻等。

医案举例

冯某，男，54岁。患腰部冷痛，如坐水中，饮食少思，大便稀溏，舌苔白滑，脉象濡缓。此寒湿着于腰部肌肉之分，腰为肾之府，即《金匮》所谓"肾着"之病。治宜温中散寒，健脾燥湿，用甘姜苓术汤。干姜6g，甘草3g，茯苓10g，白术12g，服5剂，并配合温灸理疗，食欲好转，大便成条。仍用原方加党参12g，再服5剂，腰痛亦止。〔谭日强. 金匮要略浅述. 北京：人民卫生出版社，1981：193〕

按：本案既有腰部冷痛，如坐水中的肾着症状，又见饮食少思，大便稀溏症状，说明寒湿不仅痹着腰部肌肉，且寒湿困脾，脾运失职，治疗采用内服甘姜苓术汤，同时配合温灸理疗，内外合治，故取效明显。

（四）心伤

原文

心伤者，其人劳倦，即头面赤而下重，心中痛而自烦，发热，当脐跳，其脉弦，此为心脏伤所致也。（10）

释义

本条论述心伤的脉症。心伤者，心之气血损伤，一有劳作则气更虚，血更亏，阳气浮于上则头面赤而下身沉重无力；心虚失养，热动于中，则心中痛而自烦、发热；心气虚于上而肾气动于下，则当脐跳动；气血两伤，不能濡养经脉，故脉象由圆润滑利变为长直劲急。

（五）癫狂

原文

邪哭[①]使魂魄不安者，血气少也；血气少者属于心，心气虚者，其人则畏，合目欲眠，梦远行，而精神离散，魂魄妄行。阴气衰者为癫，阳气衰者为狂。（12）

词解

①邪哭：指精神失常，无故悲伤哭泣，有如邪鬼作祟。

释义

本条论述因血气虚少出现精神异常的病证。肝藏血，肺主气，而血气之主宰归于心。肝藏魂，肺藏魄，若心之血气虚少，肝肺失养，则魂魄不安而无故悲伤哭泣；心虚则神怯，故其人畏惧恐怖；神气不足，则合目欲眠；神不守舍，则梦远行；心神不敛，精气涣散，则魂魄失统而妄行。如病势进一步发展，阴气虚者可转变为癫证，阳气虚者可转变为狂证。

二、三焦病证举例

（一）三焦竭部

原文

问曰：三焦竭部[①]，上焦竭善噫[②]，

何谓也？师曰：上焦受中焦气未和，不能消谷，故能噫耳。下焦竭，即遗溺失便。其气不和，不能自禁制，不须治，久则愈。(18)

词解

①三焦竭部：三焦各部所属脏腑的机能衰退。

②噫：嗳气。

释义

本条论述三焦各部脏腑生理机能衰退，相互影响或直接发生的病变。三焦各部所属脏腑在生理上相互为用，相互协调，相互维系，在病理上则相互影响。例如，上焦受气于中焦，若中焦脾胃机能衰退，不能消化水谷，胃中陈腐之气逆于上焦，则出现嗳气。下焦为肾、膀胱、大小肠所居部位，若这些脏腑机能衰退，不能制约二便，则出现遗尿或大便失禁。善嗳气、遗尿、大便失禁等皆因三焦功能一时失调所致，故不必急于药物治疗，待三焦气和，脏腑功能恢复，其病自愈。

（二）热在三焦与大小肠寒热

原文

师曰：热在上焦者，因咳为肺痿；热在中焦者，则为坚；热在下焦者，则尿血，亦令淋秘①不通，大肠有寒者，多鹜溏②；有热者，便肠垢③。小肠有寒者，其人下重便血；有热者，必痔。(19)

词解

①淋秘：淋指小便滴沥涩痛；秘指小便闭塞不通。

②鹜溏：鹜即鸭。鹜溏，即鸭溏，形容大便如鸭之大便，水粪杂下。

③肠垢：指大便黏滞垢腻。

释义

本条论述热在三焦的病证及大小肠有寒有热的证候。热在上焦，熏灼于肺，肺失清肃则气逆而咳，咳久气阴俱伤，可以形成肺痿。热在中焦，消灼脾胃之阴津，肠道失润，则大便燥结坚硬。热在下焦，肾与膀胱受累，热灼络脉，故尿血；热结气分，气化不行，则小便淋沥涩痛或癃闭不通。大肠为传导之官，其病则为传导功能失职，但证情有寒热之别。大肠有寒，则水谷杂下而为鹜溏；大肠有热，则大便黏滞垢腻而不爽。小肠为受盛之官，其病则受盛化物功能失常。小肠有寒，则阳虚气陷而不能摄血，故见下重便血；小肠有热，则热邪下注而为痔疮。

三、积、聚、榖气

原文

问曰：病有积、有聚、有榖气①，何谓也？师曰：积者，脏病也，终不移；聚者，腑病也，发作有时，展转痛移，为可治；榖气者，胁下痛，按之则愈，复发为榖气。诸积②大法，脉来细而附骨者，乃积也。(20)

词解

①榖气：指水谷之气停积留滞，土壅侮木，肝气郁结的疾病。

②诸积：泛指由气、血、痰、食、虫等积滞所引起的多种疾病。

释义

本条论述积、聚、槃气的区别和积病的主要脉象。积和聚都是指体内包块，但两者有别。积为脏病，推之不移，痛有定处，病属血分，病程较长，病情较重，治疗较难。聚为腑病，聚散无常，痛无定处，病属气分，病程较短，病情较轻，治疗较易。槃气是由于饮食停滞，土壅侮木，肝气郁结所致，其主症为胁下胀痛，按之则减，过后复发。治应疏肝理气，消食导滞。积病在脏属阴，故"脉来细而附骨"。

辨治要领

①积为脏病，由瘀血所致，聚为腑病，由气滞引起，但由于气滞与血瘀交互影响，故临床常积聚并称。

②槃气与宿食不同。槃气病在肝胃，以胁下痛，按之即愈，继而复发为主症，治以理气为主，消食为辅；宿食病在胃肠，以脘腹疼痛，按之不减，兼见嗳腐吞酸，呕恶厌食等，治以消食为主，兼以理气。

四、五脏死脉

原文

肺死脏，浮之虚，按之弱如葱叶，下无根者，死。(3)

释义

本条论述肺死脏的脉象。肺的真脏脉表现为浮取虚弱无力，按之如葱叶外薄中空，沉取无根，为肺气已绝之象。

原文

肝死脏，浮之弱，按之如索不来①，或曲如蛇行②者，死。(6)

词解

①如索不来：脉象如绳索之悬空，漂浮游移，应手即去，不能复来。

②曲如蛇行：脉象如蛇行之状，曲折逶迤而不能畅达，无柔和感。

释义

本条论述肝死脏的脉象。肝的真脏脉表现为浮取弱小，重按则如索不来，或曲如蛇行，说明脉无胃气，肝之真气已绝。

原文

心死脏，浮之实如麻豆，按之益躁疾者，死。(11)

释义

本条论述心死脏的脉象。心的真脏脉表现为浮取坚实，如弹丸、豆粒样转动，重按则躁疾不宁，说明心血枯竭，心气涣散。

原文

脾死脏，浮之大坚，按之如覆杯洁洁①，状如摇者，死。(14)

词解

①按之如覆杯洁洁：形容脉象中空，如覆空杯。

释义

本条论述脾死脏的脉象。脾的真脏脉表现为浮取大而坚，毫无柔和之象，重按则如覆杯，外坚而中空，脉律不齐，躁急无根，为脾气败散之象。

原文

肾死脏，浮之坚，按之乱如转丸①，益下入尺中者，死。(17)

词解

①乱如转丸：形容脉象躁动，如弹丸之乱转。

释义

本条论述肾死脏的脉象。肾的真脏脉表现为轻取坚而不柔和，重按乱如转丸，躁动不宁，尺部尤为明显，这是真气不固而外脱之象。

小结

肝着为肝经气血郁滞，着而不行所致，以胸胁痞闷、胀痛或刺痛为主要表现，治疗以行气活血、通阳散结为法；脾约为胃强脾弱，燥热伤津所致，以大便干结、小便频数为主要表现，治疗以泄热润燥、缓通大便为法；肾着为寒湿侵袭腰部肌肉经络，致使阳气痹阻不通所致，以腰及腰以下部位冷痛、沉重为主要表现，治疗以温中散寒、健脾除湿为法。

人体五脏六腑分属于上、中、下三焦，其病证有寒热虚实之别，临证应将脏腑辨证与三焦辨证、八纲辨证有机结合才能辨证准确。

积、聚、槃气的区别在于：积病在脏在血，病深难治；聚病在腑在气，病浅可治；槃气是饮食所伤，肝胃气滞，其病易治。

表 11 – 1　五脏病证治表

病证类型	病机	症状	治法	主方
肝着	肝经气血郁滞，着而不行	胸胁痞闷不舒，甚或胀痛、刺痛，喜热饮，喜揉按、捶打胸部	行气活血，通阳散结	旋覆花汤
脾约	胃强脾弱，燥热伤津	大便干结，小便频数	泄热润燥，缓通大便	麻子仁丸
肾着	寒湿痹阻腰府	腰及腰以下部位冷痛、沉重	温中散寒，健脾除湿	甘姜苓术汤

表 11 – 2　三焦病症状表

病证类型	病位	症状
热在三焦证	热在上焦	咳嗽
	热在中焦	大便干结
	热在下焦	尿血，小便淋沥涩痛或癃闭不通
大小肠寒热证	大肠	有寒：大便稀溏，水粪杂下
		有热：大便黏滞，垢腻不爽
	小肠	有寒：下重便血
		有热：痔疮

表 11 – 3　积、聚、槃气鉴别表

	病位	病机	症状	病程	病情
积	在脏	血瘀	积块推之不移，痛有定处	长	较重
聚	在腑	气滞	包块聚散无常，痛无定处	短	较轻
槃气	肝胃	谷气壅塞脾胃，肝气郁结	胁下痛，按之则愈，继而复发		较轻

复习思考题

1. 试述肝着的病机、症状和治疗。

2. 脾约证大便坚而小便反数的机理何在？

3. 肾着的病因病机及主症是什么？治疗有何特点？

痰饮咳嗽病脉证并治第十二

本篇论述痰饮和咳嗽，重点在于痰饮，咳嗽由痰饮引起。痰饮病分为痰饮、悬饮、溢饮、支饮四种。痰饮有广义与狭义之分：广义的痰饮包括痰饮、悬饮、溢饮、支饮四种饮病；狭义的痰饮是指四种饮病中的一种，专指饮停肠胃的病变。本篇的痰饮，重在论饮，其形成与肺、脾、肾功能失调有关。

本篇"温药和之"的痰饮病治疗原则，以及根据证候寒热虚实提出的发汗、攻下、利小便等治法，在临床上具有重要的指导作用。

一、病因、脉症与分类

（一）病因与脉症

原文

夫病人饮水多，必暴喘满；凡食少饮多，水停心下，甚者则悸，微者短气。脉双弦者，寒也，皆大下后善虚；脉偏弦者，饮也。（12）

释义

本条论述痰饮病的病因和脉症，可分三层理解。第一层："夫病人饮水多，必暴喘满"，列举痰饮病骤发喘满的原因。病人饮水过多，脾胃运化不及，可致津聚成饮，上逆犯肺，肺失宣降，突发喘促胸满。

第二层："凡食少饮多，水停心下"，点明痰饮病的主因。凡食少之人，必脾胃纳运失常。若脾输布津液失职，津不上承，可见口渴。若"饮多"，更妨碍脾胃运化，致水谷不能化生精微，反滞留成饮，停于心下。

第三层："脉双弦者……脉偏弦者，饮也"，指出痰饮病的常见脉症。痰饮内停，可见单手脉弦，这与饮停局部，郁阻气机有关。若两手脉俱弦则主里寒，多为峻猛药攻下致阳虚之故。

辨治要领

①脾虚为痰饮病的主因。

②痰饮病与阳虚里寒证均可见弦脉，但二者表现有别，痰饮病多见单手脉弦而有力，里虚寒则多表现为双手脉弦而无力。

原文

脉浮而细滑，伤饮（19）

释义

本条指出伤饮的脉象。"伤饮"类似12条"饮水多"的情形，意指饮病初期，饮邪轻浅，故脉浮不沉；脉不见弦而见浮细滑，乃饮邪未深之征。

（二）四饮与主症

原文

问曰：夫饮有四，何谓也？师曰：

有痰饮，有悬饮，有溢饮，有支饮。
（1）

问曰：四饮何以为异？师曰：其
人素盛今瘦，水走肠间，沥沥有声，
谓之痰饮；饮后水流在胁下，咳唾引
痛，谓之悬饮；饮水流行，归于四肢，
当汗出而不汗出，身体疼重，谓之溢
饮；咳逆倚息，短气不得卧，其形如
肿，谓之支饮。（2）

释义

以上两条论述饮病的分类及主症。痰饮
病根据饮停部位分为四类，即痰饮（狭义）、
悬饮、溢饮、支饮。饮走肠间，与气相击，
故沥沥有声；饮停于胃，妨碍脾的运化，饮
食不能化生为精微，肌肉失于充养，则形体
消瘦，故饮停肠胃者，谓之痰饮（狭义）。
饮积胁下，影响肝肺气机升降，致咳唾牵引
胸胁疼痛者，属悬饮。饮流四肢肌肤，阻碍
肺气宣发，腠理开阖失司，营卫运行受阻，
当汗出却不汗出，身体疼痛沉重者，属溢
饮。饮聚胸膈，凌心射肺，致肺失宣降，心
阳被遏，气逆水亦逆，出现咳喘倚息，短气
不能平卧，外形如肿者，属支饮。

原文

肺饮不弦，但苦喘短气。（13）

支饮亦喘而不能卧，加短气，其
脉平也。（14）

释义

以上两条论述支饮轻症的脉症。肺饮属
于支饮，水饮犯肺，气逆不降，故苦于喘促
短气，其脉可不弦。究其缘由，与其病情轻
浅有关。如明·赵以德指出："水积则弦，
未积则不弦。"陈念祖认为本证属"饮之未

甚者"。

支饮为饮停胸膈，妨碍肺气肃降，所以
喘促短气、不能平卧而脉平。"脉平"，指的
是病尚轻浅，在脉象上的反映还不明显。

辨治要领

饮停深浅、饮邪轻重、饮病久暂不同，
其脉各异，故饮病并非都是脉弦。

（三）五脏水饮

原文

水在心，心下坚筑[①]，短气，恶水
不欲饮。（3）

水在肺，吐涎沫，欲饮水。（4）

水在脾，少气身重。（5）

水在肝，胁下支满，嚏而痛。（6）

水在肾，心下悸。（7）

词解

①心下坚筑：上脘部位感觉满闷坚实、
动悸不宁。

释义

以上五条论述五脏水饮症状。水在某
脏，是指饮邪侵扰某脏。因其气机受阻，功
能失常，故有相应表现。

水饮凌心，阻遏心阳，故心下满闷坚
实、动悸不宁；饮犯心胸，妨碍气机升降则
短气；饮属阴邪，阻遏阳气，所以恶水不
欲饮。

水饮射肺，宣降失常，气不布津，津不
上承，则欲饮水；水饮上逆，故吐涎沫。

水饮困脾，运化不健，中气不足，故少
气；水饮浸渍，则身重。

水饮侵肝，郁遏肝气，故胁下支满；饮
邪循经扰肺，则嚏引胁下痛。

水饮犯肾，气化失司，饮动于下，上凌于心，故心下悸。

辨治要领

原文第1、2条将饮病分四类，侧重在饮停部位；此五条言水在五脏，着眼于饮邪对五脏的侵扰。可知辨治痰饮病，既要明了饮停部位，还须识别饮犯何脏。

（四）留饮与伏饮

原文

夫心下有留饮，其人背寒冷如手大。（8）

留饮者，胁下痛引缺盆，咳嗽则辄已①。（9）

胸中有留饮，其人短气而渴；四肢历节痛。脉沉者，有留饮。（10）

词解

①辄已：此处可理解为转甚、加剧，即咳嗽时疼痛加剧。

释义

以上三条论述留饮的证候。留饮，指水饮久留不去者。饮留部位不同，见症各异。饮留心下，阻遏阳气，使之不能通达背部，且饮邪又流注于背俞穴，遂致背冷如手大。

饮留胁下，阻遏气机，肝络失和，则胁下痛牵引缺盆亦痛；因咳嗽时振动病所，故其痛尤甚。

饮留胸中，妨碍呼吸之气，则短气，气不布津，故渴。饮留四肢，致关节局部阳气不通，可见四肢历节痛。无论饮留何处，均易痹阻阳气，所以留饮多见脉沉。

辨治要领

①饮邪久留可流注经络、肌肉、筋骨为

患，并按流注部位有不同的表现。

②留饮反映了饮病顽固难去的特征。

临床应用

饮停致背寒冷如手大，应与外感风寒的背恶寒区别。本证可用苓桂术甘汤治疗。

后世医家根据留饮致"四肢历节痛"的理论，认为历节、痹证日久，因痰凝关节，瘀阻络脉，可致肢麻、痛剧，甚者骨节变形，故宜酌加化痰散结、活血通络之品。

原文

膈上病痰，满喘咳吐，发则寒热，背痛腰疼，目泣自出，其人振振身瞤剧，必有伏饮。（11）

释义

本条论述膈上伏饮及其发作时的表现。伏饮，指痰饮伏于胸膈，难以根除者。饮伏膈上胸中，心阳被阻，肺失肃降，平素即见胸满气喘、咳吐痰涎等。一旦感受外邪，辄引动内饮，加重病情。风寒袭表，正邪相争，太阳经脉不利，故恶寒发热，背痛腰疼；外寒里饮，郁闭肺气，气逆不降，故满喘咳吐加剧，涕泪自出，甚者因喘剧可出现身体震颤动摇，不能自主。

辨治要领

①"伏"字反映了痰饮潜伏胸膈深痼难除或不易察觉，故治满喘咳吐证，需仔细诊察，祛除病根，以防复发。

②根据饮停部位，留饮与伏饮均可归入四饮中。

临床应用

本条所论与哮喘颇相似，其治疗宜据发作后与未发前分别立法，视表里寒热虚实酌情选方。

二、治则

原文

病痰饮者，当以温药和之。（15）

释义

本条指出了痰饮病的治疗大法。饮由水聚，其性属阴，易伤阳遏阳，遇寒则凝，得温则行。若脾阳能运，肺气能宣，肾气能化，饮邪遂除，故治痰饮病需"温药和之"。"温药"能振奋阳气，开发腠理，通行水道。"和之"有两层含义：一指用温药不可过于刚燥，二是遣温药勿专于温补，应根据病情，恰当配合行、消、开、导等药。

辨治要领

①"温药和之"实为痰饮病的治本之法。

②痰饮阴邪虽需"温药"，但应适度，以免刚燥伤阴，温补恋邪。

临床应用

"温药和之"为痰饮病的治疗原则，但并非痰饮病不能用寒凉药。若遇饮邪壅盛或饮郁化热等标急时，不可拘泥"温药"而畏用寒凉，篇中所用石膏、大黄、木防己、葶苈子、甘遂、大戟等，皆为治痰饮不避寒药的例子。

三、四饮证治

（一）痰饮

1. 饮停心下

原文

心下有痰饮，胸胁支满，目眩，苓桂术甘汤主之。（16）

苓桂桂枝白术甘草汤方

茯苓四两　桂枝　白术各三两
甘草二两

上四味，以水六升，煮取三升，分温三服，小便则利。

释义

本条论述饮停于心下的证治。"心下有痰饮"指出了饮停部位；心下，胃脘处。饮停胃脘，波及胸胁，妨碍气机通达，故胸胁支满；饮阻中焦，清阳不升，浊阴不降，则头晕目眩。治以苓桂术甘汤温阳化饮，健脾利水。方中茯苓配桂枝温阳利水消饮，白术携甘草培土制水。四药合用，振奋脾阳，通畅水道，导饮从小便下出，故方后谓"小便则利"。

辨治要领

①饮停心下，除胸胁支满、眩晕外，还可见短气、背冷如手大、心下悸、心下痞等症，仲景彼详此略。

②茯苓配桂枝擅于温阳化气利水，是治疗饮停中下焦的常用药对，其中茯苓用量宜重于桂枝。

临床应用

本方常治疗梅尼埃病、胸腔积液、慢性充血性心力衰竭、慢性胃炎、胃潴留等病符合本方证候者。

医案举例

患者，女，40岁，1998年3月21日。

头眩已多日，耳鸣，目不能睁，呕吐黄水味酸。他院医治诊为梅尼埃病、内耳膜迷路积水。服西药治疗而愈，愈后复发多次，听觉有一定障碍。胸闷偶有咯痰并有胸部冷之感觉，大便偏稀，小便较少，苔白脉弦紧。宜温阳蠲饮。

处方：茯苓30g，桂枝10g，白术20g，炙甘草10g，姜半夏10g，泽泻10g，姜竹茹10g，生姜3片，天麻10g，代赭石15g，陈皮10g。7剂。

二诊：上药服后，眩晕平止，小便增多，胸闷减，冷感瘥。再拟方如下：原方去代赭石。再服7剂后，痊愈。〔何任. 经方医案三则 . 浙江中医学院学报，2005，29（3）：16〕

按：本案以头目五官见症为主，病根却在脾胃。因痰饮上扰，气机升降失调，阳气受阻，故以苓桂术甘汤与泽泻汤、小半夏汤合用。药后小便增多，水饮从小便而出，清升浊降，阳气通达，诸症遂消。

2. 饮及脾肾

原文

夫短气，有微饮，当从小便去之，苓桂术甘汤主之，肾气丸亦主之。（17）

释义

本条论述脾虚、肾虚有微饮的不同证治。微饮，即水饮轻微者，如第12条"水停心下……微则短气"所言。饮邪虽微，若妨碍呼吸，可致短气。治当温阳利水，导饮邪从小便而出。若脾阳不足兼微饮者，用苓桂术甘汤温阳健脾，利水消饮；肾气不足有微饮者，以肾气丸温肾化气，俾气化饮消。

辨治要领

苓桂术甘汤、肾气丸均温而不燥，温中兼化，温中兼消，皆为"温药和之"的代表方。然治脾治肾，各有不同，应善为分析。

3. 下焦饮逆

原文

假令瘦人脐下有悸，吐涎沫而癫眩，此水也，五苓散主之。（31）

五苓散方

泽泻一两一分　猪苓三分（去皮）
茯苓三分　白术三分　桂二分（去皮）

上五味，为末，白饮服方寸匕，日三服，多饮暖水，汗出愈。

释义

本条论述下焦饮逆证治。不仅虚劳、历节出现身体羸瘦，痰饮病也可见形瘦，如第2条"其人素盛今瘦"。下焦水饮内扰，故脐下悸；饮泛中焦，乃吐涎沫；饮阻清阳上达，则癫眩。故用五苓散化气利水，导饮下出。方中泽泻、猪苓、茯苓淡渗利水，祛饮于下，白术健脾制水，桂枝通阳化气，诸药合用，共奏通阳化气利水之功。

白饮指米汤，取米汤送药，意在充养胃气。多饮暖水，一可补充水津，增益汗源，二可温助胃阳，鼓舞卫气，以助药力。

辨治要领

本证为饮停下焦，波及中焦，故方中也有苓、桂温阳化气利水。

临床应用

本方常用治急性肾小球肾炎、慢性肾炎、肾病综合征、早期肾功能不全、肾功能衰竭、化疗性肾衰、血液透析失衡综合征、急性泌尿系感染、尿潴留、小儿神经性尿频、脑积水、婴幼儿秋季腹泻、幼儿轮状病毒肠炎、急性胃肠炎等疾病符合该方证候者。

4. 饮逆致呕

原文

先渴后呕,为水停心下,此属饮家,小半夏加茯苓汤主之。(41)

释义

本条论述心下饮停呕吐证治。"先渴"为心下素有停饮,津不上承,故称"饮家";"后呕"是因渴饮水,加重饮邪致饮盛上逆。当用小半夏茯苓汤利水蠲饮,降逆止呕。方中半夏、生姜温化寒饮,降逆止呕,茯苓淡渗利水,导饮下出。

临床应用

本方可治疗急慢性胃炎、贲门痉挛、幽门不全梗阻、恶性肿瘤化疗等导致的呕吐。

5. 留饮欲去

原文

病者脉伏,其人欲自利,利反快,虽利,心下续坚满,此为留饮欲去故也,甘遂半夏汤主之。(18)

甘遂半夏汤方

甘遂(大者)三枚　半夏十二枚(以水一升,煮取半升,去滓)芍药五枚　甘草(如指大)一枚(炙)

上四味,以水二升,煮取半升,去滓,以蜜半升,和药汁煎取八合,顿服之。

释义

本条论述留饮欲去的证治。饮留日久且深,阻遏阳气,妨碍血行,故脉伏。未用攻下药而泄泻,且泻后反觉畅快,为饮邪随大便外出,是留饮欲去之征。但留饮根深蒂固,终难尽去,加之新饮复积,故心下仍觉坚满。治宜因势利导,攻逐水饮,方用甘遂

半夏汤。方中甘遂攻逐水饮,半夏散结化饮,芍药顾脾阴,甘草与甘遂合用,属后世"十八反"之列,此用之,意在激荡留饮以尽除之。加蜜同煎,可缓急解毒。本方峻逐饮邪,非平常之剂,宜"顿服",中病即止。

辨治要领

①留饮邪实致泄泻的特点是泻后周身反觉畅快;若留饮未尽,则泻后心下仍觉痞塞坚实。

②留饮泄泻,不予止泻,反攻逐之,实为通因通用,体现了因势利导的精神。

③留饮顽疾用药不拘常法,甘遂、甘草同用,起相反相成的作用。

临床应用

本方可用于治疗溃疡性结肠炎、肾积水。

用本方应注意两点:①甘遂与甘草的剂量比。据临床医家经验,二药均入煎剂时,甘草的用量应小于甘遂;若甘草水煎,甘遂为末冲服,二药可等量,甘草或可大于甘遂。②煎煮法。宜遵《千金要方·卷十八·痰饮第六》记载,甘遂与半夏同煮,芍药与甘草同煮,然后将二药汁加蜜合煎;或将半夏、甘草、芍药同煎,药汁兑入白蜜再煎,送服甘遂末。

6. 肠间饮聚成实

原文

腹满,口舌干燥,此肠间有水气,己椒苈黄丸主之。(29)

防己椒目葶苈大黄丸方

防己　椒目　葶苈(熬)　大黄各一两

上四味,末之,蜜丸如梧子大,先食饮服一丸,日三服,稍增,口中

有津液。渴者加芒硝半两。

释义

本条论述肠间饮聚成实的证治。肠间饮停气滞，故腹满；饮阻气结，津不上承，则口舌干燥；据第2条原文，水走肠间，当有沥沥之声。治用己椒苈黄丸涤饮泻实，前后分消。方中苦寒之防己、葶苈合辛温的椒目，利水导饮从小便而去；大黄泻实，涤饮从大便而出；葶苈兼开泄肺气，可助大肠传导。病在肠腑，宜饭前服药，俾药力直达病所。本方属攻坚决壅之剂，药量宜渐增。"口中有津液"，是药后饮去气行，津液上达之征；"渴者"为饮阻气结，热滞肠道，故加芒硝软坚散结，以助大黄荡涤饮邪。

辨治要领

①本证腹满伴口舌干燥，为饮邪壅阻肠间，与肠腑实热内结不同，故以津液畅达与否判断其疗效："口中有津液"为有效之征，"渴者"为药力不及。

②"渴者加芒硝"，实为第一篇16条"诸病在脏，欲攻之，当随其所得而攻之"法则的运用，都是审因论治，治其所得。

临床应用

本方可治疗肝硬化腹水、胸腔积液、慢性充血性心力衰竭、卵巢囊肿等疾病符合该方证候者。

（二）悬饮

原文

脉沉而弦者，悬饮内痛。（21）
病悬饮者，十枣汤主之。（22）
十枣汤方
芫花（熬[①]）　　甘遂　大戟各等分

上三味，捣筛，以水一升五合，先煮肥大枣十枚，取八合，去滓，内药末。强人服一钱匕，羸人服半钱，平旦[②]温服之；不下者，明日更加半钱。得快下后，糜粥自养。

词解

①熬：指用文火焙干药物的一种炮制方法。

②平旦：日出之时，即早晨。

释义

以上两条分别论述悬饮的脉症与治疗。饮流胁下，阻遏气机，故脉沉；胁下饮停，肝络失和，则脉弦而胁内作痛。治当用十枣汤泻下逐饮。方中三药味苦，其中芫花性温，能破水饮窠囊，消胸中痰水；甘遂、大戟性寒，分别攻逐经隧、脏腑之水饮；另配十枚大枣，健脾和中，使下不伤正。本方为攻逐峻剂，要求平旦时服，旨在利用平旦阳气生发之时，乘势温服，有利于水饮的祛除。得快下后，需食粥调养，避免损伤脾胃。本方服用药量因体质强弱而异，如未得泻下者，待次日渐加量，以减少对正气的损伤。

辨治要领

①沉弦有力、咳唾牵引胸胁内痛，为水饮内结胸胁的重要指征。

②本方为峻逐水饮之剂，却以十枣名方，足见顾护正气之重要。十枚大枣，不可或缺。

③峻药攻下后饮食调护不可忽视。得快下后，须食粥调养。

临床应用

此方常用于治疗邪盛体实的胸腔积液、腹水。

（三）溢饮

原文

病溢饮者，当发其汗，大青龙汤主之，小青龙汤亦主之。（23）

大青龙汤方

麻黄六两（去节）　桂枝二两（去皮）　甘草二两（炙）　杏仁四十个（去皮尖）　生姜三两　大枣十二枚　石膏如鸡子大（碎）

上七味，以水九升，先煮麻黄，减二升，去上沫，内诸药，煮取三升，去滓，温服一升，取微似汗，汗多者，温粉粉之。

小青龙汤方

麻黄三两（去节）　芍药三两　五味子半升　干姜三两　甘草三两（炙）　细辛三两　桂枝三两（去皮）　半夏半升（汤洗）

上八味，以水一斗，先煮麻黄，减二升，去上沫，内诸药，煮取三升，去滓，温服一升。

释义

本条论述溢饮的治法与主方。饮流四肢，卫气郁闭，故身体疼重、当汗出而不汗出。病位近于表，故当发汗，使饮随汗出而解。此条溢饮分立两方，其病机、主症必然有别。若兼里郁热，伴发热恶寒、烦躁、脉浮紧者，宜用大青龙汤发汗散饮，兼清郁热。方中重用麻黄，配伍桂枝、杏仁、生姜发汗解表，宣肺散饮；并有石膏清透郁热，炙甘草、大枣和中实脾，以资汗源。溢饮虽当

汗，只宜微似汗，否则汗多伤阳，不利祛饮。若药后汗多者，可用"温粉粉之"止汗。

若兼水饮蕴肺，伴咳嗽喘逆、痰多稀白、恶寒发热、脉弦紧者，宜小青龙汤发汗宣肺，温化寒饮。方中麻黄配桂枝发汗解表，宣肺散饮；细辛、干姜、半夏合用，温化寒饮，降逆止咳；另有酸敛的芍药、五味子，以防辛散太过耗气；酸甘的芍药、甘草，则避免温燥太过伤津。

辨治要领

本条为同病异治的代表。都是溢饮，皆用汗法，但大青龙汤发汗、散饮、清热，治溢饮兼内热者；小青龙汤发汗宣肺、温化寒饮，治溢饮蕴于肺而偏寒者。

临床应用

大青龙汤常用治感染性发热（如急性支气管炎）、汗腺闭塞症、寒冷性荨麻疹等符合其证候者。

小青龙汤常用治急慢性支气管炎、支气管哮喘、过敏性鼻炎等病符合其证候者。

（四）支饮

1. 膈间支饮

原文

膈间支饮，其人喘满，心下痞坚[1]，面色黧黑[2]，其脉沉紧，得之数十日，医吐下之不愈，木防己汤主之。虚者[3]即愈，实者[4]三日复发。复与不愈者，宜木防己汤去石膏加茯苓芒硝汤主之。（24）

木防己汤方

木防己三两　石膏十二枚（如鸡子大）　桂枝二两　人参四两

上四味，以水六升，煮取二升，分温再服。

木防己去石膏加茯苓芒硝汤方

木防己　桂枝各二两　人参　茯苓各四两　芒硝三合

上五味，以水六升，煮取二升，去滓，内芒硝，再微煎，分温再服，微利则愈。

词解

①心下痞坚：胃脘部位有痞塞坚实感。

②黧黑：指面部色黑而黄。黧，黑中带黄的颜色。

③虚者：指心下痞坚变虚软。

④实者：指心下痞坚结实如故。

释义

本条论述膈间支饮的证治。饮在胸膈，肺气不降，心阳不展，故喘急胸满；饮阻气滞，则心下痞坚；饮聚胸中，妨碍营卫运行，所以面色黧黑；内有寒饮，脉乃沉紧。得病数十日，邪气缠绵不去，正气必有耗伤，又经吐下法攻邪，故病未愈。当以木防己汤通阳利水、清热补虚。方中木防己利水，桂枝通阳化气兼温通血脉，两药合之，通阳利水消饮，使气血畅行；石膏清热，人参补虚。全方攻补兼施，共奏消饮扶正之功。经木防己汤治疗后，若心下痞坚变虚软，是饮消气行，其病将愈；若心下痞坚结实如故，为水饮结聚未消，其病多有反复。再予此方，仍未愈，表明饮邪痼结难去，当于通阳利水补虚之中，兼软坚散结，故前方加咸寒的芒硝软坚散结清热、茯苓淡渗利水；因虑寒凉太过，有碍阳气，故去石膏，减防己用量。如此化裁，使结聚之饮邪从前

后分消，故方后指出"微利则愈"。

辨治要领

①本证病情复杂，迁延不愈，用药亦寒温并行，攻补兼施。

②邪痼结加芒硝，亦为首篇16条"随其所得而攻之"治则的运用。

临床应用

木防己汤常用于治疗符合其方证的慢性充血性心力衰竭，如扩张型心肌病、冠心病、高血压性心脏病、肺心病、风湿性心脏病等合并的心衰。

2. 支饮冒眩

原文

心下有支饮，其人苦冒眩，泽泻汤主之。（25）

泽泻汤方

泽泻五两　白术二两

上二味，以水二升，煮取一升，分温再服。

释义

本条论述支饮冒眩的证治。心下水饮上泛，蒙蔽清阳，故苦于头昏目眩。治当利水消饮，健脾制水，用泽泻汤。方中重用泽泻淡渗利水，引浊阴下行；轻取白术培补脾土，以制水饮。

辨治要领

①"苦"字凸显本证冒眩之重。

②方用泽泻五两，是该药在全书汤剂中的最大用量，为本方治冒眩重症的关键。

临床应用

本方常用治梅尼埃病、高脂血症、脑外伤后遗症、高血压病、脑椎－基底动脉供血不足等病所致眩晕。此外，化脓性中耳炎、

中耳积液等亦常用本方。

医案举例

1967年在湖北潜江县，治一朱姓患者，男，50岁，因病退休在家，患病已两载，百般治疗无效。其所患之病，为头目冒眩，终日昏昏沉沉，如在云雾之中。且两眼懒睁，两手发颤，不能握笔写字，颇以为苦。切其脉弦而软，视其舌肥大异常，苔呈白滑，而根部略腻。辨证：此证为泽泻汤的冒眩证。因心下有支饮，则心阳被遏，不能上煦于头，故见头冒目眩；正虚有饮，阳不充于筋脉，则两手发颤；阳气被遏，饮邪上冒，所以精神不振，懒于睁眼。至于舌大脉弦，无非是支饮之象。治法：渗利饮邪，兼崇脾气。方药：泽泻24g，白术12g。患者服药后的情况亦颇耐人寻味。服第一煎，患者因未见任何反应，乃语其家属曰：此方药仅两味，吾早已虑其无效，今果然矣。孰料第二煎服后，覆杯未久，顿觉周身与前胸后背絷絷汗出，以手拭汗而有黏感，此时身体变爽，如释重负，头清目亮，冒眩立减。又服两剂，继续又出些小汗，其病从此而告愈。〔刘渡舟.谈谈《金匮》的泽泻汤证.中医杂志，1980，（9）：17-18〕

按：饮邪困阻，颇似虚证，然其舌象最具特色。汗为心之液，药后饮邪去，心阳舒展，营卫畅通，故胸背微微汗出而病愈。

3. 支饮胸满

原文

支饮胸满者，厚朴大黄汤主之。（26）

厚朴大黄汤方

厚朴一尺　大黄六两　枳实四枚

上三味，以水五升，煮取二升，分温再服。

释义

本条论述支饮胸满的证治。饮停胸膈，阻滞气机，故胸满。治用涤饮通腑、行气导滞的厚朴大黄汤，表明本证为饮邪壅肺，腑气不通。据此推之，尚应见咳喘、痰多、腹胀、便秘等症。方用厚朴行滞除满、下气平喘，大黄荡实通腑，枳实破结逐饮。

辨治要领

①肺壅肠实致气逆不降，治以行气通腑，肺气自降，胸满遂除。

②方剂药量不可忽视：本方与厚朴三物汤药物相同，然用量有别，故功效、主治、方名均不同。

临床应用

本方可用于急性支气管炎、慢性支气管炎急性发作期的治疗。

4. 支饮不得息

原文

支饮不得息，葶苈大枣泻肺汤主之。（27）

释义

本条论述支饮不得息的证治。不得息，即呼吸困难，为饮阻胸中，肺气不降所致，属水饮壅肺的支饮急症。此外，尚可伴胸满胀、咳唾痰涎，甚者张口抬肩、不能平卧等症。当用葶苈大枣泻肺汤开泄肺气，利水逐饮。

辨治要领

此方既治肺痈，又疗痰饮，皆因痰涎壅肺，邪实气逆，故能异病同治。

临床应用

本方加味可治疗各种原因引起的胸腔积液、心力衰竭、支气管哮喘、小儿肺炎等。

5. 支饮呕吐

原文

呕家本渴,渴者为欲解。今反不渴,心下有支饮故也,小半夏汤主之。(28)

小半夏汤方

半夏一升　生姜半斤

上二味,以水七升,煮取一升半,分温再服。

释义

本条论述支饮呕吐的预后及治疗。"呕家"指水饮致呕者,若见口渴,是饮邪随呕尽去,胃阳渐复,其病欲解。呕后不渴,为心下仍有水饮,故以小半夏汤温化寒饮,降逆止呕。方中半夏、生姜温化水饮,降逆止呕;生姜并制半夏之毒。两药"用水七升,煮取一升半",是久煎浓取,以减半夏毒性。

辨治要领

观察水饮致呕者口渴与否,有助于判断饮邪是否祛除。

临床应用

小半夏汤为治呕祖方、专方,可治多种疾病过程中出现的呕吐,如肿瘤化疗、胃术后功能性排空障碍、急性胃肠炎、急性胆囊炎、梅尼埃病等辨证为水饮呕吐者。若辨属其他类型的呕吐,须随证加味。

原文

卒呕吐,心下痞,膈间有水,眩悸者,小半夏加茯苓汤主之。(30)

小半夏加茯苓汤方

半夏一升　生姜半斤　茯苓三两

上三味,以水七升,煮取一升五合,分温再服。

释义

本条论述支饮呕吐兼痞眩悸的证治。膈间,概指胸膈胃脘等处。饮停膈间,影响胃气和降,可突然呕吐;饮阻气滞,则心下痞塞;上凌心胸,遂心悸;妨碍清阳上达,故眩晕。诸症由膈间饮盛上逆,阻碍气机升降所致。故用小半夏加茯苓汤利水蠲饮,降逆止呕。本方在小半夏汤基础上,加一味茯苓淡渗利水,导饮下出。

辨治要领

第28条言饮病"渴者为欲解",第41条谓"先渴后呕,为水停心下",同属水饮为患,"渴"症产生的机理与反映的病情却不同,故当"谨守病机,各司其属"。

临床应用

本方常用治恶性肿瘤化疗所致的呕吐,及高血压病、梅尼埃病、颈椎病引起的眩晕。

6. 支饮咳嗽

原文

咳家其脉弦,为有水,十枣汤主之。(32)

夫有支饮家,咳烦,胸中痛者,不卒死,至一百日或一岁,宜十枣汤。(33)

释义

以上两条论述支饮咳嗽实证的证治。咳家,指久咳之人。咳嗽病因多端,涉及外感内伤。从32条至35条,皆为水饮致咳。久咳脉弦,若属饮盛射肺,气逆上冲,形气俱实者,当以十枣汤峻逐水饮。

支饮家,为支饮病久未愈者。饮停胸膈,致肺气上逆,胸中气机郁滞,故咳甚,胸中痛,但不至于猝死。若为水饮盘踞胸中的支饮重症，虽迁延百日或一年，只要正气未虚者，仍可用十枣汤攻逐水饮，除去病根。

辨治要领

十枣汤既治悬饮也可疗支饮，不论其病程长短，关键在于证候属于水饮邪实，积结胸胁，形气俱实。

7. 随证论治

原文

咳逆倚息不得卧，小青龙汤主之。（35）

释义

本条论述支饮兼外寒致咳逆的证治。咳逆倚息不得卧为支饮主症，此由饮停胸膈，复感外寒，内外合邪，阻遏肺气，气逆不降所致。故用小青龙汤散寒宣肺，温化里饮。

辨治要领

治饮病不必拘泥四饮之名，关键在于辨脏腑经络、邪正盛衰，故十枣汤可治悬饮、支饮，小青龙汤能疗溢饮、支饮。

原文

青龙汤下已，多唾口燥，寸脉沉，尺脉微，手足厥逆，气从小腹上冲胸咽，手足痹，其面翕热如醉状[①]，因复下流阴股[②]，小便难，时复冒者，与茯苓桂枝五味甘草汤，治其气冲。（36）

桂苓五味甘草汤方

茯苓四两　桂枝四两（去皮）
甘草三两（炙）　五味子半升

上四味，以水八升，煮取三升，去滓，分温三服。

词解

①面翕热如醉状：形容面部微红乍热如酒醉状。

②阴股：大腿内侧。

释义

从本条至以下五条，以案例形式论述支饮体虚者服小青龙汤后的变证及其治疗。此承上条论述服小青龙汤后引发冲气上逆的证治。小青龙汤可治正气未虚的支饮咳喘证，若体虚者用之，耗阳伤阴，必生变证。服小青龙汤后，上焦停饮未消，故多唾、寸脉沉；饮阻气滞，津不上承则口燥；肾阳不足，失于温煦，故尺脉微、手足厥逆；气血耗伤，手足经脉失养，所以麻木不仁；肾阳已虚，复用辛散，致肾气不能固守下焦，冲气夹虚阳上逆，故气从小腹上冲胸咽，面翕热如醉状；冲气下降，大腿内侧遂有热感；肾阳虚不能化气行水，则小便难；饮邪阻遏清阳上达，可时觉眩冒。本证宜治标为先，兼顾其本。故用桂苓五味甘草汤敛气平冲为主。方中桂枝平冲降逆，茯苓利水趋下，合之引逆气下行，甘草配桂枝辛甘化阳，五味子收敛浮阳归肾，皆助桂枝平冲气。

本证见"气从小腹上冲胸咽"，与奔豚气病之"气从少腹起，上冲胸咽"颇相似，宜加区别。此属阳虚饮停为本，冲气上逆为标，当见多唾、口燥、面部翕热如醉状、手足厥逆且麻痹不仁、小便难等。彼以冲气上逆为主，或因肝郁化火或下焦水饮或阴寒邪气诱发，以发作时痛苦异常、气复还则诸症消失为特点。

辨治要领

①治病情复杂之证，当分先后缓急。阳虚冲气上逆，缓则恐变，故先治；肺中寒饮虽未尽，但肺气未至壅逆，且饮邪难于速化，则后治。

②桂枝平冲降逆时，用量稍重。

临床应用

本方可用于治疗阳气不足，冲气上逆的低血压、自主神经功能紊乱、癔症、慢性支气管炎等。

原文

冲气即低，而反更咳、胸满者，用桂苓五味甘草汤去桂加干姜、细辛，以治其咳满。（37）

苓甘五味姜辛汤方

茯苓四两　甘草　干姜　细辛各三两　五味子半升

上五味，以水八升，煮取三升，去滓，温服半升，日三服。

释义

本条承前论述支饮冲气已平而寒饮复动的证治。经桂苓五味甘草汤治疗，冲气已平，但咳嗽、胸满却转剧，此为肺中寒饮复动，肺气上逆，胸阳阻遏所致，当散寒蠲饮止咳，用苓甘五味姜辛汤。因由上证变化而来，故宗上方化裁。冲气既平，故去平冲降逆的桂枝；肺有寒饮，乃加干姜、细辛温肺化饮止咳，仍用茯苓利水消饮，甘草培土制饮；正气已虚，故配五味子，以免细辛、干姜辛散耗气、温燥伤津。

本方与小青龙汤皆能温肺化饮，方中都有干姜、细辛、五味子、甘草，用量也相等，但配伍不同，主治有别。前者伍以茯苓利水祛饮，培土制水，主治寒饮在肺之体虚者；后者有麻黄、桂枝辛散外寒，半夏温化寒饮，桂枝合芍药调和营卫，主治外寒里饮之体实者。

辨治要领

①药随证转反映了辨证施治的灵活性。

本条因冲气已平，故去桂；寒饮复动，则加干姜、细辛。一加一减，体现了"知犯何逆，随证治之"的治疗思想。正如唐宗海《金匮要略浅注补正》中所论，仲景用药之法，"全凭乎证，添一证则添一药，易一证亦易一药"。

②方药配伍中的相反相成是张仲景用药的一大特色。苓甘五味姜辛汤中干姜、细辛温散以化寒饮，五味子酸收以敛气止咳，三者相伍，散寒蠲饮而无温燥之弊。

临床应用

本方可用于寒饮蕴肺而体质偏虚的慢性支气管炎、咳嗽变异型哮喘、小儿支气管肺炎后期以及肾素－血管紧张素转换酶抑制剂引起的咳嗽等。

医案举例

刘某，男，33岁，1987年3月10日就诊。

患咳嗽、气紧、胸闷半年余，经透视诊断为支气管炎。屡服中西药，其效不佳。症见：咳嗽痰多，清稀色白，胸闷不适，气紧，不能平卧，口渴喜热饮，四肢不温，背心冷，得温则咳嗽缓解，舌苔白滑，脉弦滑。此乃寒痰蓄肺，肺气失宣。治以散寒肃肺，涤痰蠲饮。药用茯苓15g，干姜、苏子各10g，五味子、细辛各6g，甘草3g。水煎服，一日1剂。

服上方3剂后，症状减其大半。继服3剂，症状全部消失，唯感食欲不振、气短、乏力，以益气健脾，实卫固表治之。党参、茯苓各15g，黄芪24g，防风、白术各10g，甘草3g。连服3剂，痊愈。〔徐兴亮．苓甘五味姜辛汤临床运用体会．四川中医，1990，（7）：10〕

按：本案支气管炎表现为咳痰稀白、舌淡苔白，显非痰热，而是寒饮在肺之咳嗽，故选苓甘五味姜辛汤治之。后食欲不振、气短乏力，乃脾肺皆虚，再以四君子汤合玉屏风散益气健脾、实卫固表。

原文

咳满即止，而更复渴，冲气复发者，以细辛干姜为热药也。服之当遂渴，而渴反止者，为支饮也。支饮者，法当冒，冒者必呕，呕者复内半夏，以去其水。（38）

桂苓五味甘草去桂加干姜细辛半夏汤方

茯苓四两　甘草　细辛　干姜各二两　五味子　半夏各半升

上六味，以水八升，煮取三升，去滓，温服半升，日三服。

释义

本条承前论述服苓甘五味姜辛汤后冲气复作或支饮冒呕的证治。服苓甘五味姜辛汤后，若病未愈，可能有两种转归：①咳满已减，却见口渴、冲气复发，此为肺中寒饮渐化，但因干姜、细辛温燥伤津、辛散耗气，再次引发冲气上逆。原文未出方，或可再予桂苓五味甘草汤，总之应辨证治之。②咳满虽轻，但口不渴，据此推之，支饮尚未愈。因苓甘五味姜辛汤能温肺化饮，若饮化阳复，理应口渴，饮既未尽，若犯胃作祟，妨碍气机升降，必见冒眩、呕吐，故用苓甘五味姜辛汤化裁治之。方中除增半夏化饮降逆、和胃止呕外，还应减少干姜、细辛、甘草的用量，一是防止干姜、细辛温燥伤正，以免又引发冲气；二是避免甘草甘缓滞中，

加重呕吐。

辨治要领

经方灵活化裁包括了药味与药量的增减。

临床应用

本方适用于寒饮蕴肺扰胃而体虚之慢性支气管炎、哮喘、肺气肿。

原文

水去呕止，其人形肿者，加杏仁主之。其证应内麻黄，以其人遂痹，故不内之。若逆而内之者，必厥，所以然者，以其人血虚，麻黄发其阳故也。（39）

苓甘五味加姜辛半夏杏仁汤方

茯苓四两　甘草三两　五味子半升　干姜三两　细辛三两　半夏半升　杏仁半升（去皮尖）

上七味，以水一斗，煮取三升，去滓，温服半升，日三服。

释义

本条承前论述体虚支饮兼形肿的证治。服桂苓五味甘草去桂加干姜细辛半夏汤后，胃中寒饮得化而呕止，但肺中寒饮尚未尽，若肺通调失职，饮溢肌表可见形肿。遂于前方加杏仁宣降肺气，俾水道通调，形肿自消。肺卫郁滞，饮泛肌表，按理应首选麻黄发汗、宣肺散饮，但虑其手足麻木，气血已虚，故未用之。若不顾其虚而加之，必致厥逆等变症，因麻黄发散开泄之力峻，更易耗阳伤阴。方中除加杏仁外，还增干姜、细辛、甘草至三两，以增强温肺化饮兼培脾土之功。

辨治要领

上条恐温燥辛散太过、甘缓滞中，故减

干姜、细辛、甘草药量；本条虑肺中寒饮不化，又增干姜、细辛、甘草药量。不仅药随证化裁，量亦随之调整。

临床应用

本方可治疗间质性肺炎、支气管哮喘、中晚期肺癌、肺纤维化等病属体虚寒饮蕴肺引起的咳嗽。

原文

若面热如醉，此为胃热上冲熏其面，加大黄以利之。（40）

苓甘五味加姜辛半杏大黄汤方

茯苓四两　甘草三两　五味子半升　干姜三两　细辛三两　半夏半升　杏仁半升　大黄三两

上八味，以水一斗，煮取三升，去滓，温服半升，日三服。

释义

本条承前论述支饮兼胃热上冲的证治。"若"字是承上文而言，表明仍有咳嗽、胸满、冒眩、呕吐、形肿诸症，又见面热如醉。此不仅肺中尚有寒饮，且兼胃热上冲，故于苓甘五味加姜辛半夏杏仁汤中再加大黄以清泻胃热。

本条"面热如醉"与第36条"面翕热如醉状"形似实异。此"面热如醉"为胃热上冲，属实，故持续面红赤，并伴腹胀便秘、口臭、苔黄；彼"面翕热如醉状"是冲气夹虚阳上逆，属虚，其面微红乍热，时有时无，当伴气从小腹上冲胸咽、手足厥逆而痹、阴股时热、小便难。

辨治要领

第36条至第40条相当于一份体虚支饮咳逆患者用小青龙汤后的证治变化的病历记

录，展现了张仲景治杂病法随证变、药随证转的辨证论治精神。

临床应用

本方可用于慢性支气管炎急性发作、过敏性哮喘、过敏性鼻炎、肺气肿等疾病属体虚寒饮蕴肺兼胃热的咳嗽。

四、预后

原文

脉弦数，有寒饮，冬夏难治。（20）

释义

本条论述从脉象判断寒饮的预后。饮病常见脉弦，若脉弦数，为寒饮夹热，冬夏季节较难治。因冬寒利于热却不利于饮，以温法化饮又恐助热；夏热利于饮却不利于热，予清法除热则虑增饮。

辨治要领

本条体现了天人相应的整体观，提示气候可以影响疾病，治病当因时制宜。

临床应用

"寒饮夹热，冬夏难治"，只是相对单用温药或纯投寒凉而言。若寒温并用，则可兼顾，如木防己汤、苓甘五味加姜辛半杏大黄汤等。

原文

久咳数岁，其脉弱者，可治；实大数者，死；其脉虚者，必苦冒。其人本有支饮在胸中故也，治属饮家。（34）

释义

本条论述支饮久咳的脉症与预后。此久咳由饮聚胸中、肺气上逆所致，属支饮。久咳数岁，正气必伤，若见脉弱，是正虚邪不盛，故可治；若脉实大数，为正虚而邪盛，攻补两难，故预后不良。久咳脉虚之人，由于饮停胸中，清阳不升，浊阴不降，必然苦冒眩，当从饮病辨治。

辨治要领

饮病久咳的预后与邪正盛衰关系密切，故张仲景治饮病自始至终顾护脾胃。

小结

本篇将痰饮分为四饮，分别从饮停部位、饮留久暂、饮邪微盛、水饮对脏腑的影响等方面加以辨识。因痰饮、支饮较常见且病情复杂，故列举方证较多；悬饮、溢饮病情相对较简单，故方证较少。"温药和之"是痰饮病的治疗原则，苓桂术甘汤、肾气丸为其代表方。

表 12 – 1　痰饮（狭义）证治表

病证类型	病机	症状	治法	主方
饮停心下，脾虚微饮	脾胃阳虚，饮停心下	胸胁支满，目眩，短气	温阳蠲饮，健脾利水	苓桂术甘汤
肾虚微饮	肾气不足兼微饮	短气，伴肾虚症状	温肾化气	肾气丸
下焦饮逆	饮停下焦，泛于中焦	脐下悸，吐涎沫，头眩	化气利水，导饮下出	五苓散
饮逆致呕	膈间饮盛上逆，阻碍气机升降	口渴，但饮水后即呕吐	利水蠲饮，降逆止呕	小半夏加茯苓汤
留饮欲去	留饮邪实，欲去而未尽	欲自利，利反快，虽利，心下续坚满，脉伏	因势利导，攻逐水饮	甘遂半夏汤
肠间饮聚成实	肠间饮结成实，气机壅阻	腹满，口舌干燥，肠间沥沥有声	涤饮泻实，前后分消	己椒苈黄丸

表 12 – 2　悬饮、溢饮证治表

病证类型	病机	症状	治法	主方
悬饮邪实	饮积胁下，气机不利	咳唾牵引胸胁作痛，脉沉而弦	泻下逐饮	十枣汤
溢饮外寒内热	饮流四肢，卫气郁闭，内兼郁热	身体疼重，当汗出而不汗出，伴发热恶寒，烦躁，脉浮紧	发汗散饮，兼清郁热	大青龙汤
溢饮外寒里饮	饮流四肢，卫气郁闭，外寒内饮	身体疼重，当汗出而不汗出，伴咳嗽喘逆，痰多稀白，恶寒发热，脉弦紧	发汗宣肺，温化寒饮	小青龙汤

表 12 – 3　支饮证治表

病证类型	病机	症状	治法	主方
膈间支饮	水饮夹热，结聚胸膈，正气已虚	喘急胸满，心下痞坚，面色黧黑，脉沉紧	通阳利水，清热补虚	木防己汤
	胸膈水饮痼结难消，兼夹郁热，正气已虚	药后心下痞坚如故，仍喘急胸满，面色黧黑	通阳利水补虚，软坚散结	木防己汤去石膏加茯苓芒硝汤

续　表

病证类型	病机	症状	治法	主方
支饮冒眩	心下水饮上泛，蒙蔽清阳	冒眩严重	利水消饮健脾	泽泻汤
支饮胸满	饮邪壅肺，腑气不通	胸满，伴咳喘、痰多、腹胀、便秘	涤饮通腑，行气导滞	厚朴大黄汤
支饮不得息	水饮壅肺，邪实气逆	呼吸困难，伴胸满胀、咳唾痰涎，甚者张口抬肩、不能平卧	开泄肺气，利水逐饮	葶苈大枣泻肺汤
支饮呕吐	饮停心下，胃失和降	呕吐痰涎或清水，口淡不渴	温化寒饮，降逆止呕	小半夏汤
支饮呕吐兼眩悸	膈间有饮，上逆凌心，阻遏气机	呕吐痰涎或清水，口淡不渴，心下痞，眩悸	利水蠲饮，降逆止呕	小半夏加茯苓汤
支饮咳嗽	饮盛射肺，气逆上冲，形气俱实	久咳或咳甚，伴胸中痛，脉弦，但无正虚征象	攻逐水饮	十枣汤

表 12 - 4　支饮随证论治表

病证类型	病机	症状	治法	主方
支饮兼外寒咳逆证	外寒里饮，阻遏肺气，气逆不降	咳逆倚息不得卧，痰稀白	散寒宣肺，温化里饮	小青龙汤
冲气上逆	阳虚饮停，冲气上逆	多唾口燥，气从小腹上冲胸咽，手足痹，其面翕热如醉状，手足厥逆，时觉大腿内侧有热感，时冒眩，小便难，寸脉沉、尺脉微	急者治标，敛气平冲	桂苓五味甘草汤
寒饮复动咳满	寒饮复动，肺气上逆	冲气即低，反更咳、胸满	温肺化饮，培土制饮	苓甘五味姜辛汤
寒饮在肺兼犯胃	寒饮在肺犯胃，气机升降失常	咳满，口不渴，冒眩，呕吐	温化寒饮，宣肺降逆	桂苓五味甘草去桂加干姜细辛半夏汤
寒饮在肺兼形肿	寒饮蕴肺，肺失宣降，饮溢肌表	咳嗽，胸满，咯稀白痰，形肿	温化寒饮，开宣肺气	苓甘五味加姜辛半夏杏仁汤
寒饮在肺兼胃热	寒饮在肺，兼胃肠实热上冲	咳嗽，胸满，咯稀白痰，面热如醉	温化寒饮，兼清胃热	苓甘五味加姜辛半夏大黄汤

复习思考题

1. 试述四饮的主症与病机。

2. 请解释留饮、伏饮、微饮的概念。

3. 十枣汤主治痰饮病何证？其运用要点有哪些？

4. 大、小青龙汤均可治疗溢饮，其主症、病机、治法、用药有何异同？

5. 试述支饮各实证的主症、病机、治法、主方。

6. 请简述木防己汤证的主症、病机、治法及其配伍用药特点。

7. 本篇在桂苓五味甘草汤基础上化裁衍生了哪些方剂？各方证的主症、病机有何异同？

消渴小便不利淋病脉证并治第十三

本篇论述了消渴、小便不利、淋病的辨证论治。由于这三种病临床均有口渴和小便异常的表现，病变部位主要在肾与膀胱，有的方治可以通用，故合为一篇讨论。消渴病以口渴多饮、多食易饥、小便频多、久则身体消瘦为特征；小便不利以小便短少或排尿不畅为主症；淋病主要表现为小便淋沥涩痛。

一、消渴

（一）病机与脉症

原文

寸口脉浮而迟，浮即为虚，迟即为劳，虚则卫气不足，劳则荣气竭。趺阳脉浮而数，浮即为气①，数即消谷而大坚，气盛则溲数，溲数即坚，坚数相搏，即为消渴。（2）

词解

①浮即为气：指趺阳脉浮，胃热气盛。

释义

本条论述消渴病的病机和症状。寸口脉候心肺，脉浮迟并见，主卫虚气浮，营血亏虚。心肺阴虚燥热是上消发病的主要原因。趺阳脉候胃，脉浮而数，主胃热有余而迫津

偏渗膀胱，这是中消形成的主要原因，故消谷善饥、小便频数而大便干结。

辨治要领

上消以口渴多饮为主症，因于心肺阴虚燥热；中消以消谷善饥、小便数、大便坚为主症，缘于胃热气盛。

原文

趺阳脉数，胃中有热，即消谷引食，大便必坚，小便即数。（8）

释义

本条承第2条，继续论述中消胃热气盛消渴的病机和脉症。

（二）证治

1. 肺胃热盛，津气两伤

原文

渴欲饮水，口干舌燥者，白虎加人参汤主之。（12）

释义

本条论述肺胃热盛，津气两伤消渴的证治。消渴患者，渴欲饮水，若饮后仍口干舌燥，是中上二焦热盛，气津两伤之候。热能伤津，亦能耗气，气虚不能化津，津亏无以上承，故虽饮水也不能润其燥。治宜白虎加人参汤清热生津，益气润燥。方中石膏与知母相伍，泻肺胃之火而润燥生津；粳米、甘草益胃和中，培土生金；人参生津益气。

临床应用

本方常用于治疗多种急性发热性疾病、中暑、夏季热、风湿热、糖尿病等属于热盛而津气两伤者。

2. 肾气亏虚

原文

男子消渴,小便反多,以饮一斗,小便一斗,肾气丸主之。(3)

释义

本条主要论述肾阳虚下消的证治。首言"男子",只是强调下消多见于男子而已。肾主水,司气化,若肾之阳气充足,膀胱开合有度,则小便排出正常;若肾之阳气亏虚,不能化气固摄,则膀胱开合失司,故既可见《血痹虚劳病》篇中的小便不利,也可见本条中的小便反多。肾之阳气不能蒸腾津液上承而见口渴,不能化气摄水则出现"饮一溲一"之症。治用肾气丸补肾之虚,温养其阳,温化肾气,以恢复蒸腾津液、化气行水和固摄尿液的功能。

辨治要领

肾气丸在《血痹虚劳病》篇、《痰饮咳嗽病》篇和《妇人杂病》篇中均治疗小便不利,本篇则治疗小便反多,虽然症状表现相反,但病机却是一致。前者取其化气行水,后者取其化气摄水,临证只要抓住肾阳亏虚、气化失常的病机即可。

临床应用

本方对肾阳不足引起的小便不利、淋病、糖尿病、尿崩症后期、老年人小便频数或尿失禁、小儿遗尿诸症,均有良效。

医案举例

张某,因海绵窦动静脉瘘术后并发尿崩症,经西医治疗无效。症见:烦渴多饮,以冷饮为快,日饮水约 8 暖瓶(5 磅的暖瓶),并见小便量多,日达 15kg,尿次在 25 次左右,晨起恶心或缺乏水分时恶心不能耐受,纳少,皮肤干燥。舌质嫩红,苔黄腻,根部厚腻,脉细弱。属于"消渴",以上下二消为主,治宜滋肾而补其肺。又虑其病久阴损及阳,拟金匮肾气丸加味:生地 60g,熟地 30g,山药、女贞子、丹皮各 15g,茯苓、泽泻各 10g,制附片、肉桂各 6g,淡黄芩、桑螵蛸各 14g,生甘草 30g,每日 1 剂,水煎服。服药 15 剂,烦渴多饮大减,晨起恶心偶见。守方加麦冬、五味子各 15g,以养阴敛肺。再服 60 剂,烦渴多饮、多尿、恶心消失,食欲正常,体重增加 10kg。随访 3 年,诸症无复发。〔高先杰. 尿崩症治验 1 例. 中医杂志,1995,47(4):202〕

按:本案抓住饮一溲一的主症,用肾气丸治疗肾虚不固之下消,故效。

二、小便不利

(一)膀胱气化不行

原文

脉浮,小便不利,微热消渴者,宜利小便,发汗,五苓散主之。(4)

渴欲饮水,水入则吐者,名曰水逆,五苓散主之。(5)

释义

以上两条论述膀胱气化不行致小便不利的证治。前者因表邪未解,由经入腑,而致膀胱气化失职;后者因膀胱气化不利,蓄水于下,上犯于胃而致水逆。基本病机均为膀胱气化失司,故皆用五苓散化气利小便以行水,水去则渴与呕吐自愈。方中猪苓、茯苓、泽泻淡渗利水，白术健脾行水，桂枝通阳解表。

辨治要领

五苓散证以小便不利为主症，以消渴、水逆、呕吐、太阳表证等症状为兼症，以膀胱气化失司为根本病机。

临床应用

五苓散治疗急慢性肾炎、胃肠炎、泌尿系感染、外伤性尿潴留、尿崩症等与膀胱气化不行有关的病证，均有较好的疗效。

（二）上燥下寒水停

原文

小便不利者，有水气，其人苦渴，栝楼瞿麦丸主之。（10）

栝楼瞿麦丸方

栝楼根二两　茯苓　薯蓣各三两　附子一枚（炮）　瞿麦一两

上五味，末之，炼蜜丸梧子大，饮服三丸，日三服；不知，增至七八丸，以小便利，腹中温为知。

释义

本条论述下寒上燥小便不利的证治。肾主水而司气化，肾阳虚，不能蒸化津液，水气内停，故其人口渴、小便不利、水肿、少腹冷，且阳虚于下，津不上承，燥气独盛于上，口渴尤为明显。本条证属肾阳虚下寒上燥水停，故治宜润燥生津，温肾利水，方用栝楼瞿麦丸。方中栝楼根润燥生津而止渴；山药甘淡益脾而制水；茯苓、瞿麦淡渗以利水；附子温肾阳而化气，使肾阳复而气化有权，气化行则水道利、津液上达，诸症即平。本方肺、脾、肾三脏兼顾，蜜丸递进，实为肾气丸之变法。

辨治要领

本条病机属下寒上热证：即肾阳虚于下，可见小便不利、畏寒肢冷、腹冷、腰以下肿等；燥热于上，可见口渴、烦热、咽痛、失眠等。

临床应用

本方对慢性肾炎、尿毒症、心源性水肿等属肾阳虚衰、气化不利者有较好疗效。对脾肾虚寒的产后水肿、石淋及前列腺肥大所致的癃闭、小便不利亦有效。

医案举例

余某，72岁，患小便点滴不通，曾用八正、五苓及西药利尿、导尿诸法均不效。患者拒用手术，经友人介绍余诊。诊见：口渴甚苦而不欲饮，以水果自舐之，小便点滴不通，少腹胀急难忍，手足微凉，舌质胖有齿痕，苔黄腻偏干，脉沉细而数。诊为高年癃闭，投栝楼瞿麦丸加车前、牛膝：天花粉12g，瞿麦10g，茯苓12g，山药12g，牛膝12g，车前子12g（包），熟附子10g。药服一剂，小便渐通，胀急略减，再三剂，病去若失。〔程绍寰.谈《金匮》的栝楼瞿麦丸证.山东中医杂志.1983，2（2）：8〕

按：本案高年癃闭兼苦渴，属肾阳不足兼夹湿热，故投以温肾阳润燥、清利湿热之剂而取效。

（三）湿热夹瘀，脾肾亏虚

原文

小便不利，蒲灰散主之，滑石白鱼散、茯苓戎盐汤并主之。（11）

蒲灰散方

蒲灰七分　滑石三分

上二味，杵为散，饮服方寸匕，

日三服。

滑石白鱼散方

滑石二分　乱发二分（烧）　白鱼二分

上三味，杵为散，饮服半钱匕，日三服。

茯苓戎盐汤方

茯苓半斤　白术二两　戎盐（弹丸大）一枚

上三味，先将茯苓、白术煎成，入戎盐，再煎，分温三服。

释义

本条论述小便不利的三种治法。蒲灰散由蒲黄、滑石组成，具有凉血泄热、化瘀利湿之功，适用于湿热瘀结，膀胱气化不行的小便不利。其症当见小便不利、短赤涩痛、小腹拘急，甚则尿中带血等，后世多称之为"热淋"。滑石白鱼散由滑石、血余炭、白鱼组成，具有通利小便、止血散瘀之功，适用于湿热下注，瘀结血分，迫血妄行之小便不利、尿血、小腹拘急胀痛等，后世多称之为"血淋"。茯苓戎盐汤由茯苓、白术、戎盐组成，具有清热利湿、健脾益肾之功，适用于脾肾两虚、湿热下注的小便不利。临床还应见到腹部胀痛，或尿后余沥，尿液混浊，白浊，遇劳加重等症，后世多称之为"膏淋""劳淋"。

辨治要领

本条三方皆治小便不利，但各有侧重。蒲灰散和滑石白鱼散具有泄热化瘀利窍的作用，其中蒲灰散凉血作用强，滑石白鱼散止血作用明显，故多用于热淋、血淋；茯苓戎盐汤能泄热利湿，健脾益肾，是通中兼补之剂，多用于劳淋、膏淋。

（四）水热互结伤阴

原文

脉浮，发热，渴欲饮水，小便不利者，猪苓汤主之。（13）

猪苓汤方

猪苓（去皮）　茯苓　阿胶　滑石　泽泻各一两

上五味，以水四升，先煮四味，取二升，去滓，内胶烊消，温服七合，日三服。

释义

本条论述水热互结伤阴致小便不利的证治。病机为热盛伤阴，水气内停，水热互结。治宜利水滋阴，兼以清热，方用猪苓汤。方中猪苓、茯苓渗利水湿，泽泻宣泄肾浊，滑石清热利小便，阿胶滋阴润燥。

辨治要领

水热互结，以祛有形之水为主，兼以清热，此即《脏腑经络先后病脉证第一》"夫诸病在脏，欲攻之，当随其所得而攻之"之义。

临床应用

凡属水热互结伤阴的肾炎、肾结核、肾盂肾炎、泌尿系感染、肾积水、肾结石、尿路结石、乳糜尿等有尿急、尿频者，均可用猪苓汤化裁治疗。

三、淋病

（一）主症

原文

淋之为病，小便如粟状[①]，小腹弦急[②]，痛引脐中。（7）

词解

①小便如粟状：形容小便中有粟米样物，即小便中排出砂石。

②弦急：即拘急。

释义

本条论述石淋的症状。淋病以小便淋沥疼痛为主症，从"小便如粟状"来看，当属后世之"石淋"。膀胱热盛，煎熬尿液成石，故小便中有粟米状之结石；粟状物阻滞膀胱或尿道，小便艰涩而难出，故小腹拘急疼痛甚或牵引脐部。本条有论无方，后世之八正散、石韦散加金钱草、鸡内金、海金沙等通淋排石之品，可资临床参考。

释义

本条指出淋家禁汗的治禁。患淋病日久的人，多属肾虚膀胱湿热，可损伤阴液。虽感外邪，亦不可轻易发汗，若发汗不当，则更伤阴液，甚至助热迫血妄行，从而引起尿血。

小结

消渴病多因胃热、肾虚及肺胃津伤等所致，以口渴多饮、多食易饥、小便频多、久则身体消瘦为主症。小便不利指小便短少或排尿不畅，是许多疾病的一个症状，病位与肾和膀胱相关。淋病多由膀胱湿热引起，以小便淋沥涩痛、尿中有粟米样砂石为主症。

（二）治禁

原文

淋家不可发汗，发汗则必便血。(9)

表 13 – 1　消渴病机与脉症表

	病机	脉症
上消	心肺阴虚燥热	寸口脉浮而迟，口渴多饮
中消	胃热气盛	趺阳脉浮而数，消谷善饥，小便数，大便坚

表 13 – 2　消渴病证治表

病证类型	病机	症状	治法	方剂
上消、中消	肺胃热盛，津气两伤	渴欲饮水，口干舌燥	清热生津，益气润燥	白虎加人参汤
下消	肾阳亏虚，气化失司	男子消渴，小便反多，以饮一斗，小便一斗	温肾化气，蒸津摄水	肾气丸

表 13 – 3　小便不利证治表

病证类型	症状	治法	方剂
膀胱气化不利	脉浮，小便不利，微热消渴，渴欲饮水，水入则吐	通阳化气利小便	五苓散
上燥下寒水停	小便不利，有水气，其人苦渴	温肾助阳，润燥利水	栝楼瞿麦丸
湿热下注	郁于膀胱	泄热化瘀利窍	蒲灰散
	瘀结血分	消瘀止血利窍	滑石白鱼散
	脾肾两虚	健脾益肾，清热利湿	茯苓戎盐汤

续　表

病证类型	症状	治法	方剂
水热伤阴	脉浮发热，渴欲饮水，小便不利	利水滋阴清热	猪苓汤

表 13 - 4　栝楼瞿麦丸证与肾气丸证鉴别表

	相同点	病机	症状	治法
栝楼瞿麦丸证	主症为口渴，病机均与肾阳虚气化失常有关	肾阳不足，气化无权，不能蒸津行水（肾失开）	上见苦渴，下见小便不利，少腹冷，腰以下肿等	温肾助阳，蒸津利水
肾气丸证		肾气不足，气化无权，不能蒸津摄水（肾失合）	口渴欲饮，小便反多，以饮一斗，小便一斗等	温肾化气，蒸津摄水

表 13 - 5　淋病主症与治禁表

主症	治禁
小便如粟状，小腹弦急，痛引脐中	淋家不可发汗，发汗则便血

复习思考题

1. 肺胃热盛与肾阳亏虚消渴的临床表现有何不同，分别用什么方剂治疗？

2. 试述五苓散、猪苓汤治小便不利的不同作用机制。

3. 为什么栝楼瞿麦丸能治上燥下寒的小便不利？

水气病脉证并治第十四

本篇主要论述水气病的脉因证治。篇中讨论了水气病的分类和病机，明确提出了发汗、利小便及攻下逐水的治法，在具体证治上偏重于风水、皮水和黄汗。另外，本篇还提出五脏水和气分、水分、血分等概念及相应的证治。

一、分类与辨证

（一）四水与黄汗

原文

师曰：病有风水、有皮水、有正水、有石水、有黄汗。风水，其脉自浮，外证骨节疼痛，恶风。皮水，其脉亦浮，外证胕肿①，按之没指，不恶风，其腹如鼓，不渴，当发其汗。正水，其脉沉迟，外证自喘。石水，其脉自沉，外证腹满不喘。黄汗，其脉沉迟，身发热，胸满，四肢头面肿，久不愈，必致痈脓。（1）

词解

①胕肿：指肌肤浮肿。

释义

本条论述风水、皮水、正水、石水及黄汗的主症及有关病证的治法和预后。

风水起于外邪袭表犯肺，肺气不宣，通调失职，以至于水湿泛溢于肌表，故病初有明显的表证，如脉浮、恶风、骨节疼痛等，临证时可见发热及身肿等症状。皮水与肺脾两脏相关，若肺失通调，脾失健运，则水停肌肤而肿势加重，症见肢体肿甚，按之没指。不恶风提示无表证，腹如鼓但不满为里湿壅聚未盛。发其汗是风水和皮水的具体治法。风水因风邪在表，发汗散邪可恢复肺之宣肃通调；皮水因水停肌肤，发汗可使水从肌表而出，亦属因势利导之举。

正水脉沉迟，提示肾阳不足，阳虚而水聚于内，上射于肺，可见腹满而喘。石水脉沉亦为阳虚而水停于里，又水寒凝结于下，见少腹硬满如石，故名。水聚于下，未影响到上，故不喘。阳虚阴凝，水液不循常道，故正水、石水均可见身肿之症。喘之有无，是两者的鉴别要点之一。黄汗病以汗出色黄如柏汁为主症，篇中另有专条论述。因其初起有发热、四肢头面肿等，故有必要注意与风水相鉴别。

原文

寸口脉沉滑者，中有水气，面目肿大，有热，名曰风水。视人之目窠上微拥①，如蚕新卧起状，其颈脉动，时时咳，按其手足上，陷而不起者，风水。（3）

词解

①目窠上微拥：指眼胞微肿。

释义

本条继续论述风水脉症。原文着重描述风水病的肿势。脉见沉滑，为水气互结，病势增剧之象。风为阳邪，头面属阳，水为风激，留滞于胸颈以上，故头面部肿，以眼胞肿最为明显，肿势波及全身后又可见四肢肿而按之凹陷不起。风水影响于肺而见时时咳，水湿侵及肺胃而见颈脉动。

原文

太阳病，脉浮而紧，法当骨节疼痛，反不疼，身体反重而酸，其人不渴，汗出即愈，此为风水。恶寒者，此为极虚，发汗得之。渴而不恶寒者，此为皮水，身肿而冷，状如周痹①。胸中窒，不能食，反聚痛，暮躁不得眠，此为黄汗，痛在骨节。咳而喘，不渴者，此为脾胀，其状如肿，发汗即愈。然诸病此者，渴而下利，小便数者，皆不可发汗。（4）

词解

①周痹：病名，以全身上下的游走性疼痛为主症。

释义

本条进一步讨论水气病的脉症及治法。风水与感受外邪有关，故病初类似太阳伤寒，见脉浮而紧、恶风、骨节疼痛等。此处强调骨节不疼、身体反重而酸、不渴，可理解为水湿浸淫肌肤，病在表而未化热。风水的治疗当用汗法宣散，但有虚象之人，临证时应当注意不可汗之太过。皮水因无外邪，故不恶寒。水为阴邪属寒，一般当见不渴，

但水停日久，津阻气滞，也可见渴。水滞肌肤，阳气不行，可见身肿而冷，状如周痹。肺胀之病，内有停饮，外受风寒，肺失宣肃，咳喘是其主症；内外皆寒，故不渴；肺失通调也可见身肿。治疗当用发汗散寒、宣肺平喘之法。当然，如果见有渴而下利、小便频数者，表明体内津液已有亏耗，此时选用辛温发散之品，皆宜慎重。

（二）五脏水

原文

心水者，其身重而少气，不得卧，烦而躁，其人阴肿。（13）

肝水者，其腹大，不能自转侧，下腹痛，时时津液微生，小便续通。（14）

肺水者，其身肿，小便难，时时鸭溏。（15）

脾水者，其腹大，四肢苦重，津液不生，但苦少气，小便难。（16）

肾水者，其腹大，脐肿腰痛，不得溺，阴下湿如牛鼻上汗，其足逆冷，面反瘦。（17）

释义

以上条文论述五脏水的症状。心水由心阳虚衰，水气凌心所致，主症为身肿而重。阳虚则气少，水气内阻，心阳被遏，平卧则水逆更甚，故不得卧而烦躁。心阳虚影响到肾，则肾不主水而前阴肿。肝水由肝失疏泄，气机郁结，肝络阻滞，脾失健运，水湿内聚所致，其主症为腹大胀满，难以转侧，并见胁肋部疼痛不适。肝失条达，三焦气机不畅，影响到水液代谢，可见口中乏津、小

便不利等，但也有缓解之时，故曰"时时津液微生，小便续通"。肺水由肺失通调，水溢肌表所致，主症为身肿。肺主气，肺气虚而通调失职，则水不下输膀胱，见小便难。肺虚气衰，影响到大肠的传导功能，又可见大便溏泄。脾水由脾阳虚衰，脾失健运，水湿内停外溢所致，主症为腹大胀满，并见四肢肿甚。脾虚不能散津布精，气血也难以生化，故见少气而小便难。肾水由肾阳虚衰，气化不行，水湿内聚所致，主症为腹满胀大、脐肿腰痛而小便不通。水气浸淫于下则见阴下湿如牛鼻上汗，阳虚不达四肢则见两足逆冷，久病气血不荣于外则面部消瘦。

辨治要领

五脏水的临床表现与五脏各自所处的位置及生理功能有关。如心、肺属阳，位于上，偏于表，心肺病水，均有身肿、身重、烦躁不得卧等症。肝、脾、肾属阴，位于下，偏于里，肝脾肾病水，均有腹大。所谓五脏水，是病及五脏而出现水气内停的各种证候，并非水气直接侵入五脏。从脏腑经络先后病的观点来考虑，病及五脏而患水气，其表现一般都较严重，故有五脏水相当于正水、石水的说法，因此也可以把五脏水的描述看作是对四水的补充。

（三）血分、水分与气分

原文

问曰：病有血分水分，何也？师曰：经水前断，后病水，名曰血分，此病难治；先病水，后经水断，名曰水分，此病易治。何以故？去水，其经自下。（20）

释义

本条以妇人病为例论述血分与水分的差异。血分先见经闭而后病水气，因经血闭阻不通，影响水液运行，即瘀血阻滞水道而致水肿。水分先病水肿而后见经闭，因水液内停，影响营血流行，即水阻滞血道而致经闭。血分难治，因其病位深，病情重，病因复杂，非单纯利水可愈。水分易治，因其病较轻浅，故"去水，其经自下"。原文阐述的血分与水分，应该从病机上深入理解。

原文

师曰：寸口脉迟而涩，迟则为寒，涩为血不足。趺阳脉微而迟，微则为气，迟则为寒。寒气不足，则手足逆冷；手足逆冷，则荣卫不利；荣卫不利，则腹满肠鸣相逐；气转膀胱，荣卫俱劳；阳气不通即身冷，阴气不通即骨疼；阳前通则恶寒，阴前通则痹不仁。阴阳相得，其气乃行，大气一转，其气乃散。实则失气，虚则遗尿，名曰气分。（30）

释义

本条讨论气分的病机、症状和治疗原则。寸口脉迟而涩，趺阳脉微而迟，提示了上焦与中焦的阳气不足，气血俱虚且阴寒内盛，临床可见手足逆冷、腹满肠鸣、身冷恶寒、骨节疼痛、肌肤麻木不仁等症。由于气分为阴寒内阻、阳气不行而造成的阳衰阴盛、阴阳不相得的证情，故治疗着重于温通阳气，散寒行水。如此阴阳协调，营卫和利，气血流通，则水寒之气可以消散。关于气分病，篇中另有专论。两者相对照，可知还有心下坚等主症，与气机郁滞，水饮内停于局部也有关。

辨治要领

根据阳虚阴盛、阳气不通的病机，气分除了手足逆冷、腹满肠鸣、骨疼恶寒外，也可见水液内停外泛的症状。治疗原则是"阴阳相得，其气乃行，大气一转，其气乃散"，即对气分应该用温阳散寒、温通阳气的方法治疗。只有阳气通达，水寒停滞的见症才能解除，这也是水气病阳虚水泛的基本治法。

二、发病机理

（一）感受外邪，水为风激

原文

脉浮而洪，浮则为风，洪则为气，风气相搏，风强则为隐疹，身体为痒，痒为泄风，久为痂癞；气强则为水，难以俯仰。风气相击，身体洪肿，汗出乃愈。恶风则虚，此为风水；不恶风者，小便通利，上焦有寒，其口多涎，此为黄汗。（2）

释义

本条论述风水的发病机理及风水与黄汗的鉴别。脉浮而洪，提示风邪和水气相合，与卫气相争于表。其转归有二：若风邪偏盛，风热湿毒侵入营血，则发为瘾疹，肌肤发痒，此为邪有外泄之势，故称"泄风"。日久热毒腐溃肌肤而成痂癞。若水气偏盛，水为风激而溢于肌肤则为肿，甚者胀满喘促，难以俯仰，此为风水，亦当发汗乃愈。

风水与黄汗常同处一条，以示鉴别。风

水恶风，由外邪袭表，也可来自表虚，而黄汗却无恶风。黄汗见小便通利，为膀胱气化尚未受阻。上焦有寒，其口多涎，为感受寒湿以后，营卫阻遏，津液停聚所致。

（二）脾肾阳虚

原文

问曰：病下利后，渴饮水，小便不利，腹满因肿者，何也？答曰：此法当病水，若小便自利及汗出者，自当愈。（12）

释义

本条论述下利后由脾肾虚衰所致的水肿及阳气通利而自愈。下利渴饮，继而出现小便不利，腹满阴肿，此为病水无疑，其机理为利下日久，脾肾阳虚，气化不行。若见渴饮而小便自利，且有汗出者，则为阳气未衰，或衰而未甚，脾肾尚能气化，水液也能通达，故其病当能自愈。

（三）肺脾肾三焦功能失司

原文

师曰：寸口脉沉而迟，沉则为水，迟则为寒，寒水相搏。趺阳脉伏，水谷不化，脾气衰则鹜溏，胃气衰则身肿。少阳脉卑，少阴脉细，男子则小便不利，妇人则经水不通。经为血，血不利则为水，名曰血分。（19）

释义

本条以脉论病，强调了肺脾肾三焦与水气病的关系及血病及水的病机。寸口脉主肺，沉迟之象为寒水相合，肺气宣肃受阻，通调失职则为肿。趺阳脉主胃，脉伏而不起，为脾胃之气已衰，故饮食不能运化，水液失于输布，见大便溏泄而身肿。少阳脉主候三焦之气，卑为沉而弱之象。此句提示了三焦气化失司，决渎失职，水不走常道而为肿。少阴脉主候肾，细为虚象。男子小便不利而身肿，女子则经水不通继而病水，称为血分。

辨治要领

治病应辨病与辨证相结合，然而临床上病与病、证与证并非单一，往往会混杂在一起，因而应综合分析而治。本条"血不利则为水"说明血分与水气并不能截然分开，许多情况下是相互影响的，因而应当重视瘀血内阻造成的水肿，采用活血利水、水血并治的方剂，如大黄甘遂汤等。血分与水分如此，血分与气分、气分与水分亦然。

三、治法

（一）利小便、发汗

原文

师曰：诸有水者，腰以下肿，当利小便；腰以上肿，当发汗乃愈。（18）

释义

本条论述水气病利小便与发汗的治法。一般水气病患者，若见腰以下肿，因腰以下为阴，属里，水湿之邪在里在下，故用利小便法，使水湿通过小便而排出。若见腰以上肿，因腰以上为阳，属表，水湿之邪在表在上，故用发汗法，使水湿通过汗液而散除。

辨治要领

利小便与发汗皆有祛除水湿、宣通气机的作用，临床应用时，应根据病情正确选用。但利小便与发汗，两者并非截然分开。如对腰以上肿发汗宣散时，可适当配合少量利小便之品；对腰以下肿利小便时，也可适当配合少量发汗之品。

（二）攻下逐水

原文

夫水病人，目下有卧蚕，面目鲜泽，脉伏，其人消渴。病水腹大，小便不利，其脉沉绝者，有水，可下之。（11）

释义

本条提出了治疗水气病可用攻下逐水的方法及其适应证。若水气病患者面部、眼胞浮肿、鲜泽光亮，此由水为风激，泛溢于上所致。脉伏为水气太盛，消渴即口渴，由气不化津、津不上承或郁热伤津所致。具体治法当从汗解。若病水腹大，小便不利，属水聚于内、气机壅滞的实证，脉沉绝为沉之甚，因水势太盛而阻遏了脉气，可下之，为攻下逐水之法。

辨治要领

攻下逐水是治疗水气病的常用方法之一。临证时可参照十枣汤、己椒苈黄丸等，也可参考后世医家的神佑丸、舟车丸及疏凿饮子等。如果证属邪实正虚，不耐攻逐者，可考虑用温阳利水法，如真武汤加防己、椒目等。运用攻下逐水法时应注意患者的正气能否耐受攻伐，其次是水停的症状应较为急重，如腹大、小便不利、脉沉等。

四、证治

（一）风水

1. 表虚

原文

风水，脉浮身重，汗出恶风者，防己黄芪汤主之。腹痛加芍药。（22）

释义

本条论述风水表虚的证治。风水在表，故见脉浮；身重为水泛肌表；汗出恶风，是由表卫气虚不固所致。所以治疗用防己黄芪汤益气固表，利水除湿。方中防己利水，黄芪益气固表，白术健脾化湿，生姜、大枣调和营卫，甘草和中。

临床应用

本方在临床上常用于急慢性肾炎，也可用于其他原因引起的水肿，如特发性水肿、妊娠水肿及原因不明的头面及四肢虚浮者。

2. 夹热

原文

风水恶风，一身悉肿，脉浮不渴，续自汗出，无大热，越婢汤主之。（23）

越婢汤方

麻黄六两　石膏半斤　生姜三两
大枣十五枚　甘草二两

上五味，以水六升，先煮麻黄，去上沫，内诸药，煮取三升，分温三服。恶风者加附子一枚（炮），风水加术四两。

释义

本条提出风水夹热的证治。风水之病，因风致水，来势急而病在于表，故病初可见脉浮、恶风等表证。水为风激而泛溢周身，故见一身悉肿。口渴，为邪已化热之端倪。继而汗出无大热，为风热之邪性偏开泄，故见汗出，因汗出热泄而体表暂无灼手之感。本条所述之证，虽有汗出而表邪尚未解除，外无大热而里热仍旧郁滞，故治疗用越婢汤散邪清热、发越水气。方中重用麻黄，配生姜以宣散发越，石膏辛凉以清内郁之热，甘草、大枣和中以助药力。风水若肿势较甚者，可加白术健脾除湿，麻黄、白术相配，并行表里之湿，可增强利水退肿之效。

辨治要领

本方证除了原文所述之外，在临床上当有头面部及上半身浮肿，并伴见恶寒、发热、身痛、咳喘、胸闷、咽痛、口渴、尿少色黄，苔薄白或黄白相间而润、脉浮数或弦滑等症。

临床应用

越婢汤及越婢加术汤多用于急性肾炎所引起的水肿，有较好的疗效，临证时常可加连翘、益母草、生姜皮、茯苓等以增强清热利水消肿之功。

医案举例

史某，男，8岁，1962年4月4日初诊。1个月前，继感冒高热数日后，全身出现浮肿。经某医院尿常规检查：尿蛋白（＋＋＋），白细胞（＋），颗粒管型1%～2%（高倍视野），诊为急性肾小球肾炎。服西药治疗半月余不效，来我院就诊。症见：头面四肢高度浮肿，眼睑肿势尤甚，形如卧蚕，发热汗出，恶风口渴，咳嗽气短，心烦溲赤，舌质红，苔薄黄，脉浮数，体温39.5℃。证属风水泛滥，壅遏肌肤。治宜宣肺解表，通调水道。方用越婢汤加味：麻黄10g，生石膏20g，炙甘草6g，生姜4片，大枣4枚，杏仁10g，水煎服。

1962年4月7日二诊：浮肿见消，咳嗽大减，仍汗出恶风，体温38.5℃，尿蛋白（＋＋），未见红、白细胞及管型，舌苔转白，脉浮缓。效不更方，原方加苍术8g，3剂。

药后热退肿消，诸症悉除，尿检正常，遂停药。以后追访年余，疗效巩固，病未复发。〔王明五，张永刚.经方治疗风水.北京中医药.1985，4（5）：20〕

按：患者外感，邪热壅盛于肺卫肌表，症见发热、咳喘、身肿，所以不妨从风水的角度考虑，用越婢汤加减，治疗取效十分便捷。

3. 风水与正水的汗法异治

原文

水之为病，其脉沉小，属少阴；浮者为风。无水虚胀者，为气。水，发其汗即已。脉沉者宜麻黄附子汤，浮者宜杏子汤。(26)

麻黄附子汤方

麻黄三两　甘草二两　附子一枚（炮）

上三味，以水七升，先煮麻黄，去上沫，内诸药，煮取二升半，温服八分，日三服。

释义

本条提出风水与正水的不同发汗方法。水气病身肿者，若脉见沉小，则多与少阴肾相关，与篇中所述正水相当。身肿脉浮者，

则与肺相关，相当于风水。两者皆有水泛肌表而身肿之症，均可考虑因势利导用汗法来治疗。但正水肾阳不足而脉象沉细，故选择麻黄附子汤类方药以温经助阳发汗。而风水病证属实者多，可径用宣肺散邪之品，如杏子汤。杏子汤方未见，后世医家有疑为麻杏石甘汤或甘草麻黄汤加杏子（即三拗汤）者，前者适用于内有郁热之证，后者则用于内无郁热之证。

辨治要领

水气病属表证，应使用汗法，但需分析其病机及兼症，采用不同的发汗法治疗。脉沉者多为肾阳虚不能化气行水，故用麻黄附子汤温阳发汗；脉浮者，多与肺有关，应采用杏子汤宣肺发汗。

（二）皮水

1. 夹热

原文

里水者，一身面目黄肿，其脉沉，小便不利，故令病水。假如小便自利，此亡津液，故令渴也。越婢加术汤主之。(5)

释义

本条论述皮水夹热的证治。皮水的形成，与肺失通调、脾失健运有关。水液不循常道输布，故一身面目尽肿、脉沉、小便不利。水郁于内而化热，故用越婢汤发汗散水兼清郁热，配白术以加强除湿之效。"越婢加术汤主之"一句以接在"故令病水"之后为顺。

2. 表实

原文

里水，越婢加术汤主之，甘草麻

黄汤亦主之。（25）

甘草麻黄汤方

甘草二两　麻黄四两

上二味，以水五升，先煮麻黄，去上沫，内甘草，煮取三升，温服一升，重覆汗出，不汗，再服。慎风寒。

释义

本条提出皮水属表实的不同证治。皮水夹热，用越婢加术汤发散水气，兼清郁热。皮水无里热而欲发汗，则可用甘草麻黄汤宣散水气，方中麻黄宣肺利水，甘草和中健脾。

辨治要领

麻黄是仲景治病常用的药物，也是治疗水气病的主要药物。因麻黄能上宣肺气，外散皮毛之邪，下利水道，内除脏腑之湿，上下通达，内外相协，则外邪易解，脏腑功能也容易恢复。

从本篇用方来看，甘草麻黄汤、杏子汤（麻杏石甘汤或后世的三拗汤）、越婢汤和越婢加术汤均有麻黄，这些方剂一般用在水气病的初期。同时据其是否用石膏，又可了解郁热之有无。另外，篇中的麻黄附子汤和桂枝去芍药加麻辛附子汤都反映了张仲景灵活应用麻黄的规律，在临床上有重要价值。

3. 气虚阳郁

原文

皮水为病，四肢肿，水气在皮肤中，四肢聂聂动[①]者，防己茯苓汤主之。（24）

防己茯苓汤方

防己三两　黄芪三两　桂枝三两
茯苓六两　甘草二两

上五味，以水六升，煮取二升，分温三服。

词解

①聂聂动：形容动而轻微。

释义

本条论述皮水气虚阳郁的证治。皮水为病，以水液留滞于皮肤之中为主，见症也主要是四肢肿，肿甚则阳气郁滞也甚，水气阻遏，阳气欲伸，两相交争，则见四肢聂聂动。治疗用防己茯苓汤通阳化气，分消水湿。方中防己、黄芪相配益气利水，桂枝、茯苓相配通阳利水，黄芪、桂枝相协，又有温通表阳、振奋卫气之功。

医案举例

龚某，男，3岁半，1979年8月初诊。

慢性肾炎2年。某省医院确诊为肾病综合征，经长期服用激素治疗后，仍有尿蛋白（＋＋＋），颗粒管型0～2，肝肋下3.5cm处可触及，腹膨隆，腹水征（＋＋），便溏，有时完谷不化，颜面浮肿如满月，大腹便便，舌红，苔薄黄，脉细数。辨证：脾虚不能制水。立法：益气健脾利水。处方：防己茯苓汤加味。防己10g，黄芪20g，白术10g，泽泻10g，茅根15g，上方加减服用20余剂后，尿蛋白（±～＋），浮肿、腹水明显减轻，完谷不化消失。再按上方加党参、仙灵脾，回当地服药40余剂后，腹水消失，肝脏回缩，每周复查尿蛋白均为阴性或痕迹。〔徐克明，黄文清．应用防己茯苓汤的经验体会．江西中医药．1981，12（4）：42〕

按：患者长期服用激素，脉舌显示出热象，所以用药避辛温而选择寒凉通利之品，偏用防己黄芪汤，取效后再用补益，巩固疗效。

4. 湿盛阳郁

原文

厥而皮水者，蒲灰散主之。（27）

释义

本条论述皮水湿盛阳郁的证治。皮水见厥，厥为手足逆冷。此与阳虚内寒者不同，由水湿停聚，湿热内壅，阳气阻隔，不达四肢所致。故治疗用蒲灰散清利湿热，通利小便。如水湿排除，阳气得伸，则厥冷也可自愈。

辨治要领

本方证除见身肿，按之没指，手足逆冷外，另当见不恶风寒、小便短少或色黄，或见舌苔黄腻等症。

临床应用

临床上有用本方加味治疗慢性肾炎、肾病综合征、妇人经闭水肿等病证。若治妇人经闭水肿者，可加用蒲黄、滑石、牛膝、益母草、泽兰、茯苓、桂枝、桃仁等药。

（三）黄汗

1. 营卫郁滞，湿热阻遏

原文

问曰：黄汗之为病，身体肿，发热汗出而渴，状如风水，汗沾衣，色正黄如柏汁，脉自沉，何从得之？师曰：以汗出入水中浴，水从汗孔入得之，宜芪芍桂酒汤主之。（28）

黄芪芍药桂枝苦酒汤方

黄芪五两　芍药三两　桂枝三两

上三味，以苦酒一升，水七升，相和，煮取三升，温服一升，当心烦，服至六七日乃解。若心烦不止者，以苦酒阻故也。

释义

本条论述黄汗病的病因、证治。原文非常明确地指出了黄汗病的主症为"汗沾衣，色正黄如汁"。究其原因为"汗出入水中浴，水从汗孔入得之"。汗出之时，腠理开泄，表卫空疏，水寒之气容易内侵。水湿停于肌腠，营卫郁滞，卫郁营热，湿热交蒸而成黄汗。水湿留滞于肌表而身肿，营卫不调则发热，气不化津则口渴。由于这些伴见之症与风水相类似，故当注意两者的区别。

对黄汗病的治疗，本条用芪芍桂酒汤固表祛湿，调和营卫，兼泄营热。方中黄芪走表，益气祛湿，桂枝、芍药调和营卫，苦酒即米醋，用以泄营中郁热。诸药相协，使营卫气血调和畅通，则水湿除而黄汗止。

临床应用

以本方加减治疗黄汗病证，临床个案报道不少。在具体应用时，如清利用茵陈、山栀、车前子、虎杖，渗利用茯苓、薏仁、泽泻，敛汗用浮小麦、龙骨、牡蛎等。

2. 气虚湿盛阳郁

原文

黄汗之病，两胫自冷；假令发热，此属历节。食已汗出，又身常暮盗汗出者，此劳气也。若汗出已反发热者，久久其身必甲错；发热不止者，必生恶疮。若身重，汗出已辄轻者，久久必身瞤，瞤即胸中痛，又从腰以上必汗出，下无汗，腰髋弛痛，如有物在皮中状，剧者不能食，身疼重，烦躁，小便不利，此为黄汗，桂枝加黄芪汤主之。（29）

桂枝加黄芪汤方

桂枝　芍药各三两　甘草二两　生姜三两　大枣十二枚　黄芪二两

上六味，以水八升，煮取三升，温服一升，须臾饮热稀粥一升，以助药力，温服取微汗；若不汗，更服。

释义

本条继续论述黄汗病的证治及与历节、劳气的鉴别。原文一开始先强调黄汗与历节、劳气的区别。黄汗由内侵之水湿下注膝胫，营卫郁遏，阳气不能通达，故虽有身热但两胫自冷。而历节则为湿热留注于关节局部，局部常常肿而且热，活动也往往受到限制。原文进一步阐述黄汗的不同见症。身重由于湿盛，汗出之后，湿随汗泄，一般身重当会减轻；但汗出日久，也会伤阳，阳气受损，不能温养四肢则见肌肉瞤动；阳气不足，胸阳痹阻而有痛感。然黄汗之病，毕竟以肌表汗出异常为主，故腰以上汗出，腰以下无汗，又是其临床特征之一。由于表卫不固，上焦阳虚，故见上半身汗出；而水气内停，下焦湿盛，则见下半身腰髋部疼痛乏力；阳欲行而被郁，汗欲出而不能，故皮中如有物作痒之状；若病情加剧，影响到脾胃，则饮食受限；肌表湿盛，则疼痛肿重；膀胱气化不行，则小便不利；诸症加剧则心烦不安。对此之证，治用桂枝加黄芪汤调和营卫，益气除湿。

（四）气分

1. 阳虚阴凝

原文

气分，心下坚，大如盘，边如旋杯，水饮所作，桂枝去芍药加麻辛附子汤主之。（31）

桂枝去芍药加麻黄细辛附子汤方

桂枝三两　生姜三两　甘草二两　大枣十二枚　麻黄　细辛各二两　附子一枚（炮）

上七味，以水七升，煮麻黄，去上沫，内诸药，煮取二升，分温三服，当汗出，如虫行皮中，即愈。

释义

本条论述阳虚阴凝气分病的证治。本条强调了心下坚，大如盘而边如旋杯，此为阳气虚衰，阴寒凝聚，水气留滞而成。治疗用桂枝去芍药加麻辛附子汤以温通阳气、散寒化饮。本条接在第30条之后，有一定的承接关联之意。第30条阐述了气分的病机及临床见症，本条接续其后，补述心下坚之症，并出方治，故本方证除了心下坚以外，当还可以见到手足逆冷、腹满肠鸣、骨节疼痛、恶寒身冷等症。

辨治要领

方药的化裁应根据病情的轻重而定。本条阳衰阴凝的气分病用桂枝去芍药加麻黄细辛附子汤治疗。桂枝汤去芍药，一是芍药性微寒非本证所宜，二是去芍药则甘辛温通之力增，再加麻黄细辛附子汤则温经散寒之效更强，此方体现了"大气一转，其气乃散"的精神。

临床应用

本方温阳散寒之力强，临床上凡内脏机能衰退而见水肿，如风心病、肺心病、肝硬化腹水等属阳虚阴凝，并与本方证相符者皆可加减运用。

医案举例

朱某，女，42岁，已婚。住院号804216。

主诉：反复水肿20余年，加重2月，于1980年10月17日门诊以水肿收入我科。

主症：全身水肿，面胀，目下窠肿如卧蚕状，胸胁胀满，心下痞微痛，腰痛下坠，下肢按之凹陷不起，四肢欠温，周身关节及肌肉疼痛，恶寒怕冷，尿少便溏，舌体胖大，质淡，脉沉弦而紧。

检查：体温36.8℃，呼吸16次/分，血压16.6/12kPa，体重62kg，24小时尿量850mL，心肺正常，血、尿、便常规检查正常。血沉25mm/h。超声波检查：双侧肾下垂。

诊断：阴水（肾下垂）。证属阳虚水泛，乃少阴阳虚兼太阳营卫不和所致。

治法：温阳散寒利水。

方药：桂枝去芍药加麻黄细辛附子汤。

桂枝9g，生姜3片，大枣6枚，炙甘草6g，麻黄6g，附子9g，细辛6g，知母9g。

药后9小时全身微汗，恶寒怕冷解，四肢略温，尿量增加，24小时尿量为2180mL。继以上方与补中益气汤合方化裁，凡进25剂，水肿消尽，诸症消失，体重57kg，超声波检查示双肾形态位置正常。告愈出院，随访至今未发。〔张致祥．运用仲景方治疗水肿的实践．陕西中医．1983，4（6）：17〕

按：本案例属于典型的阳虚阴寒内盛，水湿停滞而泛溢，本方温通表里阳气，方证对应，故效果明显。

2. 脾虚气滞

原文

心下坚，大如盘，边如旋盘，水饮所作，枳术汤主之。（32）

枳术汤方

枳实七枚　白术二两

上二味，以水五升，煮取三升，分温三服，腹中软，即当散也。

释义

本条论述脾虚气滞气分病的证治。原文开始无"气分"二字，可视为省笔。对于心下坚，用枳术汤行气散结、健脾化湿，以方测证，当知此证实因脾虚气滞，脾运失司，故水湿痞结于心下，临证当有上腹部胀闷或疼痛等症。

临床应用

本方治疗脾虚气滞饮停所致的心下痞满，临床上如内脏弛缓无力（包括胃下垂、消化不良等），均可参考应用。本方加人参、茯苓、陈皮、生姜，即是《外台》茯苓饮，可"消痰食，令能食"，有益气健脾、行气蠲饮之效。后世在枳术汤中加荷叶以升胃气，并改为丸剂，方便使用。

医案举例

唐某，男，47岁，1972年11月4日初诊。

脘腹胀滞，食后为甚，自觉按之有坚实感，大便欠调，或难下或溏泄，苔厚脉涩。治以健脾胃、消胀满（西医诊断为胃下垂，胃肠功能紊乱）。方用枳实12g，土炒白术9g，补中益气丸15g（包煎）。服10剂。

11月15日复诊，谓上方服用3剂后即感脘腹胀滞减轻，大便日下已成形，服完10剂甚觉轻舒，效不变法，原方再续服7剂。〔何任．金匮要略新解．杭州：浙江科技出版社．1981：123〕

按：临证可以将本方视为药对来使用，取效快捷。

五、预后

原文

脉得诸沉，当责有水，身体肿重。水病脉出①者，死。（10）

词解

①脉出：指脉象浮而散大无根。

释义

本条据脉论述水气病的症状及预后。水气病多见沉脉，是由于水在肌肤，脉道被压，营卫受阻。但仅据脉沉还不足为凭，当注意有无身肿，如此诊断方不致误。水气病当见沉脉，现脉象突然大而无根，浮取有而重按无，此为元气涣散，证实而脉虚，提示预后极差。

小结

本篇所涉范围甚广，除风水、皮水、正水、石水、黄汗之外，还有五脏水及气分、水分、血分等。水气病的病因有内外两端，内与阳气虚衰、阳气郁滞、肺脾肾三焦膀胱等脏腑气化失司有关，也可血病及水，外与感受风寒或风热等邪气相关。两者互相影响，有时又互为因果。对于水气病的治疗，本篇提出了发汗、利小便和逐水三大治法，但这些治法以祛邪为主，对于阳虚水泛的情况，以温运为主。"血不利则为水"，对于顽固性水肿的治疗也颇有启发。

水气病的具体治疗中，本篇侧重风水与皮水，对汗法的应用较为详尽，而有关正水、石水的方药较少，此可结合后世临床和有关文献做进一步的探讨。风水与皮水多用汗法，如治皮水的甘草麻黄汤、治风水的杏子汤，以麻黄、杏仁、甘草为基础，宣肺散水，通达气机，可恢复肺之通调功能。若内有郁热者当用越婢汤、越婢加术汤或麻杏石甘汤。方中既有麻黄之温散，又有石膏之清热，两者相合，共奏宣肺清热、发越水气之功。若肾阳不足，水寒内盛，须温经助阳以发散者，又有麻黄附子汤。另外，用于风水表虚的防己黄芪汤、皮水湿盛阳郁的防己茯苓汤、皮水湿热郁阻的蒲灰散等皆可视为通利之剂。黄汗的治疗以桂枝、芍药、黄芪相配，以调和营卫、益气固表化湿为基础，具体有黄芪芍桂酒汤与桂枝加黄芪汤的区别。气分的治疗有桂枝去芍药加麻黄细辛附子汤和枳术汤的不同。

表 14−1　四水的病机与脉症

	病机	脉症
风水	风邪袭表，肺失通调	脉浮，恶风，骨节疼痛，面目肿迅及全身
皮水	肺失通调，脾失健运	脉浮，不恶风，四肢肿，按之凹陷，腹无胀满
正水	脾肾阳虚，水湿泛滥	脉沉迟，腹满而喘，身肿
石水	阳虚寒凝，水聚于下	脉沉，腹满不喘，身肿

表 14 – 2   水气病的基本病机、治法与预后

基本病机	治法	预后
感受外邪 肺脾肾三焦功能失司 气滞血瘀 水液代谢不利	腰以上肿——发汗 腰以下肿——利小便 水气实证——攻下 气分——大气一转，其气乃散（温阳利水） 血分——血不利为水——活血利水	水病脉出者——死（难治、预后差）

表 14 – 3   风水证治表

病证类型	症状	治法	主方
一般治法		宣肺祛风散水	杏子汤
表虚	脉浮身重，汗出恶风	益气固表利水	防己黄芪汤
夹热	恶风，一身悉肿，脉浮不渴，自汗出，无大热	发越水气	越婢汤

表 14 – 4   皮水证治表

病证类型	症状	治法	主方
一般治法		宣肺发汗	甘草麻黄汤
阳虚气郁	四肢肿，水气在皮肤中，四肢聂聂动	通阳化气，表里分消	防己茯苓汤
阳郁	厥而皮水	清利小便	蒲灰散
夹热	身面目黄肿，脉沉，小便不利	清热宣肺散表	越婢加术汤

表 14 – 5   黄汗证治表

病机	主症	治法	主方
表虚而湿滞，热郁于肌腠	汗沾衣，色正黄如柏汁，身肿，发热，汗出而渴	益气固表，和营卫，散水湿，兼泄郁热（正治法）	芪芍桂酒汤
营卫失调，阳郁而水湿停滞	身疼重，腰以上汗出，下无汗，腰髋弛痛，不能食	调和营卫，通阳散湿（变治法）	桂枝加黄芪汤

表 14 – 6   气分病证治表

病机	主症	兼症	治法	主方
阳气虚衰，阴寒内盛，水寒凝结于心下	心下坚，大如盘，边如旋杯	手足逆冷，腹满肠鸣，恶寒身冷，骨节疼痛	温阳散水，行气利水	桂枝去芍药加麻辛附子汤
脾虚气滞，水饮痞结于心下	心下坚，大如盘，边如旋盘	脘腹痞满而胀	行气散结，健脾化饮	枳术汤

复习思考题

1. 试述水气病的分类、主症、病机和治法。

2. 五脏水与四水的关系如何？

3. 原文对水气病的病机有那些认识？

4. 谈谈你对水分和气分的认识。

5. 试述水气病的主要治法与相关方药。

6. 试述黄汗的主症、病机及治法方药。

黄疸病脉证并治第十五

本篇论述了黄疸病的脉症及治疗。黄疸病以目黄、身黄、小便黄为主症，有谷疸、酒疸、女劳疸之分。其病因病机分别有湿热、寒湿、火劫、燥结、女劳及虚劳等，但以湿热为多。治疗以清利湿热为主，汗、吐、下、和、温、清、消、补八法均贯穿其中。

一、病因病机、分类与辨证

（一）湿热发黄

原文

寸口脉浮而缓，浮则为风，缓则为痹，痹非中风，四肢苦烦①，脾色必黄，瘀热以行。（1）

词解

①苦烦：重滞不舒的意思。

释义

本条论述湿热黄疸的发病机理。脉浮而缓，浮则为风，"风"可作"热"理解，而缓为湿之征。"痹"有闭的意思，是指脾家蕴有湿热，并非风寒湿杂至之痹证。张仲景恐人误认脉浮为外感，故插入"痹非中风"一句以示区别。

脾主四肢、肌肉，脾有湿热，四肢必感重滞不舒。如脾脏所蕴积的湿热溢入血分，行于体表，必然发生黄疸，故云"脾色必黄，瘀热以行"。

辨治要领

"脾色必黄，瘀热以行"，脾指病位，瘀言病机，意即湿热郁闭在脾，影响血分并行于周身，则能发黄。可见黄疸的发生与湿热深入血分有关，治疗时酌情加入凉血活血药物，常可提高疗效。

原文

师曰：病黄疸，发热烦喘，胸满口燥者，以病发时，火劫其汗①，两热所得②。然黄家所得，从湿得之。一身尽发热而黄，肚热③，热在里，当下之。（8）

词解

①火劫其汗：指用艾灸、温针或熏法，强迫出汗。

②两热所得：指火与热相互搏结。

③肚热：即腹中热。

释义

本条论述火劫发黄的症状与治法，以及湿邪在黄疸发病中的作用。黄疸病伴发热烦喘，胸满口燥，属热盛之证。其病缘于误用火劫，强迫出汗，使在里之热不得外解，与火邪互相搏结，其热愈增，故云"两热所得"。一身尽发热而黄、肚热等为里热炽盛之征，故当用攻下法通腑泻热。

"然黄家所得，从湿得之"是插笔，强调湿从火化是湿热发黄的重要原因。故在泻热时，勿忘利湿。

辨治要领

上条言"脾色必黄，瘀热以行"，重点在"瘀热"，本条言"然黄家所得，从湿得之"突出其湿，两条互参说明临床上治疗黄疸既要重视利湿，又要注意祛瘀。

（二）寒湿发黄

原文

阳明病，脉迟者，食难用饱，饱则发烦头眩，小便必难，此欲作谷疸。虽下之，腹满如故，所以然者，脉迟故也。（3）

释义

本条论述谷疸寒化的病机。阳明病腹满，证属阳明实热者，下之必满除病解。今腹满下之如故，脉迟者，显然是太阴（脾）寒湿证。脾为寒湿所困，不能消化谷食，所以食难用饱；饱食之后，则气滞不化，发生烦闷症状；湿浊上逆，阻遏清阳，又可见头眩；湿浊下流膀胱，则影响下焦气化功能，故小便难。"此欲作谷疸"，乃将作未作之势。"所以然者，脉迟故也"，说明下后腹满如故之因，从脉迟可知病属太阴寒湿。

辨治要领

本条的辨证关键在于脉迟，同时还应伴有色黄晦黯、神疲、纳差、头眩、小便不利、腹满或大便溏薄、舌淡苔白腻等症。其治疗当用温法，茵陈理中汤、茵陈四逆汤、茵陈术附汤等可以选用。后世阴黄治法可资参考。

（三）分类与主症

原文

趺阳脉紧而数，数则为热，热则消谷，紧则为寒，食即为满。尺脉浮为伤肾，趺阳脉紧为伤脾。风寒相搏，食谷即眩，谷气不消，胃中苦浊①，浊气下流，小便不通，阴被其寒②，热流膀胱，身体尽黄，名曰谷疸。额上黑，微汗出，手足中热，薄暮即发，膀胱急，小便自利，名曰女劳疸；腹如水状不治。心中懊侬而热，不能食，时欲吐，名曰酒疸。（2）

夫病酒黄疸，必小便不利，其候心中热，足下热，是其证也。（4）

词解

①苦浊：苦作病解，浊指湿热，下文"浊气"亦为湿热。

②阴被其寒：指太阴脾经受寒生湿。

释义

本条进一步指出黄疸的病机、分类及主症。趺阳脉候脾胃，脉数是胃有热，胃热所以消谷；脉紧主脾有寒，脾寒则运化不利，故食后腹胀；满则湿生，于是脾湿胃热相互郁结而形成谷疸。

"尺脉浮为伤肾，趺阳脉紧为伤脾"是插笔，指出谷疸与女劳疸的脉象差异。浮脉主虚，亦作热解（同第1条），尺以候肾，女劳疸是肾虚有热，故尺脉浮；紧脉主寒，谷疸为湿阻于脾，故趺阳脉紧。"风寒相搏"犹言湿热相搏，"风寒"泛指病邪，是产生脾胃湿热的根源。因为脾胃有湿热，即使勉强进食，由于消化功能减退，故食后反觉不舒。湿热上冲则头眩；流于下焦，影响肾脏的气化功能，因而小便不利。"阴被其寒，热流膀胱"中所谓"阴"是指太阴脾，谓脾寒生湿，夹胃热而流于膀胱，因而小便不利。小便不利，湿热无从排泄，于是郁蒸而成黄疸。因发病与饮食有关，故称为谷疸。

女劳疸的症状是面额部发黑，微微汗出，手足心发热，往往在傍晚的时候发作，膀胱有急迫的感觉，小便自利。这都是由于肾虚内热所致。造成肾虚的原因，多为房事过度，肾阴受损。如病至后期，出现腹如水状，是脾肾两败，故称不治。

酒疸由嗜酒伤中，湿热内蕴所致。湿热中阻，胃失和降则时欲吐，不能食；湿热熏蒸于心，则心中郁闷，烦热不安；湿热下注，则足下热；膀胱气化不行，则小便不利。

辨治要领

①谷疸是以食谷即眩为主症，酒疸是以心中懊侬为主症，女劳疸是以额上黑为主症。但谷疸、酒疸皆小便不利，女劳疸则小便自利。

②"足下热"不可概作阴虚，湿热下注亦可出现足下热，当予区分。

二、证治

（一）谷疸

原文

谷疸之为病，寒热不食，食即头眩，心胸不安，久久发黄，为谷疸，茵陈蒿汤主之。（13）

茵陈蒿汤方

茵陈蒿六两　栀子十四枚　大黄二两

上三味，以水一斗，先煮茵陈，减六升，内二味，煮取三升，去滓，分温三服。小便当利，尿如皂角汁状，色正赤，一宿腹减，黄从小便去也。

释义

本条论述谷疸属湿热俱盛的证治。谷疸属胃热脾湿为病，由于湿热交蒸，营卫不和，故恶寒发热，但这里的寒热并非表证。湿热内蕴，脾胃清浊升降失常，所以食欲减退。假如勉强进食，食入不化，反能助湿生热，湿热不能下行，反而上冲，所以食即头眩，心胸不安。这种病情，往往有一个郁蒸过程，所以说"久久发黄为谷疸"。

由于谷疸多由湿热蕴结引起，故治疗用茵陈蒿汤清泄湿热为主。方中用茵陈蒿清热利湿，栀子清三焦而利水道，大黄泄热通便退黄，三药合用，使瘀热湿浊从小便排泄。

辨治要领

①茵陈蒿汤证的主要症状，结合本篇第2条原文除有寒热不食、食则头眩、心胸不安外，应有腹满、小便不利、大便秘结或不爽等症，其发黄特点为鲜明如橘子色。

②关于茵陈蒿汤的作用，有谓开郁解热，非攻里也；有谓此方利下，使湿从大小便而出。根据此方三味均属苦寒，茵陈之量三倍于大黄，该方主要不是攻下，而是清利湿热，使湿热之邪从小便而去。

临床应用

茵陈蒿汤是治疗湿热黄疸的主方，常用于急性黄疸型肝炎、亚急性黄色肝萎缩及重症肝炎，还用于治疗新生儿溶血症、母婴血型不合性先兆流产、妊娠合并肝内胆汁淤积症、血液透析患者皮肤瘙痒症、原发性肝癌栓塞化疗后发热、复发性口疮等证属湿热者，常可取得较好疗效。

医案举例

张某，男，32岁，工人。于1973年7月25日就诊。

患者1周前全身不适，初起发冷发烧，曾服治疗感冒的中成药发热减轻，但仍食欲不振，恶心欲吐，厌油腻，神疲无力，皮肤发黄，小便黄赤如茶水，大便正常，右肋下疼痛，腹部胀满。检查：体温37.5℃，血压16.6/11.3kPa，巩膜及全身皮肤黄染，腹软，肝肋缘下2cm，质软，触痛（+），脾（-）。化验：麝香草酚浊度5U，谷丙转氨酶540U，凡登白试验呈双相反应，黄疸指数44U。

诊断：急性黄疸性肝炎。

辨证与治疗：初诊，黄疸色鲜明，面目一身俱黄，舌苔黄腻，脉象滑数。此系湿热蕴结所致，治宜清热祛湿，利疸除黄，茵陈蒿汤加减。茵陈45g，山栀10g，大黄10g，板蓝根30g，茯苓15g，水煎服。

二诊（8月2日）：上方服5剂，恶心消失，食欲略有增加，体温37.1℃，其他症状无明显变化，仍守原意。原方加丹参15g。

三诊（8月25日）：上方共服12剂，黄疸基本消退，肋痛亦除，但肝区有沉重感，食欲欠佳，腹胀依然，大便溏薄。体温36.5℃，肝肋缘下可触及1cm。化验：麝香草酚浊度4U，谷丙转氨酶100U，黄疸指数5U。内热基本得清，腹胀、纳呆、便溏乃脾为湿困，运化失职使然，治宜健脾利湿。孩儿参15g，白术9g，茯苓12g，猪苓9g，木

香4.5g，砂仁6g（后下），大腹皮9g，陈皮6g，六一散12g（冲）。水煎服。

效果：上方连服8剂，大便成形，食欲增加，腹胀消失。原方略为加减，以资巩固。6剂后，身体恢复，照常工作。〔河北新医大学．中医医案80例．北京：人民教育出版社，1976：7〕

按：本案黄疸色鲜明，舌苔黄腻，显属湿热发黄；二诊加丹参乃"瘀热以行"的应用；三诊黄疸退改为补法，但仍合六一散，一则因季节之故，二则表明通利小便在黄疸治疗中的重要性。

（二）酒疸

1. 治法

原文

酒黄疸者，或无热，靖言了了[1]，腹满欲吐，鼻燥。其脉浮者，先吐之；沉弦者，先下之。（5）

酒疸，心中热，欲呕者，吐之愈。（6）

词解

[1]靖言了了：指神情安静，语言不乱。

释义

以上两条论述了酒疸的症状和治法。酒疸虽由于湿热内蕴所致，但其病机趋势，却有在上、在中、在下的不同。如湿热偏于上部，则欲吐、鼻燥；偏于下部，则腹部胀满；湿热不甚，邪在于中，则心中无热，神情安静，语言清晰。从治疗上来说，应该因势利导，如鼻燥、脉浮而欲吐者，是病势趋于上，当用吐法；如腹满、脉沉弦者，是病势趋于下，当用下法。

酒疸是湿热内蕴于胃所致，欲呕是病势趋于上。欲呕者吐之，是顺应病势的一种疗法，通过呕吐，使病邪从上排出，故曰"吐之愈"。

辨治要领

"脉浮者，先吐之；沉弦者，先下之"，提示治疗酒疸使用吐法和下法的鉴别要点是脉象。吐法可用瓜蒂散，下法可用大黄硝石汤。

2. 证治

原文

酒黄疸，心中懊憹，或热痛，栀子大黄汤主之。（15）

栀子大黄汤方

栀子十四枚　大黄一两　枳实五枚　豉一升

上四味，以水六升，煮取二升，分温三服。

释义

本条论述酒疸热重于湿的证治。酒疸为湿热积于中焦，上蒸于心，故心中郁闷烦乱。湿热中阻，气机不利，故心中热痛。第2条言"心中懊憹而热"，本条则言"心中懊憹，或热痛"，说明其热势较重，故治用栀子大黄汤清心除烦。方中栀子、豆豉清心除烦，大黄、枳实除积泄热。

（三）女劳疸

原文

黄家日晡所发热，而反恶寒，此为女劳得之。膀胱急，少腹满，身尽黄，额上黑，足下热，因作黑疸。其腹胀如水状，大便必黑，时溏，此女劳之病，非水也。腹满者难治。硝石矾石散主之。（14）

硝石矾石散方

硝石　矾石（烧）等分

上二味，为散，以大麦粥汁和服方寸匕，日三服，病随大小便去，小便正黄，大便正黑，是候也。

释义

本条论述女劳疸转变为黑疸兼有瘀血湿热的证治。黄疸多由于湿热蕴蒸，郁于阳明为病，故日晡发热而不恶寒。现日晡不发热而反恶寒，是因女劳疸湿热伤阴而致。湿热郁遏阳气，阳气不能外达，故不发热而反恶寒；膀胱急，少腹满，大便必黑，时溏，为瘀热内着所致；身尽黄是湿热郁遏引起；额上黑是肾虚其色外露；足下热是肾阴虚的表现。如女劳疸日久不愈，则变为黑疸，所以说"因作黑疸"。内有瘀血，故腹皮绷急，按之坚硬胀满。"如水状"，是指其外形像水胀，其实不是水，而是瘀血引起，故言"此为女劳之病，非水也"。如病发展至后期，出现腹满的症状，是脾肾两败的现象，其预后不良。

"硝石矾石散主之"一句是倒装文法，是针对肾阴虚夹有瘀血湿热而言，不适合脾肾两败腹满之证。硝石矾石散有消瘀化湿的功能，硝石即火硝，能入血分消瘀活血，矾石入气分化湿利水，大麦粥汁调服，以保养胃气。

本条之"少腹满"为女劳疸兼有瘀血之征，而后面之"腹满"为大腹满，由少腹满发展而来。大腹属脾，女劳疸本属肾病，及至大腹满，则脾肾两病，故难治。

辨治要领

本证属瘀血夹湿热，应见黄疸反复不退，腹胀满，大便时溏或呈灰黯色，面色灰滞或面额黑，巩膜黄染，牙龈出血，肝脾肿大，舌质有紫斑，苔白腻等。

临床应用

本方常用于急性黄疸型肝炎、慢性肝炎、肝硬化腹水、血吸虫病、胆石症、囊虫病、钩虫病、蛔虫病等病证。方中矾石可用皂矾，大麦可以小麦代替。因本方对胃有刺激，故不宜空腹服用。在初服本方的 4～5 天中，如胃部觉有阵发性嘈杂，可将剂量减轻，待嘈杂改善时，再逐渐增加剂量。

（四）黄疸

1. 热盛里实

原文

黄疸腹满，小便不利而赤，自汗出，此为表和里实，当下之，宜大黄硝石汤。(19)

大黄硝石汤方

大黄　黄柏　硝石各四两　栀子十五枚

上四味，以水六升，煮取二升，去滓，内硝，更煮取一升，顿服。

释义

本条论述黄疸病热盛里实的证治。黄疸腹满，为邪热传里，里热成实；小便不利而赤，是湿郁化热，膀胱气化不利；自汗出，是里热熏蒸的表现。"此为表和里实"一句是辨证的结论，既概括了大黄硝石汤证的病机，也对该病证的病位与虚实进行了判断。由于肌表无病，且里热已成实，故治疗用攻

下法，用大黄硝石汤通腑泄热。方中栀子、黄柏清里泄热，大黄、硝石攻下瘀热，全方共奏清热通便、利湿除黄之功。

辨治要领

本方适用于黄疸热重于湿、里热成实者。常见临床表现有身黄如橘子色，自汗出，溲赤，腹部满胀疼痛拒按，大便干结，舌苔黄，脉沉实，或见发热烦喘，胸满口燥，肚热等症。

临床应用

本方常用于急性传染性肝炎伴大便燥结者。黄疸鲜明者常合用茵陈蒿汤，加强其清热利湿退黄之功。

2. 湿重于热

原文

黄疸病，茵陈五苓散主之。(18)

茵陈五苓散方

茵陈蒿末十分　五苓散五分

上二物和，先食饮方寸匕，日三服。

释义

本条论述黄疸病湿重于热的治法。本条只言"黄疸病"，未指出症状，以方测证，当有形寒发热、食欲减退、小便短少或不利、苔腻不渴等症状，故用茵陈五苓散利水清热，祛湿退黄。方中以五苓散化气行水，茵陈清利湿热，可知本条是指湿重而内热不甚的黄疸。

辨治要领

以方测证，其临床表现应有全身面目皆黄，黄色鲜明，小便不利，食纳减退，舌苔白腻，脉浮缓，或见形寒发热，头痛，恶心呕吐，大便溏等症。

（五）黄疸兼证、变证

1. 兼表虚证

原文

诸病黄家，但利其小便；假令脉浮，当以汗解之，宜桂枝加黄芪汤主之。（16）

释义

本条论述黄疸的治疗大法及黄疸兼表虚的证治。黄疸的治疗大法是通利小便，因为黄疸是湿热之邪所致。如果小便通利，不但能排泄湿邪，也能祛除热邪，因此通利小便是黄疸的通治法则，所以说"诸病黄家，但利其小便"。当然，也有例外的，如有恶寒发热、脉浮自汗的表虚证，非内热影响，仍当汗解，宜用桂枝汤调和营卫解表，加黄芪扶正、祛水湿。

2. 兼少阳证

原文

诸黄，腹痛而呕者，宜柴胡汤。（21）

释义

本条论述黄疸兼少阳病的证治。在黄疸的发病过程中，如见往来寒热、胸胁苦满、腹痛而呕，属邪在少阳，治宜和解少阳，方用小柴胡汤。

因为黄疸病与脾胃关系密切，脾胃有邪则肝胆受累，所以在黄疸的诸多兼证中，少阳兼证最多。腹痛而呕是土壅木郁，少阳失和之征，故治宜柴胡汤。

3. 兼燥结血瘀证

原文

诸黄，猪膏发煎主之。（17）

猪膏发煎方

猪膏半斤　乱发如鸡子大三枚

上二味，和膏中煎之，发消药成，分再服。病从小便出。

释义

本条论述黄疸病胃肠燥结血瘀的证治。猪膏发煎方中用猪膏（俗称猪油）利血脉、解风热、润燥结，配合消瘀利水道的乱发，使余邪得以泄利，而从小便排出。因此可知本证是由于燥结而兼血瘀所引起的黄疸病。

本条所谓"诸黄"，应该灵活看待，因为本方不能用治所有黄疸，更不可用治湿热黄疸。

临床应用

本方可用于黑疸、阴吹等，亦可用于燥热内结之大便秘结及痔疾便干出血者。除内服外，还可制成栓剂用于肛肠疾病。

4. 误治成哕

原文

黄疸病，小便色不变，欲自利，腹满而喘，不可除热，热除必哕。哕者，小半夏汤主之。（20）

释义

本条指出黄疸误治变哕的治法。黄疸病小便色不变，欲自利，为太阴虚寒，非湿热实证，虽有腹满，必然时减喜按，其喘多兼少气不足以息，与实热内结之腹满而喘不同。本条病机为寒湿内蕴，脾虚失运，治当温运脾阳，散寒除湿，故云"不可除热"。若误用苦寒之剂，伤及中阳，胃失和降则发为哕逆，先用小半夏汤以温胃化饮、降逆止哕，待哕逆止，再治其本。

辨治要领

黄疸虽多属湿热为患，但不可过用寒

凉，误用寒凉，损伤脾胃阳气，则变证丛生。

（六）虚黄

原文

男子黄，小便自利，当与虚劳小建中汤。（22）

释义

本条论述虚黄的证治。黄疸病由湿热内蕴引起，其证多小便不利，今小便自利而黄不去，知非湿热黄疸，而为脾胃气血虚弱，肌肤失荣所致。此证不仅男子有，凡妇女经病或产后，或大失血之后，气血虚损，血不能外荣，亦可出现。因为病由脾胃气血不足导致，故用小建中汤开发生化之源，使气血充盈，气色外荣，则虚黄自退。

辨治要领

①本条辨证要点在于"小便自利"。由于小便自利，可知非湿热黄疸，而是属脾胃虚弱的虚黄证。本篇所论黄疸，凡与湿热有关的，一般多小便不利。

②本条症状除条文所言外，尚可见纳呆少气、身倦肢困、腹痛便溏等。

③本条既云虚劳，毫无疑问就应用补法，小建中汤不过举例而已，此外如黄芪建中汤、人参养营汤、十全大补汤等，皆可随证选用。

三、转归与预后

原文

酒疸下之，久久为黑疸，目青面黑，心中如啖蒜齑状①，大便正黑，皮

肤爪之不仁②，其脉浮弱，虽黑微黄，故知之。（7）

词解

①心中如啖蒜齑状：病人如吃了蒜末一样，胃中灼热不适。啖，吃；齑，指捣碎的姜、蒜、韭菜等。

②爪之不仁：谓肌肤麻木，搔之不知痛痒。

释义

本条论述酒疸误下变为黑疸的证候。酒疸可下，但下之不当，导致湿热内陷，邪入血分，久久熏蒸，血为之瘀滞，就可以变为黑疸。其症目青面黑，皮肤搔之不仁，则为血瘀于内、不荣于外所致。大便正黑，则为瘀热内积，流滞于肠腑。心中如啖蒜齑状，是瘀热内蕴、上蒸于心的现象。其脉浮弱，说明湿热仍有上攻之势，但血分已经受伤，故脉又见"弱"。面目虽黑而犹带黄色，可知是由酒疸误下转变而来。文中"久久为黑疸"，说明黑疸的形成有一较长的过程。

辨治要领

酒疸病虽然可以用下法，但应该审辨，必须是腹满按之痛、脉沉弦才能施用。否则，妄用下法，久之就会变成黑疸。

原文

黄疸之病，当以十八日为期，治之十日以上瘥，反剧为难治。（11）

释义

本条是论述黄疸病的预后。说明黄疸病向愈或增剧，以十八日左右为期。假如经过治疗，十日左右症状减轻，就容易治愈；如果十日以后病情反而加重，是邪盛正虚，治疗就比较困难。

原文

疸而渴者，其疸难治；疸而不渴者，其疸可治。发于阴部，其人必呕；阳部，其人振寒而发热也。（12）

释义

本条再论黄疸病的预后。口渴，是湿热化燥的现象，同时也意味着病邪入里热重，病势正在发展，故"其疸难治"；如口不渴，是病邪尚浅，里热不盛，正气尚能胜邪，故"其疸可治"。

呕吐多发病于里，所以说"发于阴部"；恶寒发热，病多在表，所以说发于"阳部"。这里的发于阴、发于阳，与首篇第 13 条阳病、阴病相似。

辨治要领

本条用渴和不渴来推断黄疸难治、可治，实际上揭示了推断疾病预后的规律，即：病势发展，病位较深者，难治；病情稳定，病位浅表者，可治。

小结

本篇讨论了因湿热、寒湿、火劫、燥结、女劳及虚劳等各种不同病因病机所致的发黄证候与治疗，还涉及有关变证、兼证的处理，但以湿热发黄为重点。

表 15 – 1　湿热发黄与寒湿发黄鉴别表

	发黄	一般症状	大小便	舌脉
湿热发黄	黄色鲜明如橘子色	腹满或腹痛拒按，烦躁不得眠，口渴欲饮，身热心烦	大便干结或溏而不爽，色酱黄，小便黄赤，色如浓茶	舌偏红，苔黄腻，脉滑数有力
寒湿发黄	黄色晦暗	腹满按之濡，躁而不烦，手足清冷畏寒，口渴不欲饮或喜热饮	大便溏薄，小便淡黄，尿臊味不重	舌淡，苔白腻，脉沉迟

表 15 – 2　湿热发黄四方证比较表

方证	病机	主证	治法
茵陈五苓散证	湿重于热	黄色鲜明，小便不利，纳呆，苔白腻，脉浮缓	利湿退黄
茵陈蒿汤证	湿热并重	黄色鲜明，寒热不食，食即头眩，心胸不安，小便不利	清利湿热退黄
栀子大黄汤证	热重于湿	黄色鲜明，心中懊侬热痛，足下热，小便黄赤，大便干	泄热除烦
大黄硝石汤证	热盛里实	黄色鲜明，腹满便结，小便短赤	通腑泄热退黄

表 15 – 3　黄疸证治表

病证类型	症状	病机	治法	主方
谷疸	寒热不食，食即头眩，心烦	脾胃湿热熏蒸	清泄湿热	茵陈蒿汤
	脉迟无力，纳差，头眩，小便不利，腹满或大便溏薄，神疲肢倦，苔白腻，色黄晦暗	脾虚寒湿	温中散寒化湿	理中汤、四逆汤等方加茵陈
酒疸	腹满欲吐，鼻燥，心中热，脉浮	湿热偏于上部	因而越之	瓜蒂散等
	心中懊侬或热痛	长期饮酒过度，酒热伤胃（中部）	清心除烦	栀子大黄汤
	腹满，脉沉弦	湿热偏于下部	引而竭之	大黄硝石汤等

续　表

病证类型	症状	病机	治法	主方
女劳疸	日晡发热而反恶寒，膀胱急，小便自利，额上黑，足下热，大便必黑，时溏	房劳伤肾兼瘀	消瘀化湿	硝石矾石散
黄疸	黄色鲜明，腹满便结，小便短赤，自汗出	热盛里实	通腑泄热	大黄硝石汤
	黄色鲜明，小便不利，纳呆，苔白腻，脉浮缓	湿重于热	利水清热去湿退黄	茵陈五苓散
	黄疸脉浮自汗	黄疸兼表虚	调和营卫兼利水湿	桂枝加黄芪汤
	黄疸腹痛而呕，脉弦	黄疸兼少阳证	和解少阳	小柴胡汤等
	黄疸兼便秘	黄疸兼燥结血瘀	润燥消瘀	猪膏发煎
	黄疸兼哕，腹满而喘，下利，小便不利	黄疸误治成哕	温胃化饮，降逆止哕	小半夏汤
	黄疸，小便利	脾胃气血虚弱	开发生化之源	小建中汤等

复习思考题

1. 试述八法在本篇治疗中的运用。

2. 湿热发黄与寒湿发黄如何鉴别？

3. 试比较湿热发黄四方证。

惊悸吐衄下血胸满瘀血病脉证治第十六

本篇论述了惊、悸、吐、衄、下血和瘀血等病，胸满仅是瘀血的伴见症状，不是独立的疾病。由于上述病证均与心和血脉有密切联系，故合为一篇讨论。

惊与悸有别。惊指惊恐，精神不定，卧起不安；悸是自觉心中跳动不安。惊多自外来，悸多自内生。惊与悸又互有联系，突然受惊必致心悸，心悸又易并见惊恐，故常惊悸并称。吐血、衄血、下血和瘀血同属血证范围，指血不循经，自九窍排出体外，或渗溢于肌肤，有寒热虚实之分，治有温凉补泻之别。

一、惊悸

（一）病因

原文

寸口脉动而弱，动即为惊，弱即为悸。（1）

释义

本条从脉象论述惊和悸的病因病机。诊寸口脉，如豆粒转动形状者，为动脉，多属惊，临床伴见精神不宁、卧起不安。诊寸口脉细软无力，重按乃见者，为弱脉，属悸，系由于气血不足，心脉失于充养所致。若寸口脉动、弱并见，则是心之气血内虚，又为惊恐所触，其症见精神惶恐、坐卧不安、心中悸动不宁，是为惊悸。

（二）证治

1. 火邪致惊

原文

火邪者，桂枝去芍药加蜀漆牡蛎龙骨救逆汤主之。（12）

桂枝救逆汤方

桂枝三两（去皮）　　甘草二两（炙）　生姜三两　牡蛎五两（熬）龙骨四两　大枣十二枚　蜀漆三两（洗去腥）

上为末，以水一斗二升，先煮蜀漆，减二升，内诸药，煮取三升，去滓，温服一升。

释义

本条论述火劫致惊的治法。"火邪者"是指因使用熏、熨、烧针等法强迫发汗所导致的病变。临床可见心悸、惊狂、卧起不安等症，为火劫发汗损伤心阳，水饮痰邪扰心所致。治宜扶心阳、安心神、祛痰邪，用桂枝去芍药加蜀漆牡蛎龙骨救逆汤。方中桂枝汤去阴柔之芍药以助心阳，加龙骨、牡蛎固摄镇惊，用蜀漆涤痰逐邪以止惊狂。诸药合用，补益心阳，镇惊安神。

临床应用

桂枝去芍药加蜀漆牡蛎龙骨救逆汤临床多用治精神神经系统疾病、心脏神经官能症、心律失常。

医案举例

张某，男，26 岁，某钢铁厂炉前工人。1979 年 8 月 13 日来诊。

患者匝月以前的一个盛夏之夜卧于电风扇下，翌晨感到一身尽痛且微恶寒，自认伤寒发汗便罢，于是一上班遂到炉前以火迫汗，果大汗淋漓。嗣后每日早晨恶心，午后微寒，旋即热作。辄服银翘解毒丸、板蓝根冲剂，病增无减，且伴自汗肢厥，倦怠怕风，噩梦纷纭，心中烦惕，惴惴不安等症，纠缠月余，遍治罔效，邀余诊治。索前医诸方药视之，悉知中药有辛凉解表，益气固汗；西药有心得安、安定、谷维素、维生素 B_6，尽尝却绝然无效。刻诊舌胖尖红，苔薄白，脉五六动辄一止。辗转静思，想起仲师"火邪"致病之方证，颇为合拍。欣然疏方：桂枝 10g，常山 6g，龙牡各 20g（先煎），党参 15g，附子 3g，炙甘草 10g，生姜 3 片，红枣 6 枚。每日 1 剂。服 1 剂，汗少悸减，3 剂药后，诸症若失，逾月后，邂逅于途，一切康安。〔陈文渊．桂枝去芍药加蜀漆牡蛎龙骨救逆汤运用．中医药研究杂志，1986，(5)：33 - 34〕

2. 水饮致悸

原文

心下悸者，半夏麻黄丸主之。(13)

半夏麻黄丸方

半夏　麻黄等分

上二味，末之，炼蜜和丸小豆大，饮服三丸，日三服。

释义

本条论述水饮致悸的治法。心下指胃脘部位，胃中停饮，上凌于心，心阳被遏，故心与胃脘处有悸动感。治宜蠲饮降逆，通阳宣肺。用半夏蠲饮降逆，麻黄宣发阳气。蜜丸与服，缓以图之。

辨治要领

①"弱者为悸"，常因气虚血少，心失所养，治应补益气血。本条之悸则因水饮上逆所致，故用半夏麻黄丸降逆化饮。

②痰饮心悸，张仲景一般多采用桂枝、茯苓，而本证属于饮盛而阳郁，故用麻黄通阳宣肺泄水气，半夏降逆和胃以蠲痰饮。

医案举例

顾某，男，58 岁。

入冬以来自觉"心窝部"跳动，曾做心电图，无异常。平时除有老年性慢性支气管炎及血压略偏低外，无他病。脉滑，苔白。予以姜半夏、生麻黄各 30g，研末和匀，装入胶囊。每日 3 次，每次 2 丸，服后心下悸即痊愈。〔何任．《金匮》摭记（六）．上海中医药杂志，1984，18（12）：21〕

按：《金匮要略》所指心下悸用半夏麻黄丸者，既非心气虚之惊，亦非失血之悸，乃因水饮所致，系实邪为患。

二、吐衄下血

（一）病因

原文

夫酒客[①]咳者，必致吐血，此因极饮过度所致也。(7)

《血痹虚劳病脉证并治第六》第 12 条。但本条专论失血，与第 6、7 两条作对比，说明亡血亦可出现阳虚之象。

词解

①酒客：平素嗜酒之人。

释义

本条论述酒客咳、吐血的病因病机。平素嗜好饮酒之人，易湿热蕴胃而吐血。此因湿热熏肺，肺失肃降而咳，咳嗽不已，久咳或湿热伤络，导致咯血。

辨治要领

吐血之因，有气虚不摄者，有阴虚火旺者，此则为湿热熏蒸之吐血，当以泄热除湿为主。

（二）脉症与辨证

原文

病人面无血色，无寒热，脉沉弦者，衄。浮弱，手按之绝者，下血。烦咳者，必吐血。(5)

释义

本条论述衄血、下血和吐血的不同脉症。病人面无血色是脱血的现象。无寒热，是指没有外感病的恶寒发热症状。吐、衄、下血之病人，若脉见沉弦，为肝肾阴虚，阳气亢逆，血随气涌，故知衄血；若脉见浮弱，按之而绝，为虚阳外浮，阳不摄阴而血脱于下，故知下血；若脉浮弱，而症见心烦咳逆，是为虚热上扰熏灼心肺，故必吐血。

原文

寸口脉弦而大，弦则为减，大则为芤，减则为寒，芤则为虚，寒虚相击，此名曰革，妇人则半产漏下，男子则亡血。(8)

释义

本条论述虚寒亡血的脉象。条文已见于

原文

又曰：从春至夏衄者太阳，从秋至冬衄者阳明。(3)

释义

本条论述四时气候与衄血的关系。手足太阳、阳明四经皆循行于鼻，且春夏阳气发越，表热居多，故春夏衄血属太阳，秋冬衄血属阳明。

辨治要领

人体脏腑经络之气的变动与四时气候有关，但又不可拘泥，春夏衄血亦有属阳明里热证者；秋冬阳气内藏，里热居多，故秋冬衄血亦有属太阳表热证者。

（三）预后与治禁

原文

师曰：尺脉浮，目睛晕黄①，衄未止；晕黄去，目睛慧了②，知衄今止。(2)

词解

①目睛晕黄：有两种情况，一是望诊可见病人黑睛四周发生黄晕，二是病人视物昏黄不清。

②慧了：指目睛清明，视物清晰。

释义

本条从脉症判断衄血的预后。尺部脉候肾，今见浮，是肾阴亏虚，相火不潜而内动之征。相火寄于肝，肝血不足，其火上扰于目，则目睛晕黄，视物不清。肝肾阴虚，阳亢火动，迫血妄行则衄血，故云"衄未止"。

若晕黄去，目睛清明，视物清晰，说明肝肾之阴已复而火降，热退血宁，故可知衄止。

原文

衄家不可汗，汗出必额上陷，脉紧急，直视不能眴①，不得眠。（4）

词解

①眴：指眼球转动。

释义

本条论述衄血禁法及误汗的变证。经常衄血的病人阴血必亏，虽有表证，亦不能用辛温发汗剂，因汗血同源。若发汗则阴血重伤，使经脉、目睛及心神均失其濡养，故可见额上陷脉紧急，目直视不能转动，不得眠等症。

原文

夫吐血，咳逆上气，其脉数而有热，不得卧者，死。（6）

释义

本条论述吐血的预后。吐血的病人，同时见咳嗽、气喘，其血当自肺出，即今之咯血。吐血必致阴血亏虚，阴虚火旺，虚火灼肺，肃降失常，不但吐血不止，反而加重咳逆上气。阴虚不敛阳则见脉数而身热，虚火上浮扰动心神，故虚烦不得眠。吐血不止，阴虚阳亢，终将导致气随血脱，预后险恶，故云"死"。

原文

亡血不可发其表，汗出即寒栗而振①。（9）

词解

①寒栗而振：怕冷发抖。

释义

本条论述亡血禁用汗法及误汗伤阳的变

证。失血之人，气血大亏，易感受外邪，但不可单用汗法解其表，因"血汗同源"。亡血之人再发其汗，不仅阴血更伤，阳气亦随津液外泄，必致血少阳虚，周身失于温煦，筋脉失去阴血濡养，故寒栗而振。

辨治要领

亡血之人不可误用汗法，误汗既伤阴血，又伤阳气。如第4条误汗后呈现一派伤阴之象。本条误汗后却表现为阳虚之证。

（四）证治

1. 虚寒吐血

原文

吐血不止者，柏叶汤主之。（14）

柏叶汤方

柏叶　干姜各三两　艾三把

上三味，以水五升，取马通汁一升，合煮取一升，分温再服。

释义

本条论述虚寒性吐血的治法。"吐血不止"，为中气虚寒，血不归经所致，治以柏叶汤温中止血。取柏叶之清降，折其逆上之势收敛以止血；干姜、艾叶温阳守中而摄血；马通汁由马粪加水过滤取其汁而成，性微温，引血下行以止血。四味合用，共奏温中止血之效。

辨治要领

柏叶汤治虚寒吐血，以方测证，病人当见面色萎黄或苍白，肢冷，精神不振，血色淡红或暗红，舌淡胖大，脉虚软无力等症。

临床应用

柏叶汤为虚寒吐血常用之方。临床应用并不限于吐血，对衄血、咳血或下血等均可使用。

医案举例

徐某，男，60岁，干部。

罹患咳喘20余年，反复发作。近半月来由外感诱发咳嗽，伴有大咳血不止。经北京某医院诊为支气管扩张、肺结核瘤、肺不张。中西医治疗罔效，特邀李老赴京会诊。症见：患者精神萎靡，面色㿠白，呼吸困难，不能平卧，形态虚浮，烦躁汗出，语声低微，喉有痰声，咳中带血，其色浅红或黯红有块，每次100~300mL，心悸乏力，不欲进食，二便尚可，舌质淡而胖嫩，苔黑而润，脉象虚数。前医曾用输血、吸氧、控制感染、止血镇静等西药治疗，并用中药十灰散、咳血方等均未效。药用：侧柏叶20g，炮姜15g，艾叶10g，西洋参25g，水煎频服。童便100mL，每饮药前先服5~10mL。李老昼夜观察，药后咳血渐少。翌晨会诊，诸医皆有悦色。服至6剂，血已全止，遂用生脉散加阿胶，以西洋参代人参扶阳，以资善后，服药10余剂，患者纳增体健，神态奕奕，诸症霍然而平。〔杨容青．李寿山老中医遣方用药拾萃．辽宁中医杂志，1989，（11）：1-3〕

按：本案之辨证要点为患者高龄久病，元气已亏，今咳血反复发作，气阴必虚，临诊面色㿠白、少气、声微、心悸、舌淡苔黑而滑、脉象虚数，皆系阳气虚弱不能摄血之证。

2. 热盛吐衄

原文

心气不足，吐血、衄血，泻心汤主之。（17）

泻心汤方

大黄二两　黄连　黄芩各一两

上三味，以水三升，煮取一升，顿服之。

释义

本条论述热盛吐衄的证治。邪热内炽，扰乱心神于内，迫血妄行于上，故见心烦不安、吐血、衄血。治以泻心汤清热泻火，凉血止血。方中黄连泻心火，黄芩泻上焦火，大黄苦寒降泄，三药合用，直折其热，使火降则血亦自止。

临床应用

本方是治疗三焦热盛的常用方，对血热妄行的吐血、衄血、便血、尿血等多种出血，有较好的疗效，对上消化道出血其效尤佳。

3. 虚寒便血

原文

下血，先便后血，此远血也，黄土汤主之。（15）

黄土汤方

甘草　干地黄　白术　附子（炮）阿胶　黄芩各三两　灶中黄土半斤

上七味，以水八升，煮取三升，分温二服。

释义

本条论述虚寒性便血的证治。大便在先，出血在后，因其血离肛门较远，故称为远血。多因中气虚寒，脾失统摄，血渗于下，从大便而出。治宜黄土汤温脾摄血。方中灶心土温中涩肠止血；白术、甘草健脾补中；制附子温阳散寒；干地黄、阿胶滋阴养血以止血；黄芩苦寒作为反佐，以防温燥动血。诸药味相协，共奏温中止血之功。

黄土汤用治虚寒便血，其出血可见血色紫黯，并伴腹痛，喜温喜按，面色无华，神疲懒言，四肢不温，舌淡，脉细虚无力等症。

临床应用

本方常用于脾气虚寒，不能统血所致的各种出血证。

医案举例

杜某，女，61 岁。1974 年 8 月 16 日就诊。

患者胃脘痛已十年余，时发时愈，近两年来逐渐加重。数日前，食油腻之品后，出现持续性胃脘部闷痛，两天后出现黑大便。诊得患者面色㿠白，少气懒言，大便呈柏油样，舌质淡，苔薄白，脉细弱。处方：灶心土 60g（煎汤代水），白术 15g，炮附子 6g，黄芩 6g，阿胶 12g（烊化冲服），生地 15g，炙甘草 6g。服 3 剂后，大便颜色正常，继服归脾汤调理而收全功。〔刘泽明．黄土汤治疗远血两例．四川中医，1984，2（1）：42〕

按：该远血属脾胃虚寒型，用温脾摄血之黄土汤，故效。

4. 湿热便血

原文

下血，先血后便，此近血也，赤小豆当归散主之。（16）

释义

本条论述湿热便血的证治。便血，出血在先，大便在后，出血部位多离肛门较近，故称为近血。其病机是湿热蕴于大肠，灼伤阴络，迫血外溢所致。治以赤小豆当归散清热利湿、活血止血。

辨治要领

①赤小豆当归散证，其下血血色鲜红或

有黏液，并伴有大便不畅。

②赤小豆当归散以赤小豆清热解毒利湿，当归引血归经是其配伍特点。

临床应用

赤小豆当归散常用于痔疾、肛裂等病，证属湿热蕴阻大肠者。

三、瘀血

原文

病人胸满，唇痿舌青，口燥，但欲漱水不欲咽，无寒热，脉微大来迟，腹不满，其人言我满，为有瘀血。（10）

释义

本条论述瘀血的脉症。瘀血阻滞，气机不利，故胸满。瘀血内停则新血难生，气血不能上荣于唇，故唇色黯而不泽。瘀血内停，津液不能上承，故口燥。但病由瘀血，并非津亏，故虽口燥却只欲漱水而不欲咽。此非外感为患，故无寒热之表证。其脉虽大，但脉势不足，往来涩滞迟缓，为瘀血阻滞之象。由于瘀血停滞，影响气机，非饮食、水饮留于肠胃，所以病人自觉腹部胀满，而察外形并无胀满之象。

辨治要领

"唇痿舌青"和"口燥，但欲漱水不欲咽"，是辨别瘀血的两大指征。

原文

病者如热状，烦满，口干燥而渴，其脉反无热，此为阴伏，是瘀血也，

当下之。(11)

释义

本条论述瘀血化热的脉症及其治法。病人自觉心烦、口干、口渴,但其脉并无热象,说明热不在气分,而伏于血分。治疗当以攻下瘀血为主。

辨治要领

①本条瘀血化热证,除如热状、烦满、口干燥而渴外,当有脉涩或舌有瘀斑等瘀血症状。

②"当下之"的治法,使瘀血去而热无所附,则诸症自解,体现了"夫诸病在脏,欲攻之,当随其所得而攻之"的审因论治思想。

小结

惊,多因精神刺激而发作,病情轻浅,病久可发展变化为悸;悸多与体质虚弱,久有宿疾,导致气血亏虚有关。本篇血证包括吐血、衄血、下血及瘀血。导致出血的原因很多,本篇主要从火热迫血妄行和虚寒气不摄血两方面进行论述,治疗急则治标,缓则治本。瘀血,多兼见于出血、疼痛、瘀积等不同病证中,主要特点为唇痿舌青,口燥,但欲漱水不欲咽,自觉胸满或腹满等。治疗方面,提出了"当下之"的治疗原则。

表 16 - 1　惊悸证治表

病机	症状	治法	主方
心阳不足	心悸,惊狂,卧起不安	通阳镇惊,安神	桂枝去芍药加蜀漆牡蛎龙骨救逆汤
水饮内停,上凌于心	心悸,喘,呕	宣通阳气,降逆蠲饮	半夏麻黄丸

表 16 - 2　血证证治表

病机	症状	治法	主方
中气虚寒,气不摄血	吐血,衄血	温中止血	柏叶汤
心火亢盛,迫血妄行	心烦不安,吐血,衄血	苦寒清泄,降火止血	泻心汤
脾气虚寒,统摄无权	先便后血	温脾摄血	黄土汤
湿热便血	先血后便	清利湿热,活血化瘀	赤小豆当归散

复习思考题

1. 桂枝去芍药加蜀漆牡蛎龙骨救逆汤和半夏麻黄丸主治何种病证?

2. 柏叶汤与泻心汤的证治如何鉴别?

3. 何谓远血与近血?二者证治有何区别?

呕吐哕下利病脉证治第十七

本篇论述呕吐、哕、下利病的病因病机和证治。呕吐包括胃反，系胃气上逆引起。哕即呃逆，是胃膈气逆所致。下利包括泄泻和痢疾。上述病证均属胃肠疾患，且相互影响，多合并出现，在病机上因脾胃运化失职，升降失常者多，在辨证上皆以脾胃为中心，治疗上又以恢复升降为原则，故合为一篇论述。

本篇所述病证论治，多根据《素问·太阴阳明论》"阳道实，阴道虚"的理论。凡属实证、热证者，多责之于胃肠，即所谓"实则阳明"，治以和胃降逆，通腑祛邪；属虚证、寒证者，多责之于脾肾，即所谓"虚则太阴"，治以健脾温肾。这在临床实践中有着重要的指导意义。

一、呕吐

（一）病因与脉症

1. 饮邪致呕

原文

先呕却渴者，此为欲解，先渴却呕者，为水停心下，此属饮家。呕家本渴，今反不渴者，以心下有支饮故也，此属支饮。（2）

释义

本条论述停饮呕吐的辨证。脾胃虚弱，健运失常，饮停于中，影响气机升降，胃气上逆，可出现呕吐与口渴。一般多见以下三种情况。若呕吐而饮邪得去，胃阳恢复，出现口渴，这种先呕而后口渴者，为饮去阳复，病欲解之征。相反，先渴而后呕者，是因饮停于中，气化不利，津液不能上承而口渴；渴而多饮，更令中阳失运，饮不得化，助水邪蓄结心下而为饮，饮阻气逆则呕吐。这种先渴而因饮水助邪致呕者，属内停之饮所致，故曰"此属饮家"。经常呕吐的患者，津液耗伤，本应口渴，今口反不渴，乃饮邪停留于心下，以致呕吐频作，故云"此属支饮"。

辨治要领

水饮致呕的辨证要点是口渴与否。呕而渴，为饮却阳复；呕而不渴，为饮盛阳弱；渴而呕，为饮阻阳郁，水停心下。临床上需四诊合参，方能作出正确诊断。

2. 误治致呕

原文

问曰：病人脉数，数为热，当消谷引食，而反吐者，何也？师曰：以发其汗，令阳微，膈气虚，脉乃数。数为客热[1]，不能消谷，胃中虚冷故也。脉弦者虚也。胃气无余，朝食暮

吐，变为胃反。寒在于上，医反下之，今脉反弦，故名曰虚。（3）

词解

①客热：此指假热，是相对于真热而言。

释义

本条论述误治导致虚寒胃反呕吐的病机。患者脉数，数本主热，若胃有邪热，当消谷易饥，今不但不消谷而反呕吐，是因医生误用发汗，损伤中阳，以致胃中虚冷，不能腐熟运化水谷和降浊所致，其脉必数而无力。这种数脉并非胃有实热，而是胃气虚寒，虚阳浮越所产生的假热。因是暂时性的，故曰"客热"。因误汗伤阳，胃气受损，使膈上胸中宗气不足，故曰"令阳微，膈气虚"。

胃气虚寒，虚阳浮越而脉数，医者误认为实热，用寒药攻下，复损伤胃阳，以致土虚木贼，脉象变弦。因胃阳衰微，不能腐熟水谷，以致发生朝食暮吐的胃反病。此处弦脉是不任重按之虚弦，不可因弦而误作实证。

本条论胃反病，虽云由误汗、误下损伤中阳所致，但并非胃反病皆由误治而成。凡致胃中虚寒者，均有形成胃反的可能。

3. 胃反的病机与脉症

原文

跌阳脉浮而涩，浮则为虚，涩则伤脾，脾伤则不磨，朝食暮吐，暮食朝吐，宿谷不化，名曰胃反。脉紧而涩，其病难治。（5）

释义

本条论述脾胃两虚胃反的病机、脉症及预后。跌阳脉候脾胃之气，脾以升则健，胃以降则和。浮脉为阳候胃，涩脉为阴候脾。

跌阳脉浮，为胃阳虚浮，胃气不降，故"浮则为虚"；涩则为脾阴虚损，脾失健运，故"涩则伤脾"。胃阳不足，脾阴虚损，不能腐熟消化水谷，势必上逆而吐，形成以朝食暮吐、暮食朝吐、宿谷不化为特征的胃反病。

胃反出现脉紧而涩，紧为阳虚有寒，涩属津亏而燥，是胃中因虚而寒、因寒而燥之象。因此，该胃反属阴阳两虚，如助阳则伤阴，滋阴则损阳，所以说"其病难治"。

（二）治则与禁忌

原文

夫呕家有痈脓，不可治呕，脓尽自愈。（1）

释义

本条论述了痈脓致呕的治疗禁忌。呕家，指经常呕吐、反复不愈之人。一般而言，呕吐多为胃失和降所致，治疗应以和胃止呕为原则，但若其呕是由痈脓内蕴所致者，则应以消痈排脓为治，不可止呕，待痈消脓尽，其呕则自止。原文"脓尽自愈"，并非不服药以待脓尽，而应采取积极措施消除痈脓，脓尽则其呕自愈。

辨治要领

引起呕吐的原因很多，治疗当求其本，不可见呕止呕，否则有关门留寇之弊。

原文

病人欲吐者，不可下之。（6）

释义

本条论述欲吐的治禁。病人欲吐，是由于病邪在上，正气有驱邪外出之势，正所谓"其高者因而越之"，故宜因势利导，顺其病机，祛除邪气。切不可逆其病势，误用下法，使邪气内陷，正气受损。故曰欲吐者，不可下之。

辨治要领

治病当因势利导。邪居高位，当慎攻下，尤其患者"欲吐"，邪有外出之机，应因势利导，使用吐法，方是正治。

（三）证治

1. 寒证

（1）肝胃虚寒

原文

呕而胸满者，茱萸汤主之。（8）

茱萸汤方

吴茱萸一升　人参三两　生姜六两　大枣十二枚

上四味，以水五升，煮取三升，温服七合，日三服。

干呕吐涎沫，头痛者，茱萸汤主之。（9）

释义

上两条论述肝胃虚寒、寒饮上逆的呕吐证治。第8条以胃阳不足为主，寒饮内停，胃气上逆，胸阳不展，故见呕而胸满。第9条乃胃虚停饮夹肝气上逆，阳虚失布，寒饮上逆则吐涎沫；肝经上抵颠顶，肝气夹阴寒之邪循经上犯故头痛。治以吴茱萸汤温阳散寒，降逆止呕。方中吴茱萸苦辛大热，入肝胃二经，功专温胃暖肝、降逆止呕；生姜辛散，助吴茱萸温中散寒、和胃降逆；人参、大枣甘温，补虚健脾和中。

临床应用

本方适用于肝胃虚寒，饮邪上逆引起的呕吐，且呕吐伴见胸满，或颠顶疼痛，或胁腹胀满者。可用于治疗急慢性胃炎、血管神经性头痛、耳源性眩晕、高血压头痛、妊娠呕吐等病。

医案举例

陈某，男，49岁。症见头痛以颠顶为甚，伴眩晕，口中多涎，寐差，面色黧黑，舌苔水滑，脉弦迟无力。此由厥阴水寒循经上犯清阳所致。吴茱萸15g，生姜15g，党参9g，大枣12枚。服药2剂，头痛止，唯寐仍不佳，改用归脾汤3剂而安。〔刘渡舟. 经方临证指南. 天津：天津科学技术出版社，1993：126〕

（2）阴盛格阳

原文

呕而脉弱，小便复利，身有微热，见厥者难治，四逆汤主之。（14）

四逆汤方

附子一枚（生用）　干姜一两半　甘草二两（炙）

上三味，以水三升，煮取一升二合，去滓，分温再服。强人可大附子一枚，干姜三两。

释义

本条论述阴盛格阳呕吐的证治。呕吐而症见脉弱，小便自利，身微热而四肢冷，病属阴盛格阳。阴寒上逆，阳气虚弱，故呕而脉弱；阴盛于下，肾气不固，故小便自利；阴格阳于外，故身微热而四肢冷。此为阴盛阳微之危重证，大有阳气欲脱之势，故曰"难治"。治用四逆汤回阳救逆。

辨治要领

①辨阴盛格阳，当注重脉象，脉症合参，方不致误。本条尽管有身热，但患者四肢厥冷，小便自利，脉微弱，脉症合参，方

可辨明是阳虚阴盛、阴盛格阳证。

②用药的剂量当因人制宜。本条四逆汤方后"强人可大附子一枚,干姜三两",就是说明用药的剂量应根据患者体质而定。

临床应用

本方临床常用于心肌梗死、心力衰竭、急慢性胃肠炎吐泻过多或急性病大汗出而见虚脱及胃下垂等,证属脾肾阳虚而见本条症状者。

(3)虚寒胃反

原文

胃反呕吐者,大半夏汤主之。(16)

大半夏汤方

半夏二升(洗完用)　人参三两

白蜜一升

上三味,以水一斗二升,和蜜扬之二百四十遍,煮药取升半,温服一升,余分再服。

释义

本条论述虚寒胃反的证治。"胃反呕吐"即指第5条所述"朝食暮吐,暮食朝吐,宿谷不化",其病机为脾胃虚寒,功能失司,不能腐熟运化水谷,故食谷不化而呕吐;脾不能化气生津以滋润大肠,可见心下痞硬,大便燥结如羊屎状等。故以大半夏汤和胃降逆、补虚润燥。方中重用半夏和胃降逆,人参以补虚建中,白蜜补虚润燥。

辨治要领

脾胃虚寒,胃气上逆,肠道燥结是本方证的病机关键。

临床应用

大半夏汤是治疗脾胃虚寒,胃失和降所

致胃反病的常用方剂,其所治呕吐多由消化系统炎症引起,如急慢性胃炎、胃及十二指肠溃疡等,此外,也可治疗由贲门痉挛、贲门失弛缓症、胃癌、食管癌、胆囊术后胃食管反流症等多种因素引起的呕吐。

医案举例

赵某,男,62岁,1971年6月12日初诊。

胃反呕吐,食不能多,气机不舒,面色不华,脉弱无力。经医院检查,未发现实质性病变,乃予大半夏汤加味:党参15g,姜半夏12g,沉香曲9g,白蜜2勺(冲),生姜2片(各药浓煎后,再加蜜)。5剂。服药后,呕吐停止,能得嗳气,调治而痊。〔何任.金匮要略新解.杭州:浙江科学技术出版社,1981:149〕

2. 热证

(1)热郁少阳

原文

呕而发热者,小柴胡汤主之。(15)

小柴胡汤方

柴胡半斤　黄芩三两　人参三两

甘草三两　半夏半斤　生姜三两

大枣十二枚

上七味,以水一斗二升,煮取六升,去滓,再煎取三升,温服一升,日三服。

释义

本条论述少阳邪热迫胃致呕的证治。呕而发热,是邪在少阳,少阳邪热迫胃,胃气上逆则呕吐,临床并伴有口苦咽干、胸胁苦满等症。欲止其呕,必解其少阳邪热,故用小柴胡汤疏解清热，和胃降逆。方中柴胡、黄芩和利少阳枢机、疏解邪热，半夏、生姜降逆止呕，人参、甘草、大枣补虚安中。

临床应用

小柴胡汤临床应用相当广泛，凡肝胆（胰）胃肠疾病，只要属小柴胡汤证，便可应用。如可治疗肝炎、胆囊炎、胰腺炎等，亦可治疗多种发热性疾病。

（2）胃肠实热

原文

食已即吐者，大黄甘草汤主之。（17）

大黄甘草汤方

大黄四两　甘草一两

上二味，以水三升，煮取一升，分温再服。

释义

本条论述胃肠实热呕吐的证治。"食已即吐"，是食已入胃，旋即尽吐而出。因实热壅阻胃肠，腑气不通，以致在下则肠失传导而便秘，在上则胃不能纳谷以降，且火性急迫上冲，故食已即吐。治用大黄甘草汤泻热通腑，使实热去，大便通，胃气和，则呕吐自止。方中重用大黄通腑泻下，荡涤肠胃实热；甘草缓急和胃，使攻下而不伤胃气。

辨治要领

"食已即吐"是应用本方的关键。据证分析，临床当有胃肠实热的见症，如口渴、口臭、便秘、苔黄、脉实等。

临床应用

大黄甘草汤常用于急性胃炎、急性胆囊炎、胆道蛔虫症、急性胰腺炎、急性肝炎、肠梗阻等属胃肠实热者。

（3）热结饮阻

原文

吐后渴欲得水而贪饮者，文蛤汤主之。兼主微风，脉紧，头痛。（19）

文蛤汤方

文蛤五两　麻黄　甘草　生姜各三两　石膏五两　杏仁五十枚　大枣十二枚

上七味，以水六升，煮取二升，温服一升，汗出即愈。

释义

本条论述吐后贪饮的证治。"吐后，渴欲得水"本属正常现象，因吐伤阴损阳，阴伤故欲饮水以救燥，但如渴而饮水不止的"贪饮"，则属病理变化。此乃吐而阴伤，热郁于内，故其吐而贪饮，并不复吐。这种吐后贪饮引起饮热互结者，当用文蛤汤发散祛邪，清热止渴。若水饮停聚，里气不和，表气不畅，外感风寒，见头痛、脉紧等症，也可用本方治之。方中文蛤咸寒，利水消饮，配以石膏清热止渴；麻黄、杏仁宣肺发汗以行水；生姜、大枣、甘草健脾温胃，化饮生津，调和营卫。诸药相合，肺得宣降，水道通调，则饮邪消散，内热透解，故方后注云"汗出即愈"。所谓"汗出"，当以微微汗出为佳，不可大汗，以防变生他证。

（4）热利兼呕

原文

干呕而利者，黄芩加半夏生姜汤主之。（11）

黄芩加半夏生姜汤方

黄芩三两　甘草二两（炙）　芍药二两　半夏半升　生姜三两　大枣

二十枚

上六味，以水一斗，煮取三升，去滓，温服一升，日再夜一服。

释义

本条论述干呕与下利并见的证治。由于饮食所伤，湿热内扰，肝胆不和，热犯胃肠，以致升降失调，胃气上逆，故干呕；邪热下迫，大肠传导失常则下利；因有邪热，故当伴腹痛、利下热臭垢积或发热等症。治用黄芩加半夏生姜汤，以黄芩汤清热止利为主，辅以半夏、生姜和胃降逆。

临床应用

凡湿热内蕴、邪热下迫所致的呕吐、腹泻、下利脓血均可用本方化裁治疗，如不呕可去生姜、半夏。

3. 寒热错杂

原文

呕而肠鸣，心下痞者，半夏泻心汤主之。（10）

半夏泻心汤方

半夏半升（洗）　黄芩　干姜人参各三两　黄连一两　大枣十二枚甘草三两（炙）

上七味，以水一斗，煮取六升，去滓，再煮取三升，温服一升，日三服。

释义

本条论述寒热错杂的呕吐证治。症见上有呕吐，下有肠鸣，中有痞阻，乃寒热互结于中焦，升降失调所致。胃气上逆则呕，脾失健运则肠鸣、泄泻。因其病变在中焦，故"心下痞"为其主要特征。方用半夏泻心汤散结除痞，和胃降逆。方中半夏、干姜散寒

降逆，黄芩、黄连苦降清热，人参、甘草、大枣补益中气。诸药合用，辛开苦降，中焦畅通，诸症自愈。

辨治要领

①本条寒热互结于中焦，以心下痞为辨证的关键。临床可兼见恶心、呕吐、纳呆、腹胀等症。

②半夏泻心汤的组方特点是辛开苦降，其中半夏、干姜为辛开，黄芩、黄连为苦降。后世苦辛宣泄、苦降辛开、苦降辛通等说，实源于此。

临床应用

本方常用于急性胃炎、胃及十二指肠溃疡、口腔黏膜溃疡、慢性肠炎、慢性胆囊炎、乙型肝炎、慢性胰腺炎等属于寒热错杂证者。

4. 饮证

（1）寒饮呕吐

原文

诸呕吐谷不得下者，小半夏汤主之。（12）

释义

本条论述一般呕吐的治法。呕吐有多种病因，但其病机不离胃失和降，胃气上逆。从本条所出方剂来看，这里的呕吐、谷不得下当是胃中停饮，脾胃升降失调，寒饮上逆所致，故用小半夏汤散寒化饮、和胃降逆以止呕吐。方中半夏开饮结而降逆气，生姜散寒和胃以止呕吐。

因本方具有较强的和胃、降逆之功，经过适当的配伍变化，可以治疗各种呕吐，所以后世医家称此为止呕祖方。

（2）阳虚饮停

原文

干呕吐逆，吐涎沫，半夏干姜散

主之。（20）

半夏干姜散方

半夏　干姜各等分

上二味，杵为散，取方寸匕，浆水一升半，煎取七合，顿服之。

释义

本条论述中阳不足、寒饮停胃的呕吐证治。中阳不足，胃寒气逆，则干呕、吐逆；中阳不足，寒饮不化，聚为痰涎，随胃气上逆而出，则口吐涎沫。治用半夏干姜散温中散寒，降逆止呕。方中半夏化痰开结降逆气，干姜温胃散寒，以浆水煮服，取其甘酸能调中止呕，"顿服之"则使药力集中而取效捷速。

辨治要领

半夏干姜散与小半夏汤均是以半夏为主的化饮止呕之剂，区别在于：半夏干姜散温中化饮，故取干姜守而不走；小半夏汤温散祛饮，故用生姜走而不守。其次，本条与第9条虽同有干呕、吐涎沫之症，但半夏干姜散针对中阳不足，寒饮上逆，故专治于胃；吴茱萸汤则针对胃寒停饮兼夹肝气上逆之头痛，故肝胃同治。

临床应用

半夏干姜散常用于急慢性胃炎、胃扩张、急慢性胆囊炎，属中阳不足，寒饮内盛而见干呕吐逆者。

（3）寒饮搏结胸胃

原文

病人胸中似喘不喘，似呕不呕，似哕不哕，彻心中愦愦然无奈[①]者，生姜半夏汤主之。（21）

生姜半夏汤方

半夏半斤　生姜汁一升

上二味，以水三升，煮半夏取二升，内生姜汁，煮取一升半，小冷，分四服，日三夜一服。止，停后服。

词解

①彻心中愦愦然无奈：指胃脘、心胸中烦乱不已，无可奈何之状。

释义

本条论述寒饮搏结于胸胃的证治。胸为气海，清气出入升降之道，内居心肺，下邻脾胃，若寒饮搏结于胸胃，闭郁胸阳，阻滞气机之升降，则见似喘不喘，似呕不呕，似哕不哕，心胸中极度烦闷不适。治用生姜半夏汤辛散寒饮，舒展阳气，畅达气机。该方重用生姜汁以辛散寒饮，通阳开结，配半夏以化饮降逆。方后云"小冷"，即宗《素问·五常政大论》"治寒以热，凉而行之"的反佐之义；"分四服"，意在少量频服，以发挥药力持续作用，使寒饮尽散。

辨治要领

本方与小半夏汤的药味组成相同，但分量、用法不同，故主治亦不同。小半夏汤重用半夏，主要在于降逆化饮；本方重用生姜且取汁，主要在于散饮去结。

（4）饮阻气逆

原文

胃反，吐而渴欲饮水者，茯苓泽泻汤主之。（18）

茯苓泽泻汤方

茯苓半斤　泽泻四两　甘草二两
桂枝二两　白术三两　生姜四两

上六味，以水一斗，煮取三升，内泽泻，再煮取二升半，温服八合，日三服。

释义

本条论述饮阻气逆而呕渴并见的证治。"胃反"，乃反复呕吐之意。本证因胃有停饮，失其和降，则上逆而吐；饮停不化，津不上承，故口渴欲饮；水饮上泛，故呕吐频作；因渴复饮，脾虚不运，更助饮邪，饮动于内，升降失常，故呕吐加重。如此愈吐愈饮，愈饮愈渴，致呕吐不止的胃反，故以茯苓泽泻汤健脾利水，化气散饮。方中茯苓、泽泻淡渗利水而扶脾，辅以桂枝通阳化气，生姜温胃散饮，白术、甘草健脾化湿、安中和胃。诸药合用，使气化水行，则呕渴自止。

本证"吐而渴欲饮水"与五苓散"渴欲饮水，水入则吐"颇为相似。然五苓散证重点在于膀胱气化失职，以小便不利为主症，治以化气利水；茯苓泽泻汤证重点在于脾虚不运，胃有停饮，以呕渴并见为主症，治以温胃化饮止呕。

辨治要领

辨治呕吐，重在求本，不能见呕止呕。本方在于化饮止呕，故临证可兼有头眩、心下悸等饮邪内停的症状。

临床应用

本方临床多用于治疗急性胃炎、慢性胃肠炎、胃神经官能症、胃窦炎、幽门水肿引起的反复呕吐，属于饮停于胃者。

（5）呕后调治

原文

呕吐而病在膈上，后思水者，解，急与之。思水者，猪苓散主之。（13）

猪苓散方

猪苓　茯苓　白术各等分

上三味，杵为散，饮服方寸匕，日三服。

释义

本条论述停饮呕后的调治方法。"呕吐而病在膈上"的意思并非指因呕吐后导致膈上疾病，而是指膈上有病出现呕吐。究其原因，是因胃中停饮上逆于胸膈而引起呕吐。呕吐后思水，是饮去阳复，故曰"后思水者，解"。停饮从呕吐而去，胃阳正复，思水润其燥，故云"急与之"。如思水时饮水过多，则胃弱不能消水，势必旧饮尚未尽除，而新饮必然复增，故用猪苓散健脾利水，防止饮邪复发。方中猪苓、茯苓淡渗利水，白术健脾运湿。配制散剂，是取"散者散也"之义，使水饮得散，中阳复运，气化水行，则思水呕吐自除。

二、哕

（一）哕而腹满治则

原文

哕而腹满，视其前后[①]，知何部不利，利之即愈。（7）

词解

①前后：这里指小大便。

释义

本条论述哕而腹满的治则。哕与腹满并见，是因病阻于下、气逆于上所致。邪实内阻，则腹满；气逆于上，故呃逆。从原文"视其前后"可以看出，本证当有小便不利或大便不通，并以此为辨。如大便不通，糟粕内积，肠胃实热，胃气不降，则腹满呃逆，治当通腑清肠。腑畅气顺，则腹满呃逆自愈。如小便不利，是为水湿停聚于下，水停气阻气逆，亦致腹满、呃逆，治以利湿降浊。如此使邪去气平，则呃逆自止，所以说"利之即愈"。

辨治要领

本条提示凡见哕逆现象，应注意审查大便或小便是否通利，不能见哕止哕，必须审证求因，才能掌握病之癥结所在，从而真正达到治病求本的目的。

（二）证治

1. 胃寒气逆

原文

干呕，哕，若手足厥者，橘皮汤主之。（22）

橘皮汤方

橘皮四两　生姜半斤

上二味，以水七升，煮取三升，温服一升，下咽即愈。

释义

本条论述胃寒气逆的干呕、哕的证治。若兼见手足厥冷者，则属胃寒气逆。寒邪袭胃，胃气失和而上逆，则为干呕、哕；胃阳被遏，不达四末，则手足厥冷。治以橘皮汤通阳和胃，方中橘皮理气和胃，生姜散寒止呕。两药合用，使阳通寒去，胃气和降，则干呕、哕与厥冷自愈，故方后云"下咽即愈"。

临床应用

本方常用于急性胃炎、幽门不全梗阻等属胃寒气逆引起的呃逆、呕吐。

2. 胃虚有热

原文

哕逆者，橘皮竹茹汤主之。（23）

橘皮竹茹汤方

橘皮二升　竹茹二升　大枣三十枚　生姜半斤　甘草五两　人参一两

上六味，以水一斗，煮取三升，温服一升，日三服。

释义

本条论述胃虚有热而呃逆的证治。引起呃逆的原因较多，但以药测证，可知本条所论之呃逆是因胃中虚热，气逆上冲所致。其证当伴有虚烦不安，少气口干，不欲多饮，手足心热，苔薄黄或苔少，脉虚数等症。治用橘皮竹茹汤补虚清热，和胃降逆。方中橘皮、生姜理气和胃降逆，竹茹清热安胃以止呕，人参、甘草、大枣补虚安中。

辨治要领

本篇论治呃逆的条文，包括胃寒气逆、胃虚有热及实滞内结三种类型，所立通阳和胃、清热补虚与通利二便诸法，为后世辨治呃逆奠定了基础。

临床应用

本方治疗胃虚有热之呃逆，可用于反流性胃炎、膈肌痉挛、神经性呕吐、妊娠呕吐等病。

三、下利

（一）治法与治禁

1. 湿滞气利治法

原文

下利气者，当利其小便。（31）

释义

本条论述下利气的治法。下利气是指下

利而有矢气，气随利矢，频作不已，故又称气利。由于脾虚不运，湿滞气阻，蕴郁肠道，故见下利而兼矢气；湿滞气阻，气化失常，则肠鸣腹胀，小便不利。治当利其小便，以分利肠中湿邪，使湿去气行而泄利自止，即所谓利小便而实大便。

利小便而治泄利，乃后世所谓"急开支河"之法，对临床有一定的指导意义。

2. 虚寒下利治禁

原文

下利清谷，不可攻其表，汗出必胀满。(33)

释义

本条论述虚寒下利治禁。下利清谷，是因脾肾阳虚，阴寒内盛，不能化腐水谷所致，治当先温其里，纵有表邪未解，亦不可径用汗法攻表。若误攻其表，必汗出而阳气益虚，阴寒更盛，以致气化被阻，发生腹部胀满的变证，所谓"脏寒生满病"。

辨治要领

虚寒下利不可攻表，既要求医者掌握标本缓急治则，又告诫治病要重视顾护人体阳气。

(二) 证治

1. 寒证

(1) 寒厥下利

原文

下利清谷，里寒外热，汗出而厥者，通脉四逆汤主之。(45)

通脉四逆汤方

附子（大者）一枚（生用）　干姜三两（强人可四两）　甘草二两

（炙）

上三味，以水三升，煮取一升二合，去滓，分温再服。

释义

本条论述寒厥下利，阴盛格阳的证治。脾肾阳虚，阴寒内盛，故下利清谷；阴盛格阳，虚阳外浮，故身热汗出。里寒是病之本质，外热为病之假象，属真寒假热之证。阴从下利而欲下竭，阳从汗出而欲外脱，阴阳之气不相顺接，故出现汗出而厥的危重现象。治以通脉四逆汤，急以回阳救逆。本方即四逆汤倍干姜，以增强其温经回阳之力。

辨治要领

下利清谷、四肢厥冷是辨证的关键。据证分析，其脉当微欲绝。

临床应用

本方可用于休克、心力衰竭等危重病证，对急性传染病高热后期出现少阴寒化证，兼身反不恶寒、烦躁、面赤、咽痛等假热现象者，均可用通脉四逆汤。如肠伤寒后期并发肠出血症，伴有汗多亡阳，也可用通脉四逆汤治之。

(2) 虚寒肠滑气利

原文

气利①，诃梨勒散主之。(47)

诃梨勒散方

诃梨勒十枚（煨）

上一味，为散，粥饮和，顿服。

词解

①气利：指下利滑脱，大便随矢气而出之证。

释义

本条论述虚寒性肠滑气利的证治。病下

利泄泻，滑脱不禁，大便随矢气而出，多由中气下陷，气虚不固所致。故治用诃梨勒散温涩固脱，涩肠止利。方中诃梨勒即诃子，煨用则专以涩肠固脱，并用粥饮和服，取其益肠胃而建中气。

临床应用

本方为固涩之剂，不仅可用于肠滑气利，也可用于气虚不固之久咳、久泻、久痢等证。若有实邪则不宜使用，以防固涩而敛邪。

（3）虚寒下利脓血

原文

下利便脓血者，桃花汤主之。（42）

桃花汤方

赤石脂一斤（一半锉，一半筛末）

干姜一两　粳米一升

上三味，以水七升，煮米令熟，去滓，温七合，内赤石脂末方寸匕，日三服。若一服愈，余勿服。

释义

本条论述虚寒下利便脓血的证治。若见久利不止，则属脏气虚寒，气血不固，滑脱不禁所致。其下血多暗，且赤白相兼，并伴有腹痛，喜按喜暖，神疲乏力，口不渴，舌淡苔白，脉微细或沉弱等。治用桃花汤温中涩肠以固脱。方中赤石脂涩肠固脱，干姜温中暖脾，粳米养胃和中。方名桃花汤，因方中主药赤石脂色似桃花，又名桃花石，故名之。方后强调"内赤石脂末"冲服，是为增强涩肠固脱之功效。

临床应用

本方适用于下利便脓血属虚寒者，常用

于治疗急慢性菌痢、慢性溃疡性结肠炎、慢性阿米巴痢疾等病。

2. 热证

（1）实积下利

原文

下利，三部脉皆平，按之心下坚者，急下之，宜大承气汤。（37）

释义

本条论述下利实证的治法。若下利而脘腹胀满，按之坚硬，寸关尺三部脉既不虚浮而大，亦非沉微细弱，而是犹如平人脉象，可知是有形之实滞内结下利。此正盛邪实，当用攻下。如延之日久，必致邪实正虚而攻补两难，故仲景指出"急下之"，用大承气汤急下其里实。实去坚消，腑气顺而利自止。此所谓"通因通用"之法。

原文

下利脉迟而滑者，实也。利未欲止，急下之，宜大承气汤。（38）

释义

本条论述实积下利脉迟而滑的证治。下利见脉迟而滑者，属于实证。脉迟是气滞不行之象，脉滑为食滞内结之征，食积气滞，腑气不和，传导不利，故下利而迟滑脉并见。本证因邪实致利，邪实不去，则下利不止，故应急下，用大承气汤通腑去实，实去则下利自止。

原文

下利脉反滑者，当有所去，下乃愈，宜大承气汤。（39）

释义

本条论述实积下利脉反滑的证治。下利日久，必伤气阴，脉应细弱，今反见滑脉，是宿食积滞不消，邪气未尽之证，故云"当有所去"。治宜大承气汤急去未尽之邪，邪实一去，利即自愈，故"下乃愈"。

原文

下利已差，至其年月日时复发者，以病不尽故也，当下之，宜大承气汤。（40）

释义

本条论下利愈而复发的治疗。如下利已愈，但到一定时间又复发，多因病之初治不彻底，或用涩药止利，以致邪未尽去，留连于肠间，每遇气候时令的变化，或为饮食失调、劳倦内伤等因素的影响，而再次发生下利。治疗当求其本，清除肠间余邪，仍宗"通因通用"之法，以大承气汤攻下未尽之邪，病可痊愈。

这种情况多见于痢疾中的休息痢。

辨治要领

下利用大承气汤，临床辨证应掌握三点：一是"按之心下坚"，即脘腹硬满，疼痛拒按；二是虽下利，脉仍滑实有力；三是利下之物臭如败卵，泻后痛减或泻而不畅。

临床应用

大承气汤广泛应用于急性单纯性肠梗阻、粘连性肠梗阻、蛔虫性肠梗阻、急性胆囊炎、急性阑尾炎、急性胰腺炎、急性胃炎、急性痢疾等属阳明腑实证者。

原文

下利谵语者，有燥屎也，小承气汤主之。（41）

小承气汤方

大黄四两　厚朴二两（炙）　枳实（大者）三枚（炙）

上三味，以水四升，煮取一升二合，去滓，分温二服。得利则止。

释义

本条论述实热燥结下利的证治。胃肠实热积滞，燥屎内结不去，浊液夹邪，热结旁流，以致下利臭秽；邪热上蒸，故见谵语；由于阳明实热，故常见心腹坚满、舌苔黄燥、脉滑等症。治宜小承气汤通腑泄热，使实热去、燥屎除，则谵语止，而下利亦愈。

辨治要领

本证的辨证要领是下利与谵语并见。下利当是实热或积滞内停所致，故见利下不畅，臭秽难闻，脘腹满硬，按之疼痛。谵语为阳明实热扰动神明，故以小承气汤通腑泄热。

临床应用

凡阳明热盛，津伤气滞，燥屎邪结，腹部胀满，里虽实而燥坚不甚之腑证，皆可用小承气汤。临床上多用于痢疾、痘疹、时疫胃热等，症见腹满、大便硬或协热下利，或有潮热、微烦或烦躁、舌红苔黄者。通过化裁还可用于流行性乙型脑炎、手术后肠梗阻、肠功能紊乱等。

医案举例

梁某，男，28岁。因流行性乙脑住院。

病已6日，曾连服中药清热、解毒、养阴之剂，病势有增无减。会诊时，体温40.3℃，脉象沉数有力，腹满微硬，哕声连续，目赤不闭，无汗，手足妄动，烦躁不宁，有欲狂之势，神昏谵语，四肢微厥，昨日下利纯青黑水。此虽病邪羁踞阳明，热结旁流之象，但未至大实满，而且舌苔秽腻，色不老黄，未可与大承气汤，乃用小承气汤法微和之。服药后，哕止便通，汗出厥回，

神清热退，诸症豁然，再以养阴和胃之剂调理而愈。〔高辉远. 蒲辅周医案. 北京：人民卫生出版社，1972：94〕

（2）热利下重

原文

热利下重者，白头翁汤主之。（43）

白头翁汤方

白头翁二两　黄连　黄柏　秦皮各三两

上四味，以水七升，煮取二升，去滓，温服一升，不愈更服。

释义

本条论述热利的证治。热利，实指下利属于湿热者。由于湿热郁结于肠，腐灼肠道脉络，阻滞气机，秽浊之物欲出不能，故有里急后重，滞下不爽，下利秽恶脓血腥臭。由于湿热为患，大肠传导失职，升清降浊失常，故有发热、口渴、尿赤、肛门灼热、舌红苔黄腻、脉数等症。治以白头翁汤清热燥湿，凉血止利。方中白头翁味苦性寒，擅清肠热而解毒，并能疏达厥阴肝木之气；辅以苦寒的秦皮，清肝胆及大肠湿热；黄连、黄柏清热燥湿，坚阴厚肠以止利。诸药配伍，具有清热燥湿、凉血解毒以止痢的功效。

临床应用

本方为治疗湿热下利之要方，可用于治疗急慢性菌痢、溃疡性结肠炎、急性胃肠炎、盆腔炎、妊娠期泌尿系感染属于湿热蕴结者。

（3）下利肺痛

原文

下利肺痛，紫参汤主之。（46）

紫参汤方

紫参半斤　甘草三两

上二味，以水五升，先煮紫参，取二升，内甘草，煮取一升半，分温三服。

释义

本条论述下利而肺痛的证治。下利腹痛，为下利的常见症，而肺痛则为下利的变证。因肺居胸中，肺与大肠相表里，大肠湿热内蕴，故除常见下利腹痛的症状外，亦能因大肠湿热而影响肺气不利，可出现下利而兼有胸闷、胸痛的症状。治以紫参汤清利湿热，使湿热去，大肠和，肺气利，则痛自止。

本条"肺痛"，历代注家争议较大。有认为肺痛不知何证而存疑，有认为"肺痛"是"腹痛"之误，亦有认为肺痛即胸痛等。究竟以何种说法为是，需待进一步考证。从肺痛即胸痛讲，因肺居胸中，与大肠相表里，大肠不利而气机失和，可以有胸部闷痛不舒的表现，其治疗不用栝楼薤白白酒汤类通阳，而用紫参汤清热缓急止痛，可谓又立一法，值得研究。

紫参，《神农本草经》载："味苦辛寒，去心腹积聚，寒热邪气，通九窍，利大小便。"但后世本草未载。有学者提出紫参为拳参，亦有认为是重楼，究属何物，有待进一步研究。

（4）下利虚烦

原文

下利后更烦，按之心下濡者，为虚烦也，栀子豉汤主之。（44）

栀子豉汤方

栀子十四枚　香豉四合，绵裹

上二味，以水四升，先煮栀子得二升半。内豉，煮取一升半，去滓，分二服，温进一服，得吐则止。

释义

本条论述下利后虚烦的证治。下利因实热所致，其症当有心烦，如实邪已去，则心烦可除。今下利后，不但心烦未除，反而有甚于初，此乃余邪郁于胸膈，扰及心神所致。虽肠腑有形积滞已去，但无形邪热内扰，则心下按之濡软不坚，故谓之"虚烦"。治以栀子豉汤清热除烦。方中栀子清心除烦，豆豉宣泄胸中郁热，二药相合，余热得除，虚烦可解。

辨治要领

"虚烦"之"虚"为本证辨证关键。此"虚"为心下有形实邪已去，余留无形邪热，故心下按之濡软不坚。

临床应用

本方可作为实热下利后的调治方。临床还可用于治疗神经官能症、植物神经功能紊乱、神经衰弱、精神分裂症等属于郁热内扰而心神不安者。

小结

呕吐的基本病机为胃失和降，胃气上逆，治疗以和胃降逆为主要原则。根据呕吐的不同病因及证候表现，可分为虚寒性呕吐、实热呕吐、停饮呕吐及寒热错杂呕吐四大类，提出治方13首。

呃逆分胃寒气逆、胃虚有热，分别用橘皮汤、橘皮竹茹汤治疗。

下利包括泄泻和痢疾，分为实热与虚寒两类，初病以胃肠为主，日久病及脾肾，治有温、下、消、清、涩等法。

表 17 – 1　寒证呕吐证治表

病证类型	病机	证候	治法	主方
肝胃虚寒	肝胃虚寒，寒饮上逆	呕而胸满，干呕，吐涎沫，头痛	温阳散寒，降逆止呕	吴茱萸汤
阴盛格阳	阴盛格阳，虚寒上逆	呕而脉弱，小便复利，微热见厥	温阳救逆	四逆汤
虚寒胃反	脾胃虚寒，不能消磨腐熟	朝食暮吐，暮食朝吐，宿谷不化水谷	和胃降逆，补虚润燥	大半夏汤

表 17 – 2　热证呕吐证治表

病证类型	病机	证候	治法	主方
热郁少阳	少阳邪热迫胃，致胃气上逆	呕而发热	疏解清热，和胃降逆	小柴胡汤
胃肠实热	实热壅阻胃肠，腑气不通，胃气上逆	食已即吐	泻热通腑	大黄甘草汤
热结饮阻	水热互结，邪热迫胃	吐后渴欲得水而贪饮	发散祛邪，清热止渴	文蛤汤
热利兼呕	邪热客犯肠胃	干呕而利	清热止利，和胃降逆	黄芩加半夏生姜汤

表 17 – 3　寒热错杂呕吐证治表

病证类型	病机	证候	治法	主方
寒热错杂呕吐	寒热互结中焦，脾胃升降失常	呕而肠鸣，心下痞	开结除痞，和胃降逆	半夏泻心汤

表 17 - 4　饮证呕吐证治表

病证类型	病机	证候	治法	主方
寒饮呕吐	饮阻气逆，胃失和降	诸呕吐，谷不得下	散寒化饮，和胃降逆	小半夏汤
阳虚饮停	中阳不足，胃寒气逆	干呕，吐逆，吐涎沫	温中散寒，降逆止呕	半夏干姜散
寒饮搏结胸胃	寒饮搏结于胸胃，闭郁胸阳，肺胃气机升降不利	胸中似喘不喘、似呕不呕、似哕不哕，心胸中极度烦闷不适	辛散寒饮，舒展阳气	生姜半夏汤
饮阻气逆	胃有停饮，失其和降，胃气上逆	呕吐，渴欲饮水	利水化饮	茯苓泽泻汤
呕后调治	病将愈，旧饮尚未尽除，胃阳尚未全复	呕吐后思水	健脾利水	猪苓散

表 17 - 5　哕证治表

病证类型	病机	证候	治法	主方
胃寒气逆	胃失和降，胃阳被遏	干呕、哕	通阳和胃	橘皮汤
胃虚有热	胃中虚热，气逆上冲	哕逆，虚烦不安，手足心热	补虚清热，和胃降逆	橘皮竹茹汤

表 17 - 6　寒证下利证治表

病证类型	病机	证候	治法	主方
虚寒下利兼表证	表里同病，里气虚寒为急	下利腹胀满，身疼痛	先治里，后治表	四逆汤、桂枝汤
寒厥下利	脾肾阳虚，阴盛格阳	下利清谷，汗出而厥	回阳救逆	通脉四逆汤
虚寒肠滑气利	中气下陷，气虚不固	下利泄泻，滑脱不禁，大便随矢气而出	温涩固脱，涩肠止利	诃梨勒散
虚寒下利脓血	脏气虚寒，气血不固，滑脱不禁	下利便脓血	温中涩肠以固脱	桃花汤

表 17 - 7　热证下利证治表

病证类型	病机	证候	治法	主方
实积下利	有形实邪内结肠腑	按之心下坚	急下之	大承气汤
	食积气滞	下利脉反滑，利未欲止	急下之	大承气汤
	宿食积滞不消，邪气未尽	下利脉反滑，当有所去	急下之	大承气汤
	治不彻底，余邪留滞于胃肠	下利已愈，至其年月日时复发者	当下之	大承气汤
	胃肠实热，热结旁流，热扰神明	下利谵语	通腑泻热	小承气汤
热利下重	湿热胶结于肠，腐灼肠道脉络，恶秽之物欲出不得	下利而里急后重，滞下不爽	清热燥湿，凉血止利	白头翁汤
下利肺痛	大肠湿热而影响肺气不利	下利而兼有胸闷、胸痛	清利湿热	紫参汤
下利虚烦	余邪郁于胸膈，扰及心神	下利心烦更甚，心下按之濡软不坚	清热除烦	栀子豉汤

复习思考题

1. 举例说明治疗呕吐为什么不可见呕止呕?

2. 病人欲吐者不可下之,为何"食已即吐"用大黄甘草汤?

3. 橘皮汤与橘皮竹茹汤两方如何应用?

4. 桃花汤、白头翁汤同为治下利之剂,有何不同?

5. 为什么说"下利气者,当利其小便"?

疮痈肠痈浸淫病脉证并治第十八

本篇论述疮痈、肠痈、金疮、浸淫疮四种疾病的辨证论治和预后。因其都属于外科疾病，故合为一篇论述。

一、疮痈疮痈初起的脉症

原文

诸浮数脉，应当发热，而反洒淅^①

恶寒，若有痛处，当发其痈。(1)

词解

①洒淅：形容如凉水洒淋身上一样，感到寒冷从脊背发出，不能自持。

释义

本条论述疮痈初起的脉症与病机。一般而言，脉浮主表，脉数主热。浮数脉并见，多为表热证，应以发热为主，或微恶风寒，故言"诸浮数脉，应当发热"。今脉虽浮数，而洒淅恶寒，不能自持，说明不是一般的外感疾病。"若有痛处，当发其痈"即局部疼痛，当是痈肿的初起症状。外感疼痛多为全身痛楚，发痈之痛多为局部。热毒壅塞，营卫郁滞，故局部红肿热痛。卫气不能畅行，卫外失常，则洒淅恶寒。热壅于外则脉浮，热毒内聚则脉数。

辨治要领

同一种脉象可反映不同的病证，只有脉

症合参，才能辨清证候。本条脉浮数，既可主表热证，又可代表发痈肿。而病痈者，局部必伴有肿痛。所以临证当仔细审察，谨慎辨证。

（二）痈肿辨脓法

原文

师曰：诸痈肿，欲知有脓无脓，以手掩肿上，热者为有脓，不热者为无脓。(2)

释义

本条论述辨别痈肿有脓无脓的方法。凡患痈肿，欲知其有脓无脓，以手掩于痈肿之上。热感明显者，为毒已聚，有脓；无热感者，是热毒未聚，无脓。因痈之发生乃热毒壅塞、气血郁滞所致，脓之生成是肉腐所化、热毒积聚所为，故从热辨之。

二、肠痈

（一）脓成证治

原文

肠痈之为病，其身甲错^①，腹皮急，按之濡，如肿状，腹无积聚，身

无热，脉数，此为肠内有痈脓，薏苡附子败酱散主之。(3)

薏苡附子败酱散方

薏苡仁十分　附子二分　败酱五分

上三味，杵为末，取方寸匕，以水二升，煎减半，顿服。

词解

①其身甲错：即肌肤甲错。

释义

本条论肠痈脓已成的证治。肠痈病人营血内耗，不能濡养肌肤，故其身粗糙如鳞甲交错。痈脓内结于肠，气血郁滞于腹，故腹皮拘紧，但不属腹内积聚，故按之濡软。由于邪毒化脓，病在局部，故全身无热。热毒内结，但耗伤气血，正不胜邪，故脉数而无力，用薏苡附子败酱散主之。方中薏苡仁排脓消肿，开壅利肠；少用附子振奋阳气，辛热散结；佐以败酱草解毒排脓。三味相伍，排脓解毒，散结消肿。

辨治要领

①肠痈应与腹内积聚相鉴别。肠内痈脓，按之如肿状，濡软不坚；积聚则按之肿块较硬。

②痈脓已成，气血损伤，应注意顾护阳气，但又不可过于辛热助邪，故张仲景轻用附子，有其深意。

临床应用

薏苡附子败酱散常用于阑尾脓肿、慢性阑尾炎，也用于腹壁、腹腔、盆腔内的多种慢性化脓性炎症，如慢性盆腔炎、慢性附件炎、卵巢囊肿、前列腺炎、精囊炎等。

(二) 脓未成证治

原文

肠痈者，少腹肿痞，按之即痛如淋，小便自调，时时发热，自汗出，复恶寒。其脉迟紧者，脓未成，可下之，当有血。脉洪数者，脓已成，不可下也。大黄牡丹汤主之。(4)

大黄牡丹汤方

大黄四两　牡丹一两　桃仁五十个　瓜子半升　芒硝三合

上五味，以水六升，煮取一升，去滓，内芒硝，再煎沸，顿服之，有脓当下；如无脓，当下血。

释义

本条论述急性肠痈未成脓的证治。肠痈多发于右下腹阑门。热毒内聚，营血瘀滞，肠腑气机失调，经脉不通，故少腹肿痞，拘急拒按，按之则如小便淋痛之状。因其病位在肠而不在膀胱，故小便正常，虽按之有如淋痛之状，实非淋病。热毒结聚，正气与邪抗争，故时时发热、自汗出、恶寒。脉迟紧者，为有力之脉象。李时珍《濒湖脉学》论肠痈实热之脉时云："微涩而紧，未脓当下。"说明此脉乃热伏血瘀，气血郁滞所致。此时虽热毒结聚，气血腐化，但脓尚未成，应急予攻下通腑，荡热逐瘀，消肿排脓，用大黄牡丹汤治之。药后大便带血，为热毒外泄之征。若延至后期，脉见洪数，为热毒已聚，脓已形成，气血已伤，就不可再行攻下，以免脓毒溃散。

大黄牡丹汤用大黄、芒硝泻热通腑，逐瘀破结；丹皮、桃仁凉血化瘀；冬瓜仁排脓消痈。诸药合用，有泻热通腑、化瘀排脓、消肿散结的作用。

辨治要领

①肠痈与淋证鉴别的关键在于小便是否通利。小便自调，即非淋证。

②治疗肠痈应把握攻下的时机。肠痈已成，未化脓可用攻下；肠痈成脓者，则慎用攻下。

临床应用

本方用于急性阑尾炎，包括急性单纯性阑尾炎、早期化脓性阑尾炎、急性阑尾炎合并局限性腹膜炎、阑尾周围脓肿等，还可用于急性胆囊炎、急性肝脓疡、盆腔残余脓肿、急慢性盆腔炎、血栓性外痔等。

医案举例

齐某，男，28岁。1992年7月9日以粘连性肠梗阻收入住院。患者半年前因患急性化脓性阑尾炎而行阑尾切除术治愈，今腹胀腹痛4小时，呕吐2次，为胃内容物，无矢气，大便2天未下，腹部肠型，肠鸣音亢进，舌质红，苔薄黄而燥，脉弦滑。X线腹透：肠腔大量积气。查体：体温37.5℃，脉搏80次/分，呼吸20次/分，血压16/10.8kPa。血检：红细胞计数42×10^{12}/L，白细胞计数11.3×10^9/L，中性粒细胞79%。给予腹部热敷、胃肠减压、补液、灌肠等诸法治疗，5小时病情未见明显好转，在严密观察下给予中药治疗。中医辨证为肠腑不通，气血瘀阻，热毒内结。治宜通腑开结，行气化瘀，清热解毒，方以大黄牡丹皮汤加味：大黄20g，牡丹皮15g，桃仁12g，冬瓜仁30g，芒硝10g（冲），枳实15g，莱菔子30g。水煎250mL，顿服。40分钟转矢气，稍后大便通，先干，后为臭秽稀便，诸症悉除。上方略有出入，继进2剂，观察6天，痊愈出院。随访2年无复发。〔刘传太. 大黄牡丹皮汤验案2则. 甘肃中医，1996，9（2）：10〕

按：本案患者已行阑尾切除手术，虽非肠痈，唯阳明腑实证备，且腹胀尤著，故可用本方加枳实、莱菔子以增强理气通腑之力治之。药后矢气便通，诸症悉除。

三、金疮

（一）金疮出血的脉症

原文

问曰：寸口脉浮微而涩，法当亡血，若汗出，设不汗者云何？答曰：若身有疮①，被刀斧所伤，亡血故也。（5）

词解

①疮：此处指金疮，即被刀斧等金属利器所伤。

释义

本条论金疮出血的脉症。脉象浮微，是浮而无力，主气虚外浮，涩为阴血亏乏，不充脉道。浮微而涩为阳气失于固护，阴液不能内守。如此脉象，一般应有失血或者大汗出的可能，因血汗同源。若不汗出，则可能身体被刀斧等金属利器所伤，由失血所造成。

（二）金疮的治法

原文

病金疮，王不留行散主之。（6）

王不留行散方

王不留行十分（八月八日采）蒴藋细叶[①]十分（七月七日采）桑东南根（白皮）十分（三月三日采）甘草十八分　川椒三分（除目及闭口者[②]，去汗）　黄芩二分　干姜二分　芍药二分　厚朴二分

上九味，桑根皮以上三味，烧灰存性，勿令灰过，各别杵筛，合治之为散，服方寸匕。小疮即粉[③]之，大疮但服之，产后亦可服。如风寒，桑东根勿取之。前三物，皆阴干百日。

词解

①蒴藋细叶：即陆英，为忍冬科蒴藋的全草或根。

②除目及闭口者：去除川椒中的椒目和川椒未炸开口者。目，指椒目，椒目性凉，与川椒辛热散通之性相反，故去之。

③粉：即以粉敷之。

释义

本条论金疮的治方。金疮是指被刀斧等金属利器所致的外伤。肌肤经脉创伤，营卫气血不能循经脉运行，必有出血，同时又有出于脉外而停留体内的瘀血，故用王不留行散治疗。方中王不留行主金疮止血，复通经脉，且能散瘀；蒴藋细叶通利血气；桑东南根白皮有补合金疮、续绝通脉之功。三味药阴干，烧灰存性，取其黑能止血也。黄芩、芍药清热和营，川椒、干姜辛散通阳，少佐厚朴利气，甘草调和诸药而解毒。诸药相合，共奏止血通脉、续断敛伤、疏利血气之功。小的创伤，可直接外敷于创面；大的创伤可作内服；产后出血，亦可

内服。

辨治要领

治金疮出血，止血为先，但要与散瘀、疏通气血等法综合应用。

临床应用

王不留行散临床用于创伤溃烂，久不敛口者，有较好的疗效。也可用于虫兽所伤、产后下血、恶露不止等。

原文

排脓散方

枳实十六枚　芍药六分　桔梗二分

上三味，杵为散，取鸡子黄一枚，以药散与鸡黄相等，揉和令相得，饮和服之，日一服。

排脓汤方

甘草二两　桔梗三两　生姜一两大枣十枚

上四味，以水三升，煮取一升，温服五合，日再服。

释义

排脓散方中，枳实破滞行气，芍药和营除血痹，两药合用，可化瘀行滞、排脓去腐，治肠道积滞，肠内痈脓。桔梗为排脓要药。鸡子黄为血肉有情之品，补气血之虚。诸药合用，有破滞行气、和营去瘀、排脓补虚之功。

排脓汤方以甘草解毒，桔梗排脓，更加生姜、大枣调和营卫，以促疮疡之愈合。

临床应用

两方均为排脓而设，凡属内痈、金疮皆可服用。唯排脓散以治肠痈、胃痈为主，排脓散以治肺痈为主。临床上可加入银花、连

翘、败酱草、丹皮等，以增强解毒祛瘀排脓作用。

四、浸淫疮

（一）浸淫疮的预后

原文

浸淫疮，从口流向四肢者可治，从四肢流来入口者不可治。(7)

释义

本条论述浸淫疮的预后。浸淫疮是一种皮肤病，病情顽固，起病时范围较小，为如粟米状的小疮，先痒后痛，分泌黄水，随黄水向外浸淫皮肤而范围扩大，逐渐蔓延全身。若先在口周围，然后向四肢蔓延发展者，是疮从内向外，毒向外发，为顺势，易治；若生于四肢，然后向心胸、口部蔓延发展者，是疮从外向内，毒向内攻，为逆势，难治。

辨治要领

①凡毒邪为患，由内向外，由里转表发展者，为顺势，其病易愈；凡由外向内，由表传里发展者，为逆势，其病难治，预后不良。

②外科疮疡，不但要仔细观察局部的症状表现，还要注意局部的发展变化，这对把握病势、推测预后有重要的指导意义。

（二）浸淫疮的治法

原文

浸淫疮，黄连粉主之。(8)

释义

本条论述浸淫疮的治法。浸淫疮多由湿热火毒引起，治当清心泻火、燥湿解毒，黄连粉主之。黄连粉方未见，但从黄连一味主药来看，其性味苦寒，入心、胃、大肠经，能清心泻火、燥湿解毒，故外敷或内服均可。

小结

疮痈为外发疮疡，初起发痈可用脉诊与局部体征相结合的方法进行诊断。

肠痈可通过脉症判断其是脓未成、脓已成，还是肠内有痈脓。如脓未成或脓成初期属急性里热实证者，当用大黄牡丹汤攻下通腑、荡热逐瘀、消肿排脓；肠内有痈脓，体虚邪恋者，当用薏苡附子败酱散排脓消肿、通阳散结、清热解毒。

金疮出血主方为王不留行散，排脓散和排脓汤可分别治疗内痈或疮疡，皆有一定的应用与研究价值。

论浸淫疮的病势及预后具有普遍的临床指导意义，并提出黄连粉为主治方剂，临床上亦很有实用价值。

表 18-1　肠痈证治表

病证类型	症状	治法	方剂
脓已成	其身体甲错，腹皮急，按之濡，如肿状，腹无积聚，身无热，脉数	排脓解毒，散结消肿	薏苡附子败酱散
脓未成	少腹肿痞，按之即痛如淋，小便自调，时时发热，自汗出，复恶寒，脉迟紧	攻下通腑，荡热逐瘀，消肿排脓	大黄牡丹汤

表 18 - 2　金疮证治表

病证类型	治法	方剂
金疮出血	止血通脉，续断敛伤，疏利血气	王不留行散
金疮化脓，或肠痈、胃痈	破滞行气，和营祛瘀，排脓补虚	排脓散
金疮化脓，或肺痈	解毒排脓，调和营卫	排脓汤

表 18 - 3　浸淫疮证治表

症状	治法	方剂	预后
初起疮小如粟，先痒后痛，分泌黄水，随黄水向外浸淫，蔓延全身	清心泻火，燥湿解毒	黄连粉	疮先在口，向四肢蔓延，毒向外发，为顺势，易治
			疮生四肢，向心胸、口部蔓延，为逆势，难治

复习思考题

1. 如何辨别疮痈是否化脓？

2. 大黄牡丹汤与薏苡附子败酱散如何区别使用？

3. 如何判定浸淫疮的预后？怎样治疗？

跌蹶手指臂肿转筋阴狐疝蛔虫病脉证治第十九

本篇论述跌蹶、手指臂肿、转筋、阴狐疝、蛔虫五种病证，其中以蛔虫病之蛔厥为重点。这五种病证性质各异，既不便于归类，又不能各自成篇，故在论述内科杂病、外科病之后，再合为一篇论述。

一、跌蹶

师曰：病跌蹶①，其人但能前，不能却，刺腨②入二寸，此太阳经伤也。（1）

①跌蹶：一种足背僵直、行走不利、只能前行、不能后退的疾病。跌，同"跗"，足背。蹶，僵。

②刺腨：针刺小腿肚的穴位。腨，小腿肚。

本条论述跌蹶的病因和证治。"此太阳经伤也"句，应列在"刺腨入二寸"之前，为倒装文法。足太阳经脉，"行身之后，及腨中，下贯腨内，出外踝之后，至于足小趾端外侧"。足太阳经脉受伤，经气不行，筋脉失养，故足背僵硬，活动不利，因此，治疗当取足太阳经脉，用针刺的方法调其经

气，舒缓筋脉。原文未云何穴，因腨即小腿肚，一般指承山穴。临床表明，针刺承山穴治疗腨部疾病，有很好的疗效，临证多以针刺八分至一寸为度。

二、手指臂肿

病人常以①手指臂肿动，此人身体瞤瞤者，藜芦甘草汤主之。（2）

①常以：时常之意。以，语气助词。

本条论述手指臂肿动的证治。手指臂肿动是一种手指臂部关节肿胀，并作振颤，全身肌肉也发生抽动的病证，为风痰阻于经络所致。藜芦甘草汤方未见，仅从两药的功效推测，藜芦能涌吐胸膈间风痰，甘草和胃。风痰祛除，则手指臂肿诸症自愈。

三、转筋

转筋①之为病，其人臂脚直，脉上

下行②，微弦。转筋入腹③者，鸡屎白散主之。（3）

　　鸡屎白散方

　　鸡屎白

　　上一味为散，取方寸匕，以水六合，和，温服。

　　词解

　　①转筋：俗称抽筋，是一种筋脉挛急的病证，多发生在四肢。

　　②脉上下行：形容脉象强直有力而无柔和之象。

　　③转筋入腹：指筋脉挛急，从两腿内侧牵引小腹。

　　释义

　　本条论述转筋的证治。转筋是一种四肢筋脉拘挛作痛的病证。其病在筋，所以患者臂（上肢）脚（下肢）强直，脉弦而紧。转筋的部位多见于下肢，由于足厥阴肝经循股阴，抵少腹，故转筋之甚者，病邪可循经入腹，出现筋脉挛急，经大腿内侧牵引小腹作痛。本病多由水湿阻滞、湿浊化热伤阴所致，故治用鸡屎白散清热化湿，下气散结。

四、阴狐疝

　　原文

　　阴狐疝气①者，偏有小大，时时上下，蜘蛛散主之。（4）

　　蜘蛛散方

　　蜘蛛十四枚（熬焦）　桂枝半两

　　上二味为散，取八分一匕，饮和服，日再服，蜜丸亦可。

　　词解

　　①阴狐疝气：简称"狐疝"，指腹股沟处阴囊肿大，时有时无，时上时下的病证，如狐之出没无定，故名。

　　释义

　　本条论述阴狐疝气的证治。阴狐疝气是一种阴囊偏大偏小、时上时下的病证。每卧时则上行于腹中，起立或行走，或腹中用力，则又坠入阴囊。其轻者仅感坠胀，重者由阴囊牵引少腹剧痛。肝之经脉循阴股，环阴器，抵少腹，寒湿之邪凝结于厥阴肝经则成此证。治疗应以辛温通利为主，方用蜘蛛散。蜘蛛善于破结利气，配桂枝辛温，能散肝经寒气。但蜘蛛有毒，用之宜慎。

五、蛔虫病

（一）脉诊

　　原文

　　问曰：病腹痛有虫，其脉何以别之？师曰：腹中痛，其脉当沉，若弦，反洪大，故有蛔虫。（5）

　　释义

　　本条论述蛔虫腹痛的脉诊。腹痛是蛔虫病的主要症状。但腹痛可见于多种疾病，必须加以鉴别。一般来说，里寒所致的腹痛，其脉当沉或弦，今脉反见洪大，而无热象，脉证不符，故曰"反"。此乃蛔虫扰动致气机逆乱之象，为诊断蛔虫病的依据之一。但还必须结合其他症状，如平时心腹疼痛，常口吐清涎，或眼白睛有蓝色斑点，或面部有白斑，或睡中磨牙，甚至有的吐蛔等。另外，大便化验蛔虫卵的方法简便而且诊断明确。

值得注意的是，脉洪大只是蛔虫病的脉象之一，并非蛔虫病皆见洪大脉。如蛔虫病腹痛剧烈时，亦常见脉沉细而伏，临证当具体分析。

辨治要领

脉症不符，当审证求因，认真分析，搞清缘由，这样才能准确取舍，保证诊断的正确性。

（二）证治

1. 蛔虫病

原文

蛔虫之为病，令人吐涎，心痛，发作有时①，毒药不止，甘草粉蜜汤主之。（6）

甘草粉蜜汤方

甘草二两　粉②一两　蜜四两

上三味，以水三升，先煮甘草，取二升，去滓，内粉、蜜，搅令和，煎如薄粥，温服一升，差即止。

词解

①发作有时：指蛔虫扰动则吐涎，腹痛发作，静伏则止。

②粉：米粉。

释义

本条论述蛔虫病的症状及缓治之法。前条论脉象，本条论蛔虫的症状及缓治方法与方药。吐涎为口吐清水，《灵枢·口问》篇云："虫动则胃缓，胃缓则廉泉开，故涎下。"心痛是指上腹部疼痛。蛔虫动则痛作，

静则痛止，所以发作有时，此为蛔虫病心腹痛的特点。毒药不止，表明已用过毒药杀虫，而未取得效果。所以改用安蛔缓痛之剂以缓解疼痛，等到病势稳定后，再用杀虫之剂治疗。甘草粉蜜汤的甘草、粉、蜜皆是甘平安胃之药，服后可以安蛔缓痛。

2. 蛔厥

原文

蛔厥①者，当吐蛔，令病者静而复时烦，此为脏寒，蛔上入膈②，故烦。须臾复止，得食而呕，又烦者，蛔闻食臭出，其人当吐蛔。（7）

蛔厥者，乌梅丸主之。（8）

乌梅丸方

乌梅三百个　细辛六两　干姜十两　黄连一斤　当归四两　附子六两（炮）　川椒四两（去汗）　桂枝六两　人参　黄柏各六两

上十味，异捣筛，合治之，以苦酒渍乌梅一宿，去核蒸之，五升米下，饭熟，捣成泥，和药令相得，内臼中，与蜜杵二千下，丸如梧子大。先食，饮服十丸。日三服，稍加至二十丸，禁生冷滑臭等食。

词解

①蛔厥：指蛔虫病因腹痛剧烈而致的四肢厥冷。

②入膈：此处并非指胸膈，是指近胸膈的部位，如上腹部的胆道等。

释义

本条论述蛔厥的证治。蛔厥是因蛔虫扰动，腹痛剧烈而致的手足厥冷。由于内脏虚寒，蛔虫上扰胸膈，故出现烦躁、吐蛔等寒

热错杂的症状。治宜寒温并用、杀虫安蛔。蛔虫有得酸则静、得辛则伏、得苦则下的特性，故方中重用乌梅，并用醋渍，以安蛔止痛，并能敛肝泄热，为君药；大辛大热之川椒、细辛、附子、干姜、桂枝温下部脾肾肠中之寒，使脏温蛔安；黄连、黄柏乃苦寒之品，既可下蛔，又可清上部心肝之热；人参、当归补气养血，扶正安脏。全方共奏温脏安蛔下虫、祛邪顾正之功。

辨治要领

①确定蛔厥的关键是手足厥冷伴有呕吐，甚则吐蛔虫，神情时烦时静。

②乌梅丸以乌梅之酸味为主药，因蛔得酸则静。方中寒温并用、苦辛相合是其组方特点。

临床应用

乌梅丸常用于胆道蛔虫、蛔虫性肠梗阻、胆汁反流性胃炎、反流性食道炎、慢性结肠炎、胆囊鞭毛虫症、十二指肠壅积症、胆汁性肝硬化继发肝肾综合征、宫颈癌术后呕吐、妇女崩漏、经期头痛等，均有较好疗效。

医案举例

王某，48 岁，1994 年 8 月 5 日初诊。

患者于 1 天前开始右上腹部疼痛，状似钻顶，宛如刀绞，疼痛时发时止，伴有恶心，呕吐黄水，吐蛔 1 条，胃中灼热，嘈杂，呻吟不已。刻诊：面色青黄，右上腹部疼痛拒按，手足厥冷，不欲饮，口臭，舌质紫暗，苔腻，脉沉弦而紧。证属厥阴脏寒，肝胆气机不调，腹中蛔虫上扰，而致阴阳不相顺接。遵仲景法，以乌梅丸治之。

处方：附子 10g，干姜 7g，肉桂 7g，当归 15g，党参 15g，黄连 17g，黄柏 15g，蜀椒 17g，细辛 4g，乌梅 20g。

药进 2 剂，疼痛稍减，能忍受；服药 3 剂，疼痛呕吐均止，手足已温，能安然入睡，唯有胃中不适，嘈杂，纳谷不香，舌苔白腻稍退。守方加槟榔片 20g，苦楝根皮 15g，续服 2 剂，便蛔虫二十余条，诸症悉除，随访 2 年未发。〔韩玉香，郝会萍. 乌梅丸临床应用体会. 内蒙古中医药，2000，（3）：38〕

按：本案为蛔厥证之重者，故在重用乌梅丸方中的各药外，还加用槟榔、苦楝根皮以增强杀虫之力，促使蛔虫顺利排出体外。

小结

跌蹶是足背强直、行动不便、只能前行不能后退的病证，手指臂肿动是手指臂部肿胀抽动或身体肌肉跳动的病证，转筋是筋脉拘挛作痛的病证，阴狐疝是阴囊偏大偏小、时上时下的病证，它们均由外伤或外邪所导致，其中所用方剂藜芦甘草汤、鸡屎白散、蜘蛛散，目前临床上已少用，但值得研究。

蛔虫病常见有三种情况：一般性的腹痛，脉反洪大，无热症者，应与非蛔虫性腹痛相鉴别；用毒药杀虫治疗后，仍不得效，依然口吐清涎，腹痛发作有时者，可用甘草粉蜜汤和胃缓痛；因腹痛剧烈致四肢逆冷，且静而时烦，反复发作，吐蛔，属蛔厥证者，可用乌梅丸寒热并用、杀虫扶正。

表 19 – 1   蛔虫病证治表

病机	症状	治法	方剂
蛔虫扰动，胃缓不收	毒药不止，吐涎，心痛，发作有时	甘平和胃，安蛔缓痛	甘草粉蜜汤
寒热错杂，虫扰胸膈	吐蛔，静而复时烦，得食而呕，手足厥冷，腹痛	泄肝清胃，温脏安蛔，杀虫扶正	乌梅丸

复习思考题

1. 何为转筋病？如何治疗？

2. 蛔虫病如何辨证？

3. 乌梅丸组方有什么特点？

妇人妊娠病脉证并治第二十

本篇论述妇女妊娠期间常见疾病的证治。内容涉及妊娠与癥病的鉴别，癥病漏下、妊娠呕吐、腹痛、下血、小便难、水气、胎动不安、伤胎等病证的诊断和治疗。

一、胎与癥的鉴别及癥病的治疗

原文

妇人宿有癥病①，经断未及三月，而得漏下不止，胎动在脐上者，为癥痼害。妊娠六月动者，前三月经水利时，胎也。下血者，后断三月，衃②也。所以血不止者，其癥不去故也。当下其癥，桂枝茯苓丸主之。（2）

桂枝茯苓丸方

桂枝　茯苓　牡丹（去心）　桃仁（去皮尖，熬）　芍药各等分

上五味，末之，炼蜜和丸，如兔屎大，每日食前服一丸。不知，加至三丸。

词解

①癥病：指腹内有瘀阻积聚形成包块的疾病。

②衃：一般指色紫而暗的瘀血，此作为癥病的互辞。

释义

本条论述妊娠与癥病的鉴别及癥病的治疗。妇女宿有癥病史，停经不到三个月，又漏下不止，并觉脐上似有胎动，其实这不是真正的胎动，而是癥积作祟，故曰"为癥痼害"。因一般胎动均在受孕五个月左右出现，且此时期胎动部位应在脐下，不会在脐上。如果怀孕六个月感觉有胎动，且停经前三个月月经正常，受孕后胞宫按月增大，这才属于胎孕。若前三个月经水失常，后三个月又经停不行，胞宫也未按月增大，复见漏下不止，这是癥痼造成的。宿有癥积，血瘀气滞，所以经水异常，渐至经停。瘀血内阻，血不归经，则漏下不止。癥积不去，漏下难止，故当消癥化瘀，使瘀去血止，用桂枝茯苓丸治疗。方中桂枝、芍药通调血脉，丹皮、桃仁活血化瘀，茯苓渗湿利水。

辨治要领

①本条妊娠与癥病的鉴别应从三方面考虑，即停经前月经是否正常、胎动出现的时间及部位是否与停经月份相符合、小腹按之柔软不痛还是疼痛有块。

②本方体现了治血兼治水（湿）的特点。

③治疗癥病宜用丸剂缓消。

临床应用

桂枝茯苓丸临床应用广泛。凡属瘀阻兼湿或痰瘀互结的子宫肌瘤等病证，都可用本

方化裁治疗。

医案举例

刘某，女，30 岁，已婚，农民，1998 年 12 月 16 日初诊。

右下腹疼痛反复半年余，加重十余天，疼痛拒按，面色晦黯，肌肤乏润，头昏乏力，月经淋沥不净，舌质淡红，边有瘀点，脉沉涩。B 超示：右侧输卵管炎性包块 8.0cm×3.3cm。治拟活血散结，破瘀消癥，佐以益气，予桂枝茯苓丸加味。处方：桂枝 10g，云苓 15g，丹皮 6g，桃仁 6g，赤芍 10g，红藤 20g，黄芪 20g，刘寄奴 10g，延胡索 6g，山甲珠 5g。每日 1 剂，连服 1 个月后，自觉右侧下腹疼痛明显减轻，精神较佳，面转红润，于 1999 年 1 月 25 日经净后复查 B 超示：右侧附件炎性包块约 4.2cm×2.8cm。续守原方服用 1 个月，右下腹痛完全消失，经期正常，神清气爽。于 1999 年 2 月 23 日经净后复查 B 超，提示子宫附件正常。〔江南.桂枝茯苓丸加味治附件炎性包块 98 例.江西中医药，2000，(4)：25〕

二、恶阻

（一）恶阻轻症

原文

师曰：妇人得平脉①，阴脉小弱②，其人渴，不能食，无寒热，名妊娠，桂枝汤主之。于法六十日当有此证，设有医治逆③者，却一月，加吐下者，则绝之。(1)

词解

①平脉：指平和无病之脉。

②阴脉小弱：即尺脉稍显弱象。

③治逆：指误治。

释义

本条论述恶阻轻症的治疗。已婚育龄期妇女停经以后，诊得平和无病之脉，唯尺部略显弱象，并见口渴、不能食等症，而无外感寒热的表现，是早期妊娠反应，即后世所谓恶阻。由于妊娠两个月左右胎元初结，经血渐蓄，归胞养胎，阴血相对不足，所以阴脉小弱。孕后经血不泻，冲脉之气较盛，可引起孕妇体内的阴阳气血一时失调。冲脉之气上逆犯胃则不能食。如胃气上逆，尚可见呕逆。阴血不足，血失濡养，故觉口渴。总之，此为阴阳失调的恶阻轻症，所以用桂枝汤调阴阳，和脾胃，平冲逆。

妊娠反应多在停经后两个月左右比较严重，在此期间给予恰当的治疗和调护，反应便可逐渐消失。如果治疗失误，在妊娠 1 月时，用了吐、下之法者，应暂停服药，以饮食调养为主，或随证治之，以绝其病根。若误治伤了胎元，有可能导致流产。

辨治要领

①孕期不同，其脉象也可不同。本条所述之脉象为妊娠初期的脉象。

②桂枝汤调治恶阻轻症的辨证要点是：妊娠早期不能食，口渴但饮水不多，或恶心呕吐，神疲体倦，舌淡红，苔薄白润，脉象无明显异常。

临床应用

本方除可治妊娠恶阻外，还可用于妊娠外感风寒、滑胎、妊娠背冷、妊娠癃闭、乳汁自溢、妊娠汗多等，其病机总与营卫阴阳失调有关。

> 医案举例

曾某，女，24 岁。1986 年 12 月 24 日初诊。

妊娠月余，呕吐频频数天，饮食甚少，2 周后，神疲体怠，在当地求治中医，乏效。继在县医院接受西医治疗，仍呕吐不止，前来我院就诊。患者主诉呕恶冲心难忍，近几天来阵阵腹痛，望其面色不华，精神不安，语声无力，舌苔、舌质无明显变化，脉象弦数，小便黄，大便干，对冷热饮食均无食欲，强食则吐，不食亦觉胎气上攻心。冲气上逆，非降逆平冲不能止呕。遂书方：桂枝、白芍各 20g，竹茹、生姜各 9g，大枣 3 枚，炙甘草 3g。暂投 1 剂。5 天后，病人来告，服 1 剂后，自觉心安定，呕吐有所减轻。自照原方连用 3 剂。现呕吐已止，腹痛除，胎气安。〔朱丽红. 桂枝汤治妊娠恶阻 2 例. 新疆中医药，1999，17（2）：61 - 62〕

按：本案妊娠恶阻乃冲脉之气上冲，致胃失和降所致，故治用桂枝汤降逆气、平冲气，使胃和胎安。但妊娠期间，药量一般不宜太重，应予注意。

（二）恶阻重症

> 原文

妊娠呕吐不止，干姜人参半夏丸主之。(6)

干姜人参半夏丸方

干姜　人参各一两　半夏二两

上三味，末之，以生姜汁糊为丸，如梧子大，饮服十丸，日三服。

> 释义

本条论述恶阻重症的证治。以方测证，

本证应属于寒饮中阻、脾胃虚寒的恶阻。用干姜人参半夏丸治疗。方中干姜温中散寒，人参扶正补虚，半夏、生姜汁蠲饮降逆，和胃止呕。四药合用，温中散寒，化饮降逆。

> 辨治要领

①胃虚寒饮恶阻重症的辨证要点，除见呕吐不止，呕吐物多为清水或涎沫外，常伴口淡不渴，或渴喜热饮，纳少，头眩心悸，倦怠嗜卧，舌淡苔白滑，脉弦或细滑等。

②妊娠时应慎用半夏。

③原方制剂特点值得借鉴。以生姜汁糊为丸剂，一是化饮降逆，二是便于服用。

> 临床应用

本方临床主要用于脾胃虚寒、痰饮上逆之妊娠恶阻。

> 医案举例

唐某，女，36 岁，干部。

停经两月，初起胃纳不佳，饮食无味，倦怠嗜卧，晨起头晕恶心，呕吐清涎，时或吐出宿食。自知是妊娠反应，未加治疗。时及三月，水饮不入，食入即吐，所吐皆痰涎清水，稀薄澄澈，且动则头晕目眩，逐日增剧，无奈才托故邀诊。诊其脉虽细弱但滑象明显，且面色苍白，形体羸瘦，无力以动，唇舌色淡，苔白而滑，又询知，口中和，四肢冷，胸痞塞不舒，二便如常而量少。脉证合参，一派虚寒之象，遂拟干姜 9g，党参 15g，半夏 12g，水煎服。三剂后呕吐止，能进稀米粥一碗半，继服三煎，病告痊愈。数月后顺产一男婴。〔王进平. 干姜人参半夏汤临床应用举隅. 中原医刊，1991，（5）：42 - 43〕

按：本案以呕吐痰涎清水、头晕、口中和、四肢冷等寒饮内停为特征，故治用干姜人参半夏丸。

三、腹痛

（一）阳虚寒盛

原文

妇人怀娠六七月，脉弦发热，其胎愈胀，腹痛恶寒者，少腹如扇[1]，所以然者，子脏[2]开故也，当以附子汤温其脏。（3）

词解

①少腹如扇：形容少腹恶寒，犹如风吹状。

②子脏：即子宫。

释义

本条论述妊娠阳虚寒盛腹痛的证治。妊娠六七月时出现脉弦发热，胎胀愈加明显，腹痛恶寒，少腹阵阵作冷，有如风吹的感觉，这是肾阳亏虚、阴寒内盛所致。阳虚阴盛，寒凝气滞，所以其胎愈胀、腹痛。肾阳虚不能温煦，胞宫失于温摄，故恶寒，少腹如扇。脉弦为虚寒，发热为虚阳外浮的假热。故用附子汤温阳散寒，暖宫安胎。原方未见，徐忠可等注家认为可能是《伤寒论》少阴篇的附子汤（炮附子二枚，茯苓三两，人参二两，白术四两，芍药三两）。

辨治要领

①妊娠阳虚寒盛腹痛的辨证要点有：腹痛伴少腹阵阵作冷，形寒怯冷，腹胀，舌质淡，苔白润，脉弦而无力或沉迟无力。

②附子虽有温阳散寒之功，但妊娠期应当慎用。

临床应用

本方可用于属阳虚阴盛的妊娠腹痛、子肿、先兆流产、习惯性流产、早产等病证。

（二）肝脾不调

原文

妇人怀妊，腹中疠痛[1]，当归芍药散主之。（5）

当归芍药散方

当归三两　芍药一斤　茯苓四两
白术四两　泽泻半斤　芎䓖半斤

上六味，杵为散，取方寸匕，酒和，日三服。

词解

①疠痛：腹中急痛。

释义

本条论述妊娠肝脾失调腹痛的证治。妊娠腹痛是由肝脾失调、气血郁滞湿阻所致。妊娠时血聚胞宫养胎，肝血相对不足，则肝失调畅而气郁血滞，木不疏土，脾虚失运则生湿。当归芍药散养血调肝，渗湿健脾。方中重用芍药补养肝血，缓急止痛，当归助芍药补养肝血，川芎行血中之滞气，三药共以调肝；重用泽泻意在渗利湿浊，白术、茯苓健脾除湿，三药合以治脾。肝血足则气条达，脾运健则湿邪除。

辨治要领

①当归芍药散的临床表现：一是肝血虚少的表现，二是脾虚湿阻的见症。

②当归芍药散治妊娠病时，方中川芎的用量宜小，因其为血中气药，味辛走窜。

临床应用

本方广泛用于妇科、内科、五官科、外

科等病证，其病机均与肝脾失调、气血郁滞湿阻有关。

医案举例

宋某，女，26 岁。怀孕 7 个月，时感腹中拘急，绵绵作痛，食欲不振，双下肢浮肿已月余，按之凹陷不起，舌淡苔白润，脉弦滑。系妊娠肝脾不和的腹痛证，用当归芍药散，改散为汤。当归 9g，芍药 24g，川芎 6g，茯苓 15g，泽泻 15g，白术 12g。5 剂后腹痛消失，双下肢浮肿渐退，继服 3 剂，诸症悉除。足月顺产 1 子。〔李翠萍，马文侠.《金匮》方治疗妇科肝病举隅. 国医论坛，1987，（4）：38〕

四、胞阻

原文

师曰：妇人有漏下者，有半产[1]后因续下血都不绝者，有妊娠下血者。假令妊娠腹中痛，为胞阻[2]，胶艾汤主之。（4）

芎归胶艾汤方

芎䓖　阿胶　甘草各二两　艾叶　当归各三两　芍药四两　干地黄四两

上七味，以水五升，清酒三升，合煮，取三升，去滓，内胶，令消尽，温服一升，日三服。不差，更作。

词解

①半产：即小产。
②胞阻：指妊娠下血伴腹痛的病证。

释义

本条论述妇人冲任脉虚三种下血的证治。妇人下血之证，常见有三：一为经水淋沥不断的漏下，二为半产后的下血不止，三为妊娠胞阻下血。若妊娠下血而又腹痛者，因妊娠时阴血下漏，以致不能入胞养胎，故称胞阻。病机属冲任脉虚，阴血不能内守。治用胶艾汤调补冲任，固经安胎。方中阿胶补血止血，艾叶温经止血，干地黄、芍药、当归、川芎养血和血，甘草调和诸药，清酒助行药力。

辨治要领

①本方所治三种下血，以冲任虚损、血虚兼寒最为适宜。

②芎归胶艾汤主治的妇女下血，其临床表现具有下列特点：所下之血色多浅淡，或黯淡，质清稀，常伴头晕目眩、神疲体倦、舌淡、脉细等。

临床应用

本方常用于多种妇科出血病，包括崩漏、产后恶露不绝、胎漏、胎动不安、滑胎等，涉及功能性子宫出血、宫外孕、先兆流产、习惯性流产等疾病。

医案举例

江某，24 岁。2007 年 5 月 22 日初诊。

患者妊娠 3 个月。因操劳家务，1 周前感腰酸神疲，近两天少腹堕痛，阴道漏红，色褐量少，乃来就诊。诊见：患者面色㿠白，心悸气短，神疲肢倦。舌淡少苔，脉细滑。B 超示宫腔内可见孕囊及胎心搏动。诊为胎动不安。治宜益气安胎，养血止血。胶艾汤加味：白芍、熟地各 15g，阿胶、当归、艾叶炭各 9g，川断、黄芪、白术各 10g，甘草 6g。2 剂后出血止。上方去艾叶炭，加桑寄生、茯苓各 15g，再服 7 剂，诸症均除，

于同年 12 月平安生产。〔苑淑肖．胶艾汤妇科应用验案举隅．浙江中医杂志，2010，45（8）：615〕

按：本案患者劳倦伤脾，气血虚弱，冲任匮乏，不能固摄滋养胎元，故用胶艾汤。

五、小便难

原文

妊娠小便难，饮食如故，当归贝母苦参丸主之。(7)

当归贝母苦参丸方

当归　贝母　苦参各四两

上三味，末之，炼蜜丸如小豆大，饮服三丸，加至十丸。

释义

本条论述妊娠血虚热郁小便难的证治。妊娠妇女但见小便难而饮食如常，可知病不在中焦，而在下焦。以方测证，此由妊娠血虚热郁，通调失职，兼膀胱湿热蕴结，导致小便不利，故用当归贝母苦参丸养血开郁，清热除湿。方中当归养血润燥；贝母清热开郁下气，以复肺之通调；苦参清热燥湿而能通淋涩。

辨治要领

①本条小便难，可表现为小便短黄不爽，或尿频尿急，淋沥涩痛，伴小便灼热，小腹胀痛。

②妊娠小便难虽与湿热有关，但不可通利太过。因怀孕后阴血下聚胞中养胎，全身阴血相对不足，若渗利太过，不仅耗伤津血，还恐引起滑胎。

临床应用

本方除能治疗妊娠膀胱炎、妊娠尿潴留外，还可用于慢性支气管炎、肾盂肾炎、急慢性前列腺炎等疾病。

六、水肿

原文

妊娠有水气，身重，小便不利，洒淅恶寒，起即头眩，葵子茯苓散主之。(8)

葵子茯苓散方

葵子一斤　茯苓三两

上二味，杵为散，饮服方寸匕，日三服。小便利则愈。

释义

本条论述妊娠水气的证治。本证是由于胎气影响，膀胱气化受阻，水湿停聚所致。水盛则身肿身重；水气阻遏卫阳，则洒淅恶寒；水湿内阻，清阳不升，故起则头眩。治用葵子茯苓散利水通阳。方中葵子滑利通窍，茯苓淡渗利水。

辨治要领

①本证属于膀胱气化受阻，水气内停的实证，故以身肿身重、小便不利、洒淅恶寒、起则头眩为辨证要点。

②葵子，又名冬葵子，性滑利，后世列为妊娠慎用药。

临床应用

本方可用于妊娠 8~9 月属于实证子肿，心腹胀急或子痫先兆者。

七、胎动不安

（一）血虚湿热

原文

妇人妊娠，宜常服当归散主之。(9)

当归散方

当归　黄芩　芍药　芎䓖各一斤
白术半斤

上五味，杵为散，酒饮服方寸匕，日再服。妊娠常服即易产，胎无苦疾。产后百病悉主之。

释义

本条论述血虚湿热胎动不安的治法。妇人妊娠后，若肝血不足，脾运不健，酿湿蕴热，则胞胎失养，甚至可导致胎动不安，故用当归散养血健脾，清热除湿，祛病安胎。方中当归、芍药补肝养血；配川芎行血中之气，补而不滞；白术健脾除湿；黄芩坚阴清热。

辨治要领

①后世医家将白术、黄芩视为安胎圣药，但白术、黄芩适宜于脾虚失运、湿热内蕴而致胎动不安者。

②当归散证的临床表现应有胎动下坠或妊娠下血，或腹痛，或曾经半产等，并伴神疲肢倦，口干口苦，纳少，面黄形瘦，大便或结或溏，舌尖微红或苔薄黄，脉细滑。

临床应用

本方常用治妊娠腹痛和胎漏等病证。

医案举例

汪某，女，30岁，工人，1983年9月10日初诊。

结婚3年内流产5次，既往流产时间为孕60～70天，末次流产日期1983年2月16日。来诊时已停经42天，尿妊娠试验阳性，因恐惧紧张而来本院要求用中药保胎。症见头昏乏力，心悸口干，纳差，苔薄黄，脉弦滑。予当归、白术、黄芩、川断、麦冬各10g，白芍、茯苓、太子参、阿胶各12g，桑寄生、菟丝子各15g，川芎5g。每周服3剂，至3个月时停药。于1984年5月顺产一女婴。〔赵荣胜.中药防治习惯性流产11例.湖北中医杂志，1985，(6)：21〕

（二）脾虚寒湿

原文

妊娠养胎，白术散主之。(10)

白术散方

白术四分　芎䓖四分　蜀椒三分（去汗）　牡蛎二分

上四味，杵为散，酒服一钱匕，日三服，夜一服。但苦痛，加芍药；心下毒痛，倍加芎䓖；心烦吐痛，不能食饮，加细辛一两，半夏大者二十枚。服之后，更以醋浆水服之；若呕，以醋浆水服之；复不解者，小麦汁服之；已后渴者，大麦粥服之。病虽愈，服之勿置。

释义

本条论述脾虚寒湿的养胎方法。治用白术散温中除湿，健脾安胎。方中白术健脾除湿，川芎和肝疏气，蜀椒温中散寒，牡蛎收敛固涩。

辨治要领

①妊娠养胎宜重视肝脾。

②妊娠用白术散的常见症状包括：脘腹

疼痛，恶心呕吐，不思饮食，肢倦，便溏，带下量多，甚至胎动不安，舌淡，苔白润或滑，脉缓滑。

小结

本篇论述了妊娠期间常见的病证及妊娠与癥病的鉴别。

妊娠与癥病的鉴别应从三方面考虑，即停经前三个月月经是否正常、胎动出现的部位和时间是否与停经月份相吻合、腹部柔软无痛还是疼痛有块。若属于癥病漏下不止，当消瘀化癥，用桂枝茯苓丸。

表 20-1　妊娠恶阻证治表

病证类型	病机	主要脉症	治法	主方
恶阻轻症	胃气虚弱，阴阳失调	妊娠不能食，无寒热，口渴但饮水不多，或呕逆，阴脉小弱	调和阴阳，平冲降逆	桂枝汤
恶阻重症	寒饮中阻，脾胃虚寒	妊娠呕吐不止，多呕吐清水涎沫，口淡不渴，舌淡苔白滑	温中散寒，化饮降逆	干姜人参半夏丸

表 20-2　妊娠腹痛证治表

病证类型	病机	主要脉症	治法	主方
阳虚寒盛	肾阳不足，阴寒内盛	腹痛恶寒，少腹如扇，其胎愈胀，脉弦，发热	温阳散寒，暖宫安胎	附子汤
肝脾失调	肝脾失调，气郁血滞湿阻	腹拘急，绵绵而痛，伴头昏，面唇少华，或肢肿，小便不利	养血调肝，健脾渗湿	当归芍药散

表 20-3　妊娠小便难与妊娠水肿证治表

病证	病机	主要脉症	治法	主方
妊娠小便难	血虚热郁，虚实夹杂	以小便难为主症，表现为小便短黄不爽，或尿频尿急，淋沥涩痛，小便灼热，小腹胀痛	养血开郁，清热除湿	当归贝母苦参丸
妊娠水肿	胎气影响，水气内阻	以身肿、身重为主症，伴洒淅恶寒，头眩，小便不利	利水通阳	葵子茯苓散

表 20-4　胎动不安证治表

病证类型	病机	主要脉症	治法	主方
脾虚寒湿	脾虚寒湿	体型肥胖，属脾虚寒湿而胎动不安者	温中除湿，健脾安胎，重在健脾	白术散
血虚湿热	湿热血虚	体型偏瘦，属血虚湿热而胎动不安，或素有流产史者	养血健脾，清热除湿，重在补血安胎	当归散

复习思考题

1. 如何辨治妊娠腹痛？

2. 何为妊娠恶阻？桂枝汤与干姜人参半夏丸均治恶阻，应如何鉴别应用？

妇人产后病脉证治第二十一

本篇论述了妇人产后常见病的证治。首先提出新产妇人有痉病、郁冒与大便难三病；继而论述了产后腹痛、产后中风、烦乱呕逆及下利虚极等的证治。治法上，既重视针对产后气血亏虚的特点以补其不足，又强调要根据临床证候，因证制宜，体现了勿忘于产后、不拘泥于产后的辨治思路。

一、产后三病

（一）病因

原文

问曰：新产妇人有三病，一者病痉，二者病郁冒①，三者大便难，何谓也？师曰：新产血虚，多汗出，喜中风，故令病痉；亡血复汗，寒多，故令郁冒；亡津液，胃燥，故大便难。（1）

词解

①郁冒：头昏眼花，郁闷不舒。郁，郁闷不舒；冒，头昏目不明，如有物冒蔽。

释义

本条论述产后三病的形成机理。产后痉病，多因新产失血过多，筋脉失濡；复加汗出，腠理不固，感受风邪，化燥伤津致筋脉拘急成痉。症见筋脉拘挛，甚则角弓反张、口噤不开诸症。

郁冒多由于产后失血多汗而致，既伤津血，又损阳气，寒邪乘虚侵袭，郁闭于里，阳气不能伸展外达，反逆而上冲，以头眩目瞀、郁闷不舒为主症。郁冒与产后血晕不同。产后血晕以突然发作的头昏眼花、不能坐起，甚则昏厥不省人事为特点，若抢救不及时可致死亡。

大便难亦由产后失血多汗，损耗津液，肠胃失润，传导失司而成。

辨治要领

①产后痉病、郁冒和大便难虽临床表现各不相同，但亡血伤津的病机则一，治疗上均须注意养血护津。

②产后痉病与外感痉病虽主症相同，但在病机上前者以血虚津伤为主，外感邪气为次，后者则以外感风寒为主，津液不足为次。故两者在辨治方面应有区别。

（二）证治

原文

产妇郁冒，其脉微弱，不能食，大便反坚，但头汗出。所以然者，血虚而厥，厥而必冒。冒家欲解，必大汗出①。以血虚下厥，孤阳上出②，故头汗出。所以产妇喜汗出者，亡阴血

虚，阳气独盛，故当汗出，阴阳乃复。大便坚，呕不能食，小柴胡汤主之。（2）

词解

①大汗出：相对"头汗出"的局部症状而言，指周身汗出津津，有阴阳相和之意，并非大汗淋漓。

②孤阳上出：指阳气独盛而上逆。

释义

本条论述产妇郁冒、便坚的脉因证治。产妇郁冒由产后亡血伤津，复感邪气所致。津血亏虚则阳气相对偏盛，偏盛之阳夹邪气上逆则头昏目眩、但头汗出；邪气内闭，气机郁滞则郁闷不舒；胃失和降，故呕不能食；津亏肠燥，故大便难；正虚津血不足，故脉微弱。欲使郁冒病解，当周身微微汗出使阴阳恢复相对平衡。治用小柴胡汤和利枢机，开郁散结，扶正达邪，使阴阳调和则郁冒诸症可解。

辨治要领

①产后郁冒的辨治应注意汗出的症状，"但头汗出"反映了邪气内郁，阴阳失和的病机所在；周身汗出津津则是机体阴阳和调，病情向愈的反应。

②"冒家欲解，必大汗出"既非汗法，亦非大汗淋漓，而是指通过小柴胡汤疏利枢机，使全身汗出津津从而达到阴阳和调的治疗方法。

临床应用

小柴胡汤常用于外感热病见少阳证及急慢性肝炎、胆胰疾病属阳热者。本方也是妇科病的常用方剂，除用于热入血室外，还可治疗妊娠恶阻、经前期紧张综合征，与甘麦大枣汤合用还可治疗更年期综合征。

医案举例

高某，女，28岁，营业员。

自诉产后洗澡，但觉头晕，头部汗出甚多，呕逆欲吐，纳不能下。曾就医诊治，给予生化汤、生脉散、浮小麦、麻黄根、牡蛎等以及注射阿托品、青霉素之类，未效。特邀林老会诊。此时为产后第13天，症见面色无华，头昏，头汗甚多，齐颈而止，呕逆纳呆，口干微饮，心烦不安，寐差，腹微胀而不痛，溲短少，大便5天未通，乳汁减少，恶露未净，卧床忌起，动则汗出淋漓，头昏冒及呕逆加剧，舌淡红，苔白微燥，脉微弱。病属产后郁冒，乃产后体虚，寒邪乘虚侵袭，表气郁闭，里气不宣，逆而上冲。治宜扶正达郁，和利枢机。方用小柴胡汤加味。党参、柴胡、益母草各15g，黄芩、半夏、生姜各10g，甘草6g，红枣12枚。水煎服，分3次温服。1剂则微汗出，脉象更弱，遂以原方加党参15g，以加强补气之力。再进1剂，头汗全消，头晕呕逆亦撤，纳增，二便通，恶露净。〔陈静．林上卿老中医治疗产后病经验介绍．福建中医药．2003，34（4）：14〕

按：本案的关键病机乃产后亡血伤津感邪，邪气内郁。以小柴胡汤扶正达邪，和利枢机最为恰当。

原文

病解能食，七八日更发热者，此为胃实，大承气汤主之。（3）

释义

本条论述郁冒病解转为胃实的证治。产后郁冒本有呕不食之症，服用小柴胡汤后郁冒病解，胃气恢复，转而能食，此乃病情向愈之征，适时调理即可痊愈。若七八日后又见发热，此乃未尽余邪与未消之食滞相抟，化燥成实所致，当以大承气汤攻泄实热，荡涤实邪。

辨治要领

本条"胃实"概括了胃家实的主要脉症，如腹满痛、大便秘结、脉沉实、舌红苔黄厚等，与第1条血虚津亏之大便难病机不同。故本条是攻下实热，而第1条属增液行舟。

二、产后腹痛

（一）血虚里寒

原文

产后腹中㽷痛，当归生姜羊肉汤主之，并治腹中寒疝，虚劳不足。（4）

释义

本条论述产后血虚里寒腹痛的证治。血虚夹寒之腹痛，当具有腹部绵绵作痛、喜温喜按的特点，故以当归生姜羊肉汤养血补虚，温中散寒。该方妙用羊肉，取其血肉有情之品大补气血，散寒止痛，更用当归养血补虚，生姜温中散寒。全方共奏补虚养血、散寒止痛之功。

本证与妇人妊娠病中当归芍药散证，主症同为"腹中㽷痛"，但病机不同。彼为肝虚血郁，脾虚湿滞，用当归芍药散养血疏肝，健脾除湿，本证为血虚内寒，用当归生姜羊肉汤养血补虚，温中散寒，体现了同病异治的精神。

临床应用

当归生姜羊肉汤除用于产后血虚里寒之腹痛、血虚寒疝、虚劳腹痛外，还常用于阳虚血寒之痛经、月经后期量少、不孕症及阳虚有寒的脘腹疼痛。

（二）气血郁滞

原文

产后腹痛，烦满不得卧，枳实芍药散主之。（5）

枳实芍药散方

枳实（烧令黑，勿太过）　芍药等分

上二味，杵为散，服方寸匕，日三服，并主痈脓，以麦粥下之。

释义

本条论述产后气血郁滞腹痛的证治。因满痛俱见，病势较剧，故有不得安卧之症。以方测证，属产后气血郁滞，且气滞重于血滞，故治以行气散结、和血止痛的枳实芍药散。方中枳实理气散结，炒黑行血中之气，芍药和血止痛，大麦粥和胃安中，三药合用使气血得畅，则腹痛烦满诸症可除。

本方乃排脓散去鸡子黄、桔梗加麦粥组成，亦可排脓散结，故方后云"并主痈脓"。

（三）瘀血内结

原文

师曰：产妇腹痛，法当以枳实芍药散，假令不愈者，此为腹中有干血着脐下，宜下瘀血汤主之。亦主经水不利。（6）

下瘀血汤方

大黄二两　桃仁二十枚　䗪虫二十枚（熬，去足）

上三味，末之，炼蜜合为四丸，以酒一升，煎一丸，取八合，顿服之。新血①下如豚肝。

词解

①新血：新下之瘀血。

释义

本条论述产后瘀血内结腹痛的证治。产后实证腹痛属气血郁滞者，可用枳实芍药散行气和血。若药后不愈者，多为产后恶露不尽、瘀血凝结胞宫所致，其症可见少腹刺痛拒按，已非枳实芍药散所宜，当用下瘀血汤破血逐瘀。方中大黄荡逐瘀血，桃仁润燥活血化瘀，䗪虫破结逐瘀。三药相合破血之力峻，故以蜜为丸，缓和药性，以酒煎药，引入血分，助行药势。服药后所下之血，色如豚肝，是药已中病、瘀血下行的表现。本方还可治疗由瘀血内结所致的经水不利。

辨治要领

①产后腹痛首辨虚实，虚者腹痛绵绵，痛势较缓；实者或胀痛，或刺痛拒按，痛势较剧。实证腹痛属气血郁滞者，胀甚于痛；瘀血内结者，痛甚于胀，且疼痛固定如刺，按之尤甚或有瘕块。

②产后多虚多瘀，下瘀血汤为破血逐瘀之剂，用之不当，可造成较严重的后果。故本条以枳实芍药散投石问路，并可根据药后的反应据症调整，再投下瘀血汤。这种试探性用药的方法值得借鉴。

临床应用

下瘀血汤常用于产后恶露不下、闭经、盆腔炎、宫外孕等病证。本方作为活血化瘀的基本方，适当加减还可治疗多种与瘀血有关的病证，如慢性肝炎、肝硬化、跌打损伤、肠粘连等。

（四）瘀血内结兼阳明里实

原文

产后七八日，无太阳证，少腹坚痛，此恶露①不尽，不大便，烦躁发热，切脉微实，再倍发热，日晡时烦躁者，不食，食则谵语，至夜即愈，宜大承气汤主之。热在里，结在膀胱②也。（7）

词解

①恶露：分娩后阴道流出的余血浊液。
②膀胱：此指下焦。

释义

本条论述产后瘀血内阻兼阳明里实的证治。产后七八日，无太阳表证，症见少腹坚痛，当考虑恶露未尽，内阻胞宫，治用破血逐瘀的下瘀血汤。若兼不大便、烦躁发热、日晡加剧、不食、食则谵语、脉数实等症，乃实热结于阳明。阳明胃实，故发热烦躁，日晡为甚；腑气不通，故不欲食，若勉强进食则更增邪热；热扰神明则谵语；至夜阳明气衰，故热轻症减。治当通腑泄热，主以大承气汤。

辨治要领

①"热在里，结在膀胱"为本证病机，即邪热结于阳明，瘀血阻于胞宫。张仲景为何选用大承气汤？大承气汤之大黄既可荡涤实热，又可攻逐瘀血，故该方泻热通便，并使瘀血随大便而下，一举两得。若服大承气汤后瘀血未尽除者，可再行破血逐瘀之法。

②产后腹痛的辨证关键：首辨腹痛虚实，次察恶露常异，三审伴随症状。综合分析，方不致误诊误治。

三、产后中风

（一）太阳中风

原文

产后风，续之数十日不解，头微痛，恶寒，时时有热，心下闷，干呕汗出。虽久，阳旦证①续在耳，可与阳旦汤。(8)

词解

①阳旦证：即桂枝汤证，此处指太阳中风表证。阳旦，即桂枝。

释义

本条论述产后中风持续不愈的证治。产后气血营卫皆虚，易感风邪，可致太阳中风表证。又由于产后体虚，感邪后正气不能驱邪外出，病程迁延数十日而仍见头痛、恶寒、汗出、发热、干呕、心下闷诸症的，仍可用桂枝汤解表祛风，调和营卫。

辨治要领

临床辨治不必拘泥于病程之长短，本条病程数十日不解，仍见恶寒、头痛、发热等太阳中风主要症状，虽有心下闷之邪气入里之势，但主症在表，故仍主以桂枝汤。条文"虽久，阳旦证续在耳"，提示以证候为依据的辨治思路。

（二）阳虚中风

原文

产后中风发热，面正赤，喘而头痛，竹叶汤主之。(9)

竹叶汤方

竹叶一把　葛根三两　防风　桔梗　桂枝　人参　甘草各一两　附子一枚（炮）　大枣十五枚　生姜五两

上十味，以水一斗，煮取二升半，分温三服，温覆使汗出。颈项强，用大附子一枚，破之如豆大，煎药扬去沫。呕者，加半夏半升，洗。

释义

本条论述产后中风兼阳虚的证治。产后气血大虚，卫外不固，复感外邪，以致正虚邪实。发热头痛为病邪在表之征，面赤气喘乃虚阳上越之象。此时若单纯解表易伤正气，若补虚又易助邪滞表，故用竹叶汤扶正祛邪，标本兼顾。方中竹叶甘淡轻清为君，辅以葛根、桂枝、防风、桔梗疏风解表，人参、附子温阳益气，甘草、生姜、大枣调和营卫。诸药合用，共奏扶正祛邪、表里兼顾之功。方后"温覆使汗出"，表明药后当注意加衣覆被，促使风邪从汗而解；颈项强急者用附子扶阳祛风，呕者加半夏降逆止呕，均示人当据病情变化，随症治之。

病案举例

邓某，女，40岁。

产后四五日，恶寒发热，头痛气喘，面赤如妆，大汗淋漓，语言迟钝，脉象虚浮而弦，舌苔淡白而润，饮食、二便无异常。此产后中风，虚阳上浮之证，用《金匮要略》竹叶汤原方：竹叶9g，葛根9g，桂枝5g，防风5g，桔梗5g，西党参9g，附片6g，甘草5g，生姜3片，大枣5枚，1剂。翌日复诊，喘汗俱减，热亦渐退，仍以原方再进1剂。三诊病已痊愈。〔刘俊上．古妙方验案精选．

北京：人民军医出版社，1992：310〕

　　按：本案为中年产妇，产后气血更亏，复感外邪，或生虚实夹杂之证，故以竹叶汤疏风解表，温阳益气，标本兼治。

四、虚热烦呕

原文

　　妇人乳中①虚，烦乱呕逆，安中益气，竹皮大丸主之。（10）

　　竹皮大丸方

　　生竹茹二分　石膏二分　桂枝一分　甘草七分　白薇一分

　　上五味，末之，枣肉和丸，弹子大，以饮服一丸，日三夜一服。有热者，倍白薇；烦喘者，加柏实一分。

词解

　　①乳中：草蓐之中，亦即产后。

释义

　　本条论述产后虚热烦呕的证治。妇人产后耗气伤血，复因哺乳使阴血更亏。若虚热内扰心神，则心烦意乱；热犯于胃则呕逆。故用竹皮大丸清热降逆，安中益气。方中竹茹味甘微寒，清虚热止呕逆；石膏辛甘寒，清热除烦；白薇苦咸寒，善清阴分虚热；佐用桂枝辛温，以防清热药伤阳，更能助竹茹降逆止呕；甘草、大枣可安中补益脾胃，使脾气旺则津血生。

辨治要领

　　竹皮大丸的组方用量很有特点。首先，方中重用甘草七分，复以枣肉和丸，意在使脾气复、胃气和，达到益气安中之效。其次，竹茹、石膏、白薇三味相合共五分，意在清热降逆。其三，桂枝辛温用量仅占十三分之一（不包括枣肉用量），既助竹茹降逆，又能防寒凉之品伤阳。若虚热甚可重用白薇以清虚热；虚热烦喘可加柏实宁心润肺。

临床应用

　　本方除用于产后气阴两虚之心烦呕逆外，还可用于妊娠呕吐、神经性呕吐等属阴虚有热者。

五、热利伤阴

原文

　　产后下利虚极，白头翁加甘草阿胶汤主之。（11）

　　白头翁加甘草阿胶汤方

　　白头翁二两　黄连　柏皮　秦皮各三两　甘草　阿胶各二两

　　上六味，以水七升，煮取二升半，内胶，令消尽，分温三服。

释义

　　本条论述产后热利伤阴的证治。产后阴血不足，下利更伤其阴，故曰"虚极"。白头翁汤为治疗热利下重之主方，以方测证，本条当有发热腹痛、里急后重、下利脓血等湿热壅滞肠道之症；由于病在产后，尚有体倦、口干、脉虚等。证属虚实夹杂，故用白头翁汤清热止痢；阿胶养血益阴；甘草补虚和中，使清热不伤阴，养阴不恋邪。白头翁加甘草阿胶汤是治疗产后热利下重或热利伤阴的有效方。

同，但养血复阴，顾护津液辨治思路则一。

产后腹痛为本篇的重点，辨证有寒热虚实不同，治有当归生姜羊肉汤、枳实芍药散、下瘀血汤及大承气汤之异。产后感邪有郁冒、痉病、中风、热利、虚热烦呕等病证，治有小柴胡汤、桂枝汤、竹叶汤、白头翁加甘草阿胶汤、竹皮大丸等方之别。

小结

本篇主要论述妇人产后常见病的证治。根据产后亡血伤津的病机特点，提出痉病、郁冒、大便难之新产三病。三者虽主症不

表 21-1　产后腹痛证治表

病证类型	症状	治法	主方
血虚内寒	腹中绵绵作痛，喜温喜按	养血补虚，温中散寒	当归生姜羊肉汤
气血郁滞	腹胀痛，心烦胸满不得卧	行气散结，和血止痛	枳实芍药散
瘀血内结	腹刺痛拒按，或有硬块	破血逐瘀止痛	下瘀血汤
瘀血兼阳明胃实	少腹坚痛，发热烦躁日晡剧，便秘，食则谵语，脉微实	攻下瘀热	大承气汤

表 21-2　产后中风证治表

病证类型	症状	治法	主方
太阳中风	头痛，恶寒，汗出，发热，干呕，心下闷	解表祛风，调和营卫	桂枝汤
阳虚中风	发热头痛，面赤气喘	疏风解表，温阳益气	竹叶汤

表 21-3　产后烦呕、下利证治表

病证类型	症状	治法	主方
虚热烦呕	烦乱呕逆	安中益气	竹皮大丸
阳虚中风	下利虚极	清热止痢，益阴和中	白头翁加甘草阿胶汤

复习思考题

1. 何谓新产妇人三病？其病因病机如何？治疗时应注意什么？

2. 产后腹痛如何分证论治？它和妊娠腹痛在辨治思路上有何不同？

3. 小柴胡汤、竹皮大丸、白头翁加甘草阿胶汤均可运用于产后，其适应的病机、证候如何？

4. 桂枝汤与竹叶汤治疗产后中风有何不同？

妇人杂病脉证并治第二十二

本篇论述了妇人杂病的病因、证候及治法。主要包括热入血室、梅核气、脏躁、月经病、带下病、腹痛、转胞及前阴诸疾。治法有内治和外治，内治可服汤、丸、散、酒等剂，外治可用针刺、洗剂、坐药及润导之法。这些均为后世辨治妇人杂病奠定了重要基础。

一、病因、证候与治则

原文

妇人之病，因虚、积冷、结气，为诸经水断绝，至有历年，血寒积结，胞门①寒伤，经络凝坚。

在上呕吐涎唾，久成肺痈，形体损分②。在中盘结，绕脐寒疝；或两胁疼痛，与脏相连；或结热中，痛在关元，脉数无疮，肌若鱼鳞，时着男子，非止女身。在下未多，经候不匀，令阴掣痛，少腹恶寒；或引腰脊，下根气街，气冲急痛，膝胫疼烦。奄忽眩冒③，状如厥癫④；或有忧惨，悲伤多嗔⑤，此皆带下⑥，非有鬼神。

久则羸瘦，脉虚多寒。三十六病，千变万端；审脉阴阳，虚实紧弦；行

其针药，治危得安；其虽同病，脉各异源；子当辨记，勿谓不然。(8)

词解

①胞门：即子宫。

②形体损分：指形体消瘦。

③奄忽眩冒：指突然发生晕厥。奄忽，突然。

④厥癫：指昏厥、癫狂一类疾病。

⑤多嗔：指时常发怒。

⑥带下：一般指赤白带下，这里泛指妇人经带诸病。

释义

本条论述妇人杂病的辨治总纲，概括了妇人杂病的病因病机、证候变化及其论治原则。引起妇女杂病的原因虽多，但不外乎虚、积冷、结气三个方面。虚是气虚血少，抗病力弱；积冷指寒冷久积体内，凝结不散；结气乃由情志刺激导致气机郁结。三者中只要有一方面失常，日久就可导致妇人杂病，如月经闭停等。

虚、积冷、结气在上、中、下三焦可导致多种不同的病证，且可相互影响。在上焦多涉及肺，咳吐涎沫，损伤肺络而成肺痈。若日久不愈正气虚衰，则形体消瘦。在中焦则影响肝脾，据患者的体质不同，其病又有寒化和热化二种情况：如素体阳虚则病从寒化，症见两胁疼痛和绕脐疝痛；若素体阳旺

则病从热化，可见脐下关元穴处疼痛，脉数，此为热灼血瘀，不通则痛。瘀血不去，新血不生，血不外荣，则肌肤失养，状如鳞甲，而非疮痈之疾。以上病变男女均可出现。在下焦多为妇人之病，以经带病变为主，如月经失调，来潮时有阴部牵引疼痛，少腹部怕冷，甚至牵及腰背，或下连气街，出现冲气急痛、膝胫疼烦。此外，虚、冷、结气还可引起情志方面的疾患，如突然眩冒晕厥，状如昏厥、癫疾，或易忧伤、恼怒等。此皆属妇人杂病范畴，并非鬼神作怪。

妇人病若延久失治，必身体羸瘦、脉虚而多寒。妇人杂病，常见有三十六种，变化多端，错综复杂。辨证时，应详审脉之阴阳，证之虚实寒热，然后予以针对性治疗，或用针灸或用汤药，使之转危为安。对于同病而异脉者，尤当详加审察，辨明病源，以免误治。最后提示治疗妇人杂病要掌握辨证论治的基本原则。

辨治要领

①辨妇人杂病，其病因应从虚、积冷、结气三方面探究，临床表现应按上、中、下三焦归类，方能提纲挈领，便于掌握。

②治妇人杂病，要注重脉证合参，辨证论治。区别证候的阴阳虚实，选择合适的针药施治，这样才能"治危得安"，提高疗效。

二、证治

（一）热入血室
原文

妇人中风，七八日续来寒热，发作有时，经水适断，此为热入血室①，其血必结，故使如疟状，发作有时，小柴胡汤主之。（1）

妇人伤寒发热，经水适来，昼日明了，暮则谵语②，如见鬼状者，此为热入血室，治之无犯胃气及上二焦，必自愈。（2）

妇人中风，发热恶寒，经水适来，得七八日，热除脉迟，身凉和，胸胁满，如结胸状，谵语者，此为热入血室也。当刺期门③，随其实而取之。（3）

阳明病，下血谵语者，此为热入血室，但头汗出，当刺期门，随其实而泻之。濈然汗出者愈。（4）

词解

①热入血室：指妇女在月经期间感受外邪，邪热与血互结于血室出现的病证。血室，狭义的指子宫，广义则包括子宫、肝、冲任脉。

②谵语：指神志不清，胡言乱语。

③期门：足厥阴肝经之募穴，位于乳中线上，乳头下两肋，当第六肋间隙。

释义

以上4条均论述热入血室的证治。

妇人患中风七八日，按发病的一般规律，表邪已去，应无寒热。现仍有往来寒热，发作有时如疟状，询知其在续来寒热之前适值经期，经行中断，乃因外邪乘行经之虚而侵入血室，邪热与经血互结所致。血室内属于肝，肝与胆相表里，故见寒热如疟的少阳证。治以小柴胡汤，使邪从少阳转枢而出。

妇人患伤寒发热时，适值经期，经水正行，邪热乘虚侵入血室，扰及血分。血属阴，夜暮亦属阴，营气夜行于阴，血分热盛，热扰神明，故夜暮则谵语、精神错乱。白昼为阳，卫气昼行于阳，气分无大热，故白昼神志清醒。此证不同于阳明腑实证，又非热入心包，而是热入血室，血分热盛所致。故治之"无犯胃气及上二焦"，即不用攻下法伤中焦胃气，也不用汗法损其上焦清气，当然也非等待自愈，但清血室之热，则邪热可随月经外泄，其病自愈。

妇人患太阳中风，有发热恶寒，适值经水来潮，历时七八日后，表热虽除，但有脉迟，胸胁满，如结胸状，谵语等症。此为表证已罢，邪热乘虚陷入血室，结为瘀热。治疗取肝之募穴期门，泻其实而清其瘀热。

妇人患阳明病，虽不值经期，但阳明里热炽盛，也可热入血室，使前阴下血。阳明热盛，心神不宁，故烦躁谵语；肝与冲脉皆上行，里热熏蒸，故但头汗出。治疗仍宜刺肝经之募穴期门，以泻其热，令阴阳和则周身微汗出而愈。

辨治要领

①热入血室的辨证，主要依据是妇人在行经期感受外邪，出现月经失调、肝胆不利、心神不宁的症状。其次，妇人虽不在行经期，但阳明邪热炽盛，追血妄行，出现下血的，也属热入血室。

②热入血室的治疗，应以泻热为主，可针刺期门或用小柴胡汤。同时还应根据热入血室的证候轻重，分别而治。

临床应用

临床治疗热入血室应进一步辨其血结与否。血未结的治以清热凉血，可用生地黄、炒山栀、丹皮；若血已结，出现小腹疼痛或刺痛、闭经者，可用丹参、赤芍、桃仁等，以清热行瘀。

医案举例

赵某，女，30岁。

发热1周，初起发热恶寒，继则往来寒热。体温在38℃～39℃，经水适来，血量不多，胸胁苦满，心中烦乱，睡卧难安，头晕头痛，入夜更甚。某院诊为病毒性感冒，经服抗生素及解表药治疗不愈。诊见：舌苔白厚，根部淡黄，脉弦数。方用小柴胡汤加减：柴胡10g，太子参12g，黄芩10g，法半夏10g，生甘草3g，生姜3片，丹皮10g，山栀子10g，赤芍、白芍各10g，生地10g。3剂，每日1剂，水煎分3次温服。3剂服尽，热退病愈，追访3年，病未再发。〔聂惠民.临床验案4则.国医论坛.2005，20（6）：13〕

按：本案发热适逢月经期间，症见往来寒热、胸胁苦满、烦乱不安，为热入血室，病属少阳。治宜和解少阳，清热凉血，方选小柴胡汤加清热凉血药。辨治得当，故热退病愈。

（二）梅核气

原文

妇人咽中如有炙脔①，半夏厚朴汤主之。（5）

半夏厚朴汤方

半夏一升　厚朴三两　茯苓四两
生姜五两　干苏叶二两

上五味，以水七升，煮取四升，分温四服，日三夜一服。

词解

①炙脔：肉切成块名脔，炙脔即烤肉块。

释义

本条论述痰凝气滞于咽中的证治，即后世所称"梅核气"。妇人自觉咽中有物梗塞，咯之不出，吞之不下，但饮食吞咽一般无碍，可伴有胸闷叹息等症。本病多由情志不畅，气郁生痰，痰气交阻，上逆于咽喉之间而成。多见于妇女。治疗用半夏厚朴汤解郁化痰，顺气降逆。方中半夏、厚朴、生姜辛以散结，苦以降逆，辅以茯苓利饮化痰，佐以苏叶芳香宣气解郁。诸药合用，使气顺痰消，咽中炙脔感可消除。

辨治要领

梅核气临床表现多种多样，其主症为咽中如有异物梗阻不适，咯之不出，吞之不下，但于饮食吞咽无碍。

临床应用

临床上本病患者常精神抑郁，并伴有胸闷、喜叹息等肝郁气滞之症，可合逍遥散加减使用，或加入香附、陈皮、郁金等理气之品，也可加化痰药，如栝楼仁、杏仁、海浮石等以提高疗效。

半夏厚朴汤除治疗梅核气外，还可用以治疗因痰凝气滞而致的精神病、咳喘、胃脘痛、呕吐及胸痹等病。

医案举例

郑某，女，50岁。自觉胸闷不适，咽中梗塞，吞之不下，吐之不出，患者怀疑为心脏病、食道癌，思想包袱很重，常欲痛哭一场才快。经某军医院钡餐照片、心电图检查，食道、心脏均正常，诊断为癔病。据其家属称，患者平时或因劳累，或受刺激则加重，甚或晕倒，舌苔白滑，脉象弦缓。用半

夏厚朴汤加味：半夏10g，厚朴6g，茯苓10g，生姜3g，苏叶3g，炒枳壳6g，栝楼10g，郁金5g，射干10g，枇杷叶10g。嘱服3剂，咽中梗塞好转。后用解肝煎加枳壳、栝楼、郁金，胸闷亦除。〔谭日强．金匮要略浅述．北京：人民卫生出版社．1981：402〕

按：本案梅核气，乃属情志抑郁，痰气郁阻，治以半夏厚朴汤加解郁祛痰药，方证相对，故病愈。

（三）脏躁

原文

妇人脏躁，喜悲伤欲哭，像如神灵所作，数欠伸，甘麦大枣汤主之。(6)

甘麦大枣汤方

甘草三两　小麦一升　大枣十枚

上三味，以水六升，煮取三升，温分三服。亦补脾气。

释义

本条论述脏躁的证治。脏躁是因脏阴不足，虚热躁扰所致。一般表现为精神失常，无故悲伤欲哭，频作欠伸，神疲乏力，常伴有心烦失眠，情绪易于波动等。本病初起为情志不舒或思虑过度，肝郁化火，久则伤阴耗液，终致心脾两虚。甘麦大枣汤补益心脾，宁心安神。方中小麦养心安神，甘草、大枣甘润调中而缓急。

辨治要领

①脏躁的主症为情志不宁，如无缘无故地悲伤欲哭；其次是体倦，如数欠伸。

②脏躁的治疗当用甘润之品，因其能

"滋脏气而止其燥也"。

临床应用

脏躁病多见于妇女，亦可见于男子。临床常用本方治疗神经精神疾患，如神经衰弱、癔症、更年期综合征、精神分裂症等，还可治疗小儿盗汗、夜啼、厌食等儿科疾病。其中小麦用量宜大，临床上本方常与百合地黄汤、酸枣仁汤、小柴胡汤、半夏厚朴汤、六味地黄汤、温胆汤等方联合应用。

医案举例

邓某，女，32岁。头昏冒，喜欠伸，精神恍惚，时悲时喜，自哭自笑，默默不欲食，心烦失眠，怔忡惊悸，多梦纷纭，喜居暗室，颜面潮红，舌苔薄白，脉象弦滑。宗《金匮》甘麦大枣汤与百合地黄汤加减。粉甘草18g，淮小麦12g，大红枣10枚，炒枣仁15g，野百合60g，生牡蛎30g。水煎服，日服2剂。数剂见效，20剂痊愈。〔赖良蒲．蒲园医案．南昌：江西人民卫生出版社．1965：246〕

（四）月经病

1. 冲任虚寒夹瘀

原文

问曰：妇人年五十所，病下利数十日不止，暮即发热，少腹里急，腹满，手掌烦热，唇口干燥，何也？师曰：此病属带下。何以故？曾经半产，瘀血在少腹不去。何以知之？其证唇口干燥，故知之，当以温经汤主之。（9）

温经汤方

吴茱萸三两　当归二两　芎䓖二两　芍药二两　人参二两　桂枝二两　阿胶二两　生姜二两　牡丹皮二两（去心）　甘草二两　半夏半升　麦门冬一升（去心）

上十二味，以水一斗，煮取三升，分温三服。亦主妇人少腹寒，久不受胎，兼取崩中去血，或月水来过多，及至期不来。

释义

本条论述妇人冲任虚寒夹有瘀血而致崩漏的证治。下利，注家吴谦等认为当是"下血"。妇人五十岁左右，气血已衰，冲任不充，经水当止。今下血数十日不止，此属崩漏。从唇口干燥来判断，是体内有瘀血，乃重申《惊悸吐衄下血胸满瘀血病脉证治》篇对瘀血的诊断。究其病因，可由冲任虚寒，曾经半产，瘀血停留于少腹所致。瘀血不去，故见少腹里急，腹满，或伴有刺痛、有块拒按等症。冲任本虚，加之漏血数十日，阴气一伤再伤，以至阴虚生内热，故见暮则发热，手掌烦热。瘀血不去则新血不生，津液无以上润，故见唇口干燥。用温经汤温养气血，活血祛瘀，兼以滋阴清热。方中吴茱萸、桂枝、生姜温经散寒、通利血脉，阿胶、当归、川芎、芍药、丹皮活血祛瘀、养血调经，麦冬养阴润燥而清虚热，人参、甘草补中益气，半夏降逆和胃。诸药共奏温补冲任、养血祛瘀、扶正祛邪之功，使瘀血去而新血生，虚热消则诸症除。

辨治要领

①温经汤证的辨证要点是，由瘀血内阻所致的腹满痛，崩漏不止，并在此基础上兼有气血不足之证。

②治疗瘀血内阻的崩漏，除辨清瘀血的部位、程度外，还要考虑年龄，分清是否有其他兼证，综合论治。

③人体血气得温则行，故凡瘀血不属热证的，均可适当加用温药。本方证兼虚，故采用温养、温通的方法，以发挥祛瘀的协同作用。

临床应用

本方是妇科调经的祖方，经少能通，经多能止，子宫虚寒者能受孕。临床可用于治疗虚寒夹瘀型的月经不调、痛经、赤白带下、崩漏、胎动不安、不孕症等，也可用于男子精室虚寒、精少、精子活动率差所致的不育症，以及睾丸冷痛、疝气等。

医案举例

郭某，女，45岁。近年来，月经愆期，两三个月一次，色黑量多，旬日不净，小腹隐痛，白带清稀，甚以为苦。经某医院妇科检查，诊断为慢性盆腔炎，由友人介绍来我处就诊。患者面色不华，自觉下腹如扇冷风，饮食、二便尚可，舌苔薄白，脉象沉细尺弱。治用温经汤：西党15g，当归10g，川芎3g，白芍10g，桂枝10g，生姜3片，甘草3g。连服20余剂，月经基本正常，唯白带未净，继用六君子加鹿角霜、煅牡蛎、乌贼骨、炒白芷等味。〔谭日强．金匮要略浅述．北京：人民卫生出版社．1981：407〕

按：本案属虚寒下血，故治以温经汤。服用20余剂，月经自调，后以六君子汤加味以善其后。

2. 冲任虚寒

原文

妇人陷经①，漏下黑不解，胶姜汤主之。（12）

词解

①陷经：指经气下陷，下血不止。

释义

本条论述妇人陷经的证治。妇人漏下，血色紫黑，有属冲任虚寒，不能摄血者，也有属于瘀血郁热者。本条用胶姜汤治疗，应属冲任虚寒，但胶姜汤药物组成不详，后世多数医家认为系胶艾汤加干姜。陈修园治妇人崩漏，宗此方用阿胶、生姜二味治愈，可作参考。

临床应用

胶姜汤临床用治月经不调、崩漏。若症见神疲乏力，中气虚者，可加人参、黄芪、白术补气摄血。若伴少腹冷而隐痛者，可加艾叶、鹿角霜等。

3. 瘀血内阻

原文

带下，经水不利①，少腹满痛，经一月再见②者，土瓜根散主之。（10）

土瓜根散方

土瓜根　芍药　桂枝　䗪虫各三分

上四味，杵为散，酒服方寸匕，日三服。

词解

①经水不利：月经行而不畅。

②经一月再见：月经一月两潮。

释义

本条论述因瘀血致经水不利的证治。此带下即广义的带下病，泛指妇人疾病。由于瘀血内阻，致经行而不畅，少腹满痛，或一月两潮，常可见月经量少，色紫有块，舌质紫黯，脉涩等。治以土瓜根散行血祛瘀。方中土瓜根即王瓜根，其性苦寒，清热行瘀；

芍药和阴止痛；桂枝温通血脉；蟅虫破血通瘀。方后指出以酒冲服，能加强活血调经作用。

临床应用

土瓜根目前临床很少用，常以丹参、桃仁等代之。本方证或用桂枝茯苓丸加蟅虫。本方用于瘀血而致的月经不调，以祛瘀调经。

医案举例

某女，54岁。每日几乎都有少量的经血，妇科诊为更年期月经过多症。腹满便秘，脉见左关浮，两尺沉取有力，苔白，舌下静脉瘀滞，两腹直肌拘挛，左脐及少腹左右见有动悸和压痛，后颈、两肩、右背、左腰、小腿后等肌肉发硬，拇指及小指肚有红斑，手掌干燥。血、尿等检查无异常。治疗方法是每日早晚各服土瓜根蜜丸20粒，连续服用14天后，便秘缓解，大便一日一行，腹胀未作，经血停止。〔渡边武．土瓜根散的临床应用．日本东洋医学杂志，1985，35（4）：7〕

按：据腹满便秘，拇指及小指肚有红斑，手掌干燥，肌肉发硬，脉沉取有力，苔白，舌下静脉瘀滞，诊为瘀血证。瘀血内阻则新血不能归经，故月经过多。治以土瓜根散行血祛瘀，令瘀血去，血归经则经血自停。

4. 瘀结成实

原文

妇人经水不利下，抵当汤主之。（14）

抵当汤方

水蛭三十个（熬）　虻虫三十枚（熬，去翅足）　桃仁二十个（去皮尖）　大黄三两（酒浸）

上四味，为末，以水五升，煮取三升，去滓，温服一升。

释义

本条论述经水不利属于瘀结成实的治法。原文述证简略，以方测证，经水不利下是由瘀血阻滞而致，属于瘀血重证，临床还可见少腹硬满、结痛拒按、小便自利、舌青黯或有瘀点、脉沉涩等。用抵当汤破血逐瘀，方中四味合用，令瘀血去而新血生，则其经自行。

5. 水血并结血室

原文

妇人少腹满如敦①状，小便微难而不渴，生后②者，此为水与血并结在血室也，大黄甘遂汤主之。（13）

大黄甘遂汤方

大黄四两　甘遂二两　阿胶二两

上三味，以水三升，煮取一升，顿服之，其血当下。

词解

①敦：是古代盛食物的器具，上下稍锐，中部肥大。

②生后：即产后。

释义

本条论述妇人水血俱结血室的证治。妇人少腹满，有蓄水、蓄血及水与血俱结于血室的不同。一般来说，蓄水应口渴而小便不利；蓄血则小便自利。本条出现小便微难而口不渴的症状，病又出现于产后，故诊断为水与血俱结于血室。治以大黄甘遂汤破血逐水。方中大黄攻瘀，甘遂逐水，配阿胶养血扶正，使邪去而正不伤。

辨治要领

①辨别水与血互结于血室的主要依据是：少腹胀满，甚则突起如敦状，小便微难，伴产后恶露量少，或平素经闭等瘀血内阻的症状。

②治疗实证当辨实邪之性质及其所在，并注意祛邪不伤正。本证的实邪为水与血，部位在血室，故当逐水攻瘀。然大黄、甘遂攻逐之品多易伤正，故加阿胶养血扶正。

③证情复杂，用药尤需精练。大黄甘遂汤药仅三味，唯药力精专，方收效明显。

临床应用

本方可用于产后恶露不尽、经水不调、癥闭、鼓胀等病证。有报道用大黄甘遂汤改丸剂，治疗肝硬化腹水实中夹虚证，药用大黄 40g，生甘遂 20g，阿胶珠 20g，研末，温开水调为丸，如梧桐子大，每日 2g，效果良好。

（五）带下病

1. 湿热带下

原文

妇人经水闭不利，脏坚癖不止[①]，中有干血，下白物[②]，矾石丸主之。（15）

矾石丸方

矾石三分（烧）　杏仁一分

上二味，末之，炼蜜和丸，枣核大，内脏中，剧者再内之。

词解

①脏坚癖不止：指胞宫内有干血坚结不散。

②白物：指白带。

释义

本条论述湿热带下的外治法。引起妇人带下的原因很多，如湿热、寒湿、肾虚、脾虚等。本条是瘀血内阻，久积而化湿热，进而腐化为白带。用矾石丸纳入阴中，祛除湿热以止白带。方中矾石性寒燥湿，清热祛腐，解毒杀虫，酸涩以止带；杏仁、白蜜滋润以制矾石燥涩之性。

辨治要领

治疗白带，除外用矾石丸治其标外，还须内服消瘀通经之剂，以治其本。标本兼治，方能除根愈病。

临床应用

矾石丸常用治宫颈糜烂，宫颈炎，霉菌性、滴虫性阴道炎，带下病，属于瘀积兼湿热内蕴者。

2. 寒湿带下

原文

蛇床子散方，温阴中坐药。（20）

蛇床子仁

上一味，末之，以白粉少许，和令相得，如枣大，绵裹内之，自然温。

释义

本条论述寒湿带下的外治法。蛇床子性温味苦，有暖宫除湿、止痒杀虫的作用。以方测证，应有带下清稀，腰酸重坠，阴中瘙痒，自觉阴中冷等症状。此由阴寒湿浊之邪凝着下焦所致，故用蛇床子散，棉裹纳入阴中，直温其受邪之处，以助阳暖宫，逐阴中寒湿，杀虫止痒。方中白粉，一说为米粉，可作为外用药的赋形剂。

临床应用

蛇床子散多作洗剂外用，常用于治疗宫

颈糜烂，滴虫性、霉菌性阴道炎，湿疹，外阴瘙痒症，包皮、龟头念珠菌病等，属于下焦寒湿者。

（六）腹痛

1. 风血相搏

原文

妇人六十二种风，及腹中血气刺痛，红蓝花酒主之。（16）

红蓝花酒方

红蓝花一两

上一味，以酒一大升，煎减半，顿服一半。未止，再服。

释义

本条论述风血相搏，血凝气滞的腹痛治法。妇人六十二种风，泛指风寒等一切致病的外邪。妇人经期或产后，风邪最易侵入，与腹中血气相搏，气滞血凝，故腹中刺痛。红蓝花酒方可温通气血，令气行血开，则风自散，而刺痛自止。

辨治要领

①本条"腹中血气刺痛"点明了瘀血疼痛的特点。红蓝花酒方中并无风药，体现了"治风先治血，血行风自灭"之理。

②后世临床应用酒剂，如红花泡酒服，或用红花酒浸后再煎，皆从本方发展而来。

临床应用

红蓝花酒临床上可用治瘀血内阻伴有寒象的痛经，也可治疗瘀血内停的产后腹痛及恶露不尽。

2. 肝脾失调

原文

妇人腹中诸疾痛，当归芍药散主之。（17）

释义

本条论述妇人因肝脾不调致腹中诸痛的治法。其病机与妊娠当归芍药散证相同。其临床症状，除腹痛外，尚有小便不利、腹微胀满、四肢头面微肿等症。用当归芍药散调肝养血，健脾利湿。

辨治要领

本方既治妇人妊娠腹痛，又治妇人杂病腹痛，体现了治疗妇人腹痛重在调理肝脾的思路。

3. 脾胃虚寒

原文

妇人腹中痛，小建中汤主之。（18）

释义

本条论述妇人虚寒腹痛的治法。由于中焦虚寒，气血来源不足，不能温煦经脉，所以腹中绵绵作痛，临床常可伴面色无华、虚烦心悸、神疲食少、大便溏薄、舌质淡红、脉细涩等。故用小建中汤温补脾胃，补气养血，缓急止痛。

辨治要领

小建中汤在《血痹虚劳病脉证并治》篇治疗中焦阴阳两虚的虚劳里急腹痛，在《黄疸病脉证并治》篇治疗脾虚萎黄，本篇治疗妇人杂病腹痛。所治病证虽有不同，然其中焦脾虚、气血不足之病机则一，体现了异病同治的思想。

（七）转胞

原文

问曰：妇人病，饮食如故，烦热不得卧，而反倚息者，何也？师曰：

此名转胞①，不得溺也，以胞系了戾②，故致此病，但利小便则愈，宜肾气丸主之。（19）

肾气丸方

干地黄八两　薯蓣四两　山茱萸四两　泽泻三两　茯苓三两　牡丹皮三两　桂枝一两　附子一两（炮）

上八味，末之，炼蜜和丸梧子大，酒下十五丸，加至二十五丸，日再服。

词解

①胞：同"脬"，即膀胱。

②胞系了戾：指膀胱之系缭绕不顺。

释义

本条论述妇人转胞的证治。妇人转胞的主症是小便不通、脐下急迫，其病因病机较为复杂。本条为肾气不举，膀胱气化不行所致。病在下焦，中焦无病，故饮食如故。由于小便不通，浊气上逆，故烦热不得卧，只能倚靠着呼吸。用肾气丸温振肾气，蒸化水气，令小便通利，其病自愈。

辨治要领

①转胞临床应注意与疑似证相鉴别，方能辨证准确。本条"饮食如故"示小便不利的原因不在中焦。进一步推论，若无恶寒发热、身重身痛、咳嗽气急等症，则小便不利也不属于上焦病变。

②本条转胞属肾气不足，临床主症为小便不通，脐下胀急，舌淡，脉沉弱，或伴腰酸乏力。

③治疗转胞主以利小便，由于本证属于肾气亏虚，故用肾气丸温肾化气利水。

④转胞除肾气不举而致外，脾虚中气下陷、肺虚通调失职、妊娠胎气上迫等都可引起，治宜辨证论治。朱丹溪用补中益气汤，程钟龄用茯苓升麻汤，均可参考。

临床应用

临床上肾气丸治疗小便不利，若阳虚水肿明显者可加五苓散。标本同治，收效更佳。

医案举例

周姓妇，年三十余，产后已逾两月，忽心中烦热，气短，不能安枕，欲小便不得，腹胀满，杂治半月，益剧。幸饮食如常，脉之弦缓。一医欲与五苓散，余曰，当用肾气丸。主人正检前方中有五苓散，即疏肾气丸与之，一服知，二服愈。〔谭日强．金匮要略浅述．北京：人民卫生出版社．1981：415〕

按：以《金匮》转胞辨之，用肾气丸从肾论治，故小便利而腹胀除，病告痊愈。

（八）前阴诸疾

1. 阴疮

原文

少阴脉滑而数者，阴中即生疮，阴中蚀疮烂者，狼牙汤洗之。（21）

狼牙汤方

狼牙三两

上一味，以水四升，煮取半升，以绵缠箸如茧，浸汤沥阴中，日四遍。

释义

本条论述妇人前阴蚀疮的外治法。少阴脉属肾，主下焦。前阴为肾之外窍。少阴脉滑数主下焦湿热。湿热下注，则前阴发生疮疡，糜烂痒痛，并有带浊淋沥。用狼牙汤外洗，有除湿杀虫、止痒止痛的作用。

临床应用

狼牙草，《医宗金鉴》《金匮要略浅注》

均以狼毒代之，但狼毒有毒，宜慎用。临床可用蛇床子、苦参、龙胆草、黄柏、地肤子、明矾等煎汤外洗治疗阴疮。

2. 阴吹

原文

胃气下泄，阴吹①而正喧②，此谷气之实也，膏发煎导之。（22）

词解

①阴吹：指前阴出气，犹如后阴矢气一样。

②正喧：指前阴出气频繁，以致声响连续不断。

释义

本条论述阴吹的病因和证治。阴吹由谷气之实，胃肠燥结，腑气不畅，浊气不能从肠道下行，遂从前阴外泄所致。以方测证，本证除阴吹而正喧外，还当有大便燥结、小便不利等症。其病机除胃肠燥结外，还兼有

津亏血瘀，故治用猪膏发煎润肠化瘀通便，使浊气下泄，归于肠道，其病自愈。

临床应用

临床上还有因气虚下陷或痰饮等多种原因引起的阴吹，治疗时宜详辨。如属气虚下陷者，多用补中益气汤加减。又如《温病条辨》"饮家阴吹，脉弦而迟……橘半桂苓枳姜汤主之"之证，乃从理气化饮着手论治。

小结

本篇论述了妇人杂病的病因、证候及治法，内容主要包括妇人常见的热入血室、梅核气、脏躁、月经病、带下病、腹痛、转胞、阴疮及阴吹的证治，其中以情志病变、月经不调、腹痛为重点。

本篇的治疗方法多种多样，其中内治法或内外并治法，均给后人以很大启发。

表 22-1　妇人杂病病因、证候、治则概要表

病因	三焦病证			治则
	上焦	中焦	下焦	
因虚、积冷、结气	呕吐涎唾，久成肺痈，形体损分	绕脐寒疝，两胁疼痛，痛在关元，肌若鱼鳞	经候不匀，令阴掣痛，少腹恶寒，气冲急痛，膝胫疼烦，奄忽眩冒，头如厥癫，悲伤多嗔	审脉阴阳，虚实紧弦，行其针药，治危得安

表 22-2　热入血室辨治表

病机	症状	治法	主方
伤寒，邪热乘虚侵入血室	伤寒发热，经水适来，昼日明了，暮则谵语	治之无犯胃气及上二焦	
外邪乘行经之虚侵入血室，与血互结	妇人中风，寒热如疟，发作有时，经水适断	疏解少阳	小柴胡汤
中风，邪热乘虚陷入血室	妇人中风，发热恶寒，经水适来，胸胁满如结胸状，谵语者	随其实而取之	当刺期门
阳明内热，陷入血室，瘀热内结	阳明病，下血谵语，但头汗出	随其实而泻之，濈然汗出者愈	当刺期门

表 22 – 3　妇人情志病证治表

病名	病机	症状	治法	主方
梅核气	痰气交阻于咽喉	咽中如有炙脔，咽中异物感	化痰开结，行气降逆	半夏厚朴汤
脏躁	脏阴不足，虚热内扰	喜悲伤欲哭，像如神灵所作，数欠伸，躁动，悲伤，倦怠	补益心脾，安神润燥	甘麦大枣汤

表 22 – 4　月经病证治表

病名	病机	症状	治法	主方
崩漏	冲任虚寒，夹瘀血	经行数日不止，夜间发热，少腹里急，手掌烦热，口唇干燥	温经，养血，祛瘀	温经汤
	冲任虚寒，气虚不摄	经血色黯，点滴不止	温经养血，止血	胶姜汤
经水不利	瘀血内阻，月经不调	经期不规则，少腹满痛	活血行瘀调经	土瓜根散
	瘀血结实，经闭不行	经闭不行，少腹硬满结痛，拒按	破血攻瘀通经	抵当汤
	水血互结血室	少腹满如敦状，小便微难，不渴	破血，利水	大黄甘遂汤

表 22 – 5　带下病证治表

病机	症状	治法	主方
干血内阻，湿热下注	中有干血，脏坚癖不止，经水闭不利，带下色黄浊臭，阴痒	清热燥湿，祛瘀，纳药阴中	矾石丸
下焦寒湿	阴中冷，带下清稀色白	苦温燥湿，温阴中坐药	蛇床子散

表 22 – 6　妇人杂病腹痛证治表

病机	症状	治法	主方
风邪入侵，气滞血凝	腹中刺痛	活血行气	红兰花酒
肝脾失调，血滞湿停	腹中诸疾痛（小便不利，四肢微肿）	养血疏肝，健脾除湿	当归芍药散
脾胃虚寒	腹中痛（喜温喜按，面色无华，虚烦心悸，倦怠，舌淡红，脉细涩）	温补脾胃	小建中汤

表 22 – 7　妇人转胞及前阴诸疾证治表

病名		病机	症状	治法	主方
转胞		肾气亏虚，膀胱气化不行，浊阴上逆	烦热不得卧，小便困难，少腹急痛倚息	温肾化气，蒸化利水	肾气丸
前阴诸疾	阴疮	下焦湿热	外阴溃疡，瘙痒，少阴脉滑而数	外洗，清热燥湿止痒痛	狼牙汤
	阴吹	胃肠燥结兼瘀，浊气从前阴外泄	前阴出气频繁，大便燥结，小便不利	润肠祛瘀通便	膏发煎

复习思考题

1. 妇人杂病的致病因素有哪些？

2. 试述梅核气、脏躁的病因、主症、治法及主方。

3. 何谓转胞？其症状、病机及治方是什么？

4. 温经汤的组方有哪些特点？

5. 本篇的外治法与外治方是什么？

附录一

古今度量衡换算表

表1 汉代剂量单位换算

重量	1 斤 = 16 两
容量	1 斛 = 10 斗
	1 斗 = 10 升
	1 升 = 10 合

表2 汉代与现代剂量折算

	汉代		现代
重量	1 斤		250g
	1 两		15.625g
容量	1 斛		20000 毫升
	1 斗		2000 毫升
	1 升		200 毫升
	1 合		20 毫升
	一方寸匕	金石药末	约2g
		草木药末	约1g

表3 《金匮要略》常用药物剂量换算

	《金匮要略》药物剂量	约合现代剂量
容量	半夏一升	84g
	五味子半升	38g
	芒硝半升	62g
	麦门冬一升	90g
	麻子仁二升	200g
	葶苈子半升	62g
	杏仁一升	112g
	赤小豆三升	450g
	吴茱萸一升	70g

续　表

《金匮要略》药物剂量			约合现代剂量
个数	大枣十二枚		30g
	杏仁七十个		22g
	附子一枚	小者	≤10g
		中等者	10～20g
		大者	20～30g
	栀子十四枚		7g
	栝楼实一枚		70g
	乌梅三百枚		680g

注：以上表格主要参考：

1. 柯雪帆，赵章忠，张玉萍，等.《伤寒论》和《金匮要略》中的药物剂量问题. 上海中医药杂志，1983，27（12）：36～38

2. 柯雪帆. 现代中医药应用研究大系·伤寒与金匮. 上海：上海中医药大学出版社，1995

附录二

词解笔画索引

附录三

方剂笔画索引